Maria Becker
Psychotherapie mit Menschen mit geistiger Behinderung

Therapie & Beratung

Maria Becker

Psychotherapie mit Menschen mit geistiger Behinderung

Chancen und Schwierigkeiten der psychoanalytischen Behandlung

Psychosozial-Verlag

Bibliografische Information der Deutschen Nationalbibliothek
Die Deutsche Nationalbibliothek verzeichnet diese Publikation
in der Deutschen Nationalbibliografie; detaillierte bibliografische Daten
sind im Internet über http://dnb.d-nb.de abrufbar.

Originalausgabe

info@psychosozial-verlag.de
www.psychosozial-verlag.de

Umschlagabbildung: © Adobe Stock / Rawich Liwlucksaneey
Umschlaggestaltung und Innenlayout nach Entwürfen von Hanspeter Ludwig, Wetzlar
Satz: SatzHerstellung Verlagsdienstleistungen Heike Amthor, Fernwald
ISBN 978-3-8379-3261-4 (Print)
ISBN 978-3-8379-6120-1 (E-Book-PDF)

Inhalt

»Ja und das kann man beobachten, dass der Mensch nie, sofern er überlebt hat, nie aufhört, vielleicht doch zu hoffen.«

Zitat eines Therapeuten in einer Einrichtung für schwerbehinderte Menschen (Badura, 2018, S. 277)

Vorwort

Menschen mit einer Lern- oder einer geistigen Behinderung haben es anerkanntermaßen schwer, einen Psychotherapieplatz zu finden. Ihre Lobby hat es ähnlich schwer wie sie, sich Gehör zu verschaffen. Die Arbeit mit ihnen verspricht keine schnellen und effektiven Wege der Heilung. Im Besonderen wird ein Psychotherapieverfahren auf psychoanalytischer Basis als für sie ungeeignet eingeschätzt, da sie aufgrund ihrer organischen Schädigungen als weitgehend unfähig zur Selbstreflexion gelten und sie daher damit überfordert seien. Entgegen dieser weit verbreiteten Meinung möchte ich zeigen, dass gerade Psychoanalyse als Kulturtheorie und Heilverfahren für die Arbeit mit dieser Klientel prädestiniert ist. Auch die ihnen attestierte mangelnde Sprachfähigkeit kann nicht als Hinderungsgrund ins Feld geführt werden. Gibt es inzwischen doch diverse psychoanalytische Konzepte, die jenseits der Fokussierung auf Sprache die Wirkfaktoren psychoanalytischer Arbeit im präreflexiven Bereich verorten.

Das, was die psychoanalytisch-therapeutische Arbeit mit dieser Klientel erschwert, liegt nicht einseitig in deren Besonderheiten begründet. Es hat mit dem Ineinander individueller und gesellschaftlicher Konstellationen zu tun, die in den nichtbehinderten Beziehungspersonen auf unbewusster Ebene als Widerstand wirken. Nichtbehinderte Menschen und eben auch nichtbehinderte PsychotherapeutInnen werden in der Begegnung mit Menschen mit einer Lern- oder einen geistigen Behinderung emotional in der Tiefe herausgefordert. Dies macht die Scheu vieler Kolleginnen und Kollegen verständlich, sich für die Arbeit mit lern- oder geistig behinderten Menschen zu öffnen. Wenn es gelingt, diese Gegenübertragungswiderstände zu reflektieren, kann der verborgene Sinn im Leiden jener Klientel deutlich werden, der gemeinhin gerade ein Reflexionsvermögen abgesprochen wird. Anliegen dieses Buchs ist es also, für die psychoanalytisch-psychotherapeutische Arbeit mit von Lern- oder geistiger Behinderung betroffenen Menschen theoretisch-methodische Wege aufzuzeigen.

Die ältere Begrifflichkeit der Lern- oder geistigen Behinderung ist inzwischen durch die Bezeichnung Intelligenzminderung abgelöst worden. Insbesondere der Begriff der geistigen Behinderung führte in der Vergangenheit zu großen Schwierigkeiten. Es blieb trotz aller Eingrenzungs- und Definitionsversuche unklar, welche Schwierigkeiten der betroffenen Menschen mit ihm erfasst werden sollen, welcher Personenkreis damit gemeint ist und ob er sich auf eine behandelbare Symptomatik bezieht oder nicht (vgl. Mesdag & Pforr, 2008; Vogel, 2012). Der Begriff der Intelligenzminderung löst diese Probleme jedoch nicht. Er verspricht eine exaktere Messbarkeit und damit genauere Bestimmung des Personenkreises. Dieser wird nun aber darauf festgelegt, das zu sein, was der Volksmund als ›dumm‹ bezeichnet: eine kognitive Einschränkung als Teil einer Persönlichkeitsstruktur. Im Kontext einer Leistungsgesellschaft muss eine solche Begrifflichkeit immer auch eine Entwertung mit sich führen. Gelistet in der ICD-10 unter dem Oberbegriff ›Psychische und Verhaltensstörungen‹ bezieht sich die Intelligenzminderung auf eine Beeinträchtigung von Kognition, Sprache, motorischer und sozialer Fähigkeiten. Sie wird als anlagebedingt angesehen, durch genetische Anomalien oder organische Schwierigkeiten verursacht. Demgegenüber machen gerade die Unklarheiten der alten Bezeichnung ›geistige Behinderung‹ diese als eine »soziale Kategorie« (Mesdag & Pforr, 2008, S. 8) deutlich. Insofern wird in diesem Buch geistige Behinderung nicht als individuelle Diagnose eines Menschen verstanden, sondern als eine unbewusst wirksame Beziehungsfigur, die immer auch das nichtbehinderte Gegenüber umfasst. In der psychotherapeutischen Beziehung zeigt sich diese Beziehungsfigur wie eine Klammer: Ebenso wie die seltsamen behinderungsbedingt erscheinenden Verhaltensweisen der behinderten PatientIn als Tarnung bzw. Maskierung eines potenziell intentionalen Selbstausdrucks fungieren, verbirgt sich im Eindruck der TherapeutIn ›Mein Gegenüber ist überfordert mit einem auf Verstehen basierenden Therapieansatz‹ ein Einfühlungswiderstand. Sich in Anerkennung dieser Beziehungsfigur auf das Wagnis einer Psychotherapie einzulassen, gibt der transformatorischen Kraft des psychotherapeutischen Beziehungsangebots eine Chance. Im Kontext der Übertragungs-Gegenübertragungsfolie kann diese Ausgrenzungsfigur als Formel eines Beziehungsgeschehens verstehbar werden, als eine Szene. Im Verständnis der Übertragung wird die als geistig behindert geltende PatientIn zum Subjekt der Szene.

Im Text wird nicht unterschieden zwischen Menschen mit einer Lern- oder einer geistigen Behinderung, wiewohl zwischen den jeweiligen Beeinträchtigungen ›Welten‹ zu liegen scheinen. Lernbehinderte Menschen haben sich im Gegensatz zu den von schweren hirnorganischen Beeinträchtigungen Betroffenen eine Menge Eingriffs- und Gestaltungsmöglichkeiten bewahren können. Hierdurch können sie aktiv am gesellschaftlichen Leben teilnehmen, wenn auch in einem manchmal sehr bescheidenen Maß. Eine Reihe der Fallvignetten beziehen sich auch auf die therapeutische Arbeit mit ihnen.[1]

Die hier beschriebene psychodynamische Struktur hat eine entwertende Ausgrenzung zur Folge. Diese hat bei den von Lernbehinderung betroffenen Menschen ein deutlich geringeres Ausmaß. Im Gegensatz dazu ist die Ausgrenzung bei den von geistiger Behinderung betroffenen Menschen von grundsätzlicher Natur. Die bedrohliche Nähe zeigt sich jedoch in den Anstrengungen der als lernbehindert geltenden Menschen und ihrer Eltern, um der Zuschreibung einer geistigen Behinderung zu entkommen. Mit der vorliegenden Arbeit möchte ich die unbewusste Wirksamkeit dieser Ausgrenzungsfigur in uns allen aufzeigen. In ihrer Reflexion liegt eine Chance, die Verarmung an kreativem Potenzial, die sie für die Betroffenen wie auch für das nichtbehinderte Gegenüber zur Folge haben, zu relativieren.

In der Nomenklatur wechseln sich im vorliegenden Text in unsystematischer Weise die Formulierungen ›Menschen mit einer geistigen Behinderung‹, ›als geistig behindert geltende Menschen‹ und die Bezeichnung ›geistig behinderte Menschen‹ ab. Sie sind alle – wie im Text deutlich werden kann – unglücklich und unpassend. Geistige Behinderung ist eine Zuschreibung, sie ist eine angeeignete Struktur, mit der das Denkenkönnen mehr oder weniger eingeschränkt oder verhindert wird, und sie ist eine mit kollektiven Vorstellungen verbundene Wahrnehmung der betroffenen Menschen als ›geistig behindert‹. Jede dieser Formulierung greift Aspekte davon auf.

In *Kapitel 1* wird auf kollektiver Ebene nachgezeichnet, inwiefern diese Ausgrenzungsfigur immer wieder zu einander entgegenstehenden Positionen führt. Um dieses Gegenüber als eine situative Struktur zu begreifen, die auf kollektiver wie individueller Ebene unbewusst wirksam ist, ist Psychoanalyse als Kulturanalyse wie als Heilverfahren von eminenter Bedeutung. In *Kapitel 2* wird dieser Ansatz mit der Sicht auf die Diagnose ›geistige

1 Jegliche personenbezogenen Angaben wurden anonymisiert.

Behinderung‹ expliziert und an einigen kleinen Fallvignetten anschaulich gemacht. In *Kapitel 3* wird das hier zugrunde liegende psychodynamische Konzept – die Institution Geistigbehindertsein (Niedecken, 1989) – vorgestellt: Das Ineinander biologischer, gesellschaftlicher und familiärer Bedingungen kann eine Sozialisation erzwingen, in deren Folge das Kind auf sein Geistigbehindertsein festgelegt wird. In *Kapitel 4* wird die klinische Bedeutsamkeit dieser Sozialisation im Wechsel von theoretischen Ausführungen und klinischen Vignetten aufgezeigt.

Im zweiten Teil des Buchs werden einige psychoanalytische Konzepte dargelegt, die in der Arbeit mit lern- oder geistig behinderten Menschen hilfreich sind. Die Schwierigkeiten, die sich aus der Verschränkung der Ausgrenzungsdynamik mit den Einschränkungen dieser Klientel ergeben, lassen sich in besonderer Weise durch die Interaktionstheorie Lorenzers und ihrer Erweiterung durch Niedecken sowie das Konzept des Szenischen Verstehens erfassen. Diese Theorie durchzieht das ganze Buch. Darauf aufbauend geht es um die therapeutische Haltung *(Kap. 5)*, um die einander ergänzenden Konzepte des Szenischen Verstehens *(Kap. 6)* und der Projektiven Identifikation *(Kap. 7)*. Es folgen Konzepte, die unterhalb des sprachreflexiven Vermögens angesiedelt sind: Handlungsdialog *(Kap. 8)* und psychoanalytische Musiktherapie *(Kap. 9)*, die sich als psychoanalytisches Konzept auf das eigenständige Verfahren der Musiktherapie bezieht. In *Kapitel 10* wird der Rationale Mythos vorgestellt, der die Besonderheiten der psychoanalytischen Arbeit mit schwermehrfachbehinderten Menschen aufzeigt. In der Arbeit in diesem Extrembereich menschlicher Erfahrung wird das Charakteristikum psychoanalytischer Herangehensweise deutlich. Cassirer (2007) hat den Menschen als »animal symbolicum« bezeichnet. Das menschliche Wesen verwirkliche sich im symbolischen Verhältnis zu seiner Welt. Die Ausschlussfigur, mit der die Lebenserfahrungen von Menschen mit schwersten Behinderungen als nichtexistent erscheinen müssen, kann in der therapeutischen Begegnung in ein Symbolverständnis eingeholt werden, indem in metaphorischer ›Übersetzung‹ die nicht intentional erscheinenden Verhaltensweisen dieser PatientInnen gerade mit ihrer Fremdheit in ein symbolisches Verständnis gefasst werden können.

Dieser Aufbau folgt einer eigenen Systematik. Für das Verständnis kann es jedoch hilfreich sein, zwischen den beiden Buchteilen zu wechseln. Das zwischenzeitliche Lesen der *Kapitel 5–9* kann die Inhalte des ersten Teils verständlich machen. Insbesondere die Fallvignetten fußen auf den im zweiten Teil ausgeführten Konzepten.

Die zum Teil komplexen theoretischen und auch emotional herausfordernden Überlegungen dieser Arbeit werden durch zahlreiche kürzere und längere Falldarstellungen anschaulich gemacht. Eine besondere Schwierigkeit liegt in der Konfrontation mit unbewussten Tötungsfantasien. Wenn die therapeutische Arbeit dazu dienen soll, namenlose Ängste in Todesfurcht umzuwandeln (Bion, 1992, S. 154), so ist es unerlässlich, die Ängste beim Namen zu nennen, um die es in der therapeutischen Begegnung mit Menschen mit einer geistigen Behinderung geht. Gleichzeitig liegen die theoretischen Schwierigkeiten darin, dass es sich bei den Prozessen nicht um die Übertragung dyadischer Beziehungsmuster handelt, sondern diese dyadisch fixiert sind: Das triadische Moment ist hier systematisch ausgeschlossen. Dieser Umstand weist auf ein erkenntnistheoretisches Problem hin. Insofern müssen die theoretischen Überlegungen ihre eigenen Voraussetzungen miterfassen, damit das aufscheinen kann, was mit dem Denken unter bestimmten Umständen eben auch abgewehrt wird. Die hier vorgestellten theoretischen Überlegungen sollen im Zusammenspiel mit den Falldarstellungen den Umwandlungsprozess fassen, um den es im therapeutischen Prozess auf emotionaler Ebene geht. Diese Balance kann nicht immer ausgewogen erscheinen. Hilfreich für LeserInnen sind Interesse und spielerische Neugier für Unbekanntes abseits des Mainstreams. Ebenso gilt es, das zeitweilige Nichtverstehen und die eigenen Infragestellungen hinzunehmen, wie es auch in der therapeutischen Arbeit mit Menschen mit einer Lern- oder geistigen Behinderung der Fall ist.

Im Text habe ich mich bemüht, einen Kompromiss zwischen den Anforderungen einer gendersensiblen Sprache sowie der Lesbarkeit des Textes zu finden. Ich verwende meist das Binnen-I in Kombination mit dem weiblichen Artikel und hoffe, dass sich alle LeserInnen damit angesprochen fühlen können.

I
Psychoanalytisches Verständnis der geistigen Behinderung

1 Einführung

Bedeutung von kollektiver Abwehr und Gegenübertragungswiderstand für die Unterversorgung von Menschen mit einer geistigen Behinderung

Psychoanalytische Psychotherapie mit geistig behinderten Menschen erscheint auch heute noch für den Mainstream der Psychoanalyse als ein schwer vorstellbares Unterfangen. In psychoanalytischer Theorie und Praxis führt die Arbeit mit dieser Klientel überwiegend ein Schattendasein. Dies dokumentiert sich auch deutlich in der Fachliteratur (Spielhofer, 2015, S. 2). Neben der »zögerlichen Thematisierung in der Literatur« ist jedoch vor allem »die Entwicklung der praktischen Versorgungssituation (v.a. in Deutschland) zurückgeblieben« (Badura, 2018, S. 14).

Psychoanalyse ist damit keine Ausnahme. Auf der Suche nach ambulanter und stationärer Psychotherapie sind Menschen mit einer geistigen Behinderung eine eklatant unterversorgte Personengruppe. Diese seit vielen Jahren beklagte Situation hat sich bis heute nicht grundlegend verbessert (Janßen, 2018, S. 337). 2019 stellte die Deutsche Gesellschaft für Psychiatrie und Psychotherapie, Psychosomatik und Nervenheilkunde fest, »Menschen mit geistiger Behinderung weisen weit überdurchschnittlich häufig zusätzliche psychische Störungen verschiedener Art auf. […] Diese Situation erfüllt die Merkmale der Diskriminierung« (DGPPN, 2019, S. 1). Die leidvolle Situation und Not geistig behinderter Menschen zeigt sich darin, dass ihr Risiko, an einer psychischen Störung zu erkranken, um ein Drei- bis Vierfaches erhöht ist im Vergleich zur Allgemeinbevölkerung (Wehmeyer, 2019). Überdurchschnittlich häufig sind sie von sexuellen Übergriffen betroffen und erleiden Traumafolgestörungen (Hennicke, 2014).

Auf internationaler wie nationaler Ebene sind Bemühungen um Veränderung zu verzeichnen: siehe den Aktionsplan des Europarates von 2006 zur Verbesserung der Lebensqualität von Menschen mit einer geistigen Behinderung oder das 2008 ratifizierte Übereinkommen der Vereinten Nationen über die Rechte von Menschen mit Behinderungen. 2019 wurde im Psychotherapeutengesetz und der Approbationsordnung klargestellt, dass das Psychotherapiestudium im Rahmen der Kenntnisvermittlung die Belange von Menschen mit Behinderung berücksichtigen muss. Vom Bewertungsausschuss für die Gebührenordnung für Psychotherapie wurden für die Psychotherapie für Menschen mit geistiger Behinderung die Stundenkontingente angehoben. Dennoch ist die aktuelle Lage durch das dramatische Fehlen konkreter ambulanter wie stationärer Angebote gekennzeichnet. Menschen mit einer geistigen Behinderung bleiben vom allgemeinen Gesundheitssystem in spezifischer Weise weitgehend ausgegrenzt.

Als ich 2018 meinen Kassensitz verkauft habe, war es natürlich mein Interesse, diesen an jemanden weiterzugeben, der auch mit Menschen mit einer geistigen Behinderung arbeitet. Es war aber nicht möglich, die psychotherapeutische Arbeit mit behinderten Menschen zur Vorbedingung für den Verkauf zu machen. Ebenso wenig war unter den InteressentInnen jemand, der (auch) mit behinderten PatientInnen arbeitet oder dazu bereit war. Im Gespräch zeigte sich aber, dass verschiedene KollegInnen durchaus offen dafür waren. Sie wirkten überrascht, dass eine tiefenpsychologisch fundierte Behandlung geistig behinderter Menschen überhaupt möglich ist. Etwas hilflos wiesen sie auf ihre mangelnde Erfahrung und die Notwendigkeit einer entsprechenden supervisorischen Unterstützung hin. In diesen Gesprächen wurde mir deutlich, dass bei den KollegInnen durchaus der Wille besteht. Dennoch scheint von dieser Klientel kein ›Appellwert‹ auszugehen, sodass KollegInnen, die bislang nicht mit geistig behinderten Menschen in Berührung gekommen sind, sich eine Arbeit mit ihnen nur schwer vorstellen können.

Diese Ausgrenzung hat ihren Grund nicht allein in einer je individuellen Begrenzung, so wie nicht jede PsychotherapeutIn mit jedem Krankheitsbild oder jeder PatientIn zurechtkommt. Sie hat systematischen Charakter, der mit tief liegenden Ressentiments zusammenhängt. Sie lässt sich verstehen als Folge einer »kollektiven Abwehr, die auch [den Berufsstand der PsychotherapeutInnen] erfasst« hat (Werther, 2005, S. 120). Sie bewirkt, dass alle Maßnahmen und Apelle bislang keine wirkliche Veränderung zur Folge haben. Diese Abwehr gilt es zu verstehen und zu reflektieren, wenn sich an dieser Situation etwas ändern soll.

Diese kollektive Abwehr ist durch eine Spaltung gekennzeichnet. Denn während Menschen mit einer geistigen Behinderung in der psychotherapeutischen Versorgung des allgemeinen Gesundheitssystems nahezu unsichtbar sind, existiert daneben ein System von medizinischen und pädagogischen sowie Wohn- und Arbeitseinrichtungen, das die Versorgung geistig behinderter Menschen regelt. PsychologInnen, die in diesen abseits des Mainstreams geschaffenen Sondereinrichtungen für als geistig behindert geltende Menschen psychotherapeutisch arbeiten, verfügen über langjährige praktische Erfahrungen sowie über ein darauf bezogenes umfassendes theoretisches Wissen. Die hier geführten theoretischen Diskurse werden jedoch in der sich auf die Regelversorgung beziehende Praxis und Theorie nicht zur Kenntnis genommen.

Die dort entwickelten erfahrungsbasierten Theoriekonzepte folgen unterschiedlichen, zum Teil divergierenden Ansätzen, aus denen heraus sie sich für die Entdiskriminierung geistig behinderter Menschen einsetzen. Dies zeigt sich in einem veränderten Verständnis geistiger Behinderung, die nicht mehr als eine psychische Krankheit verstanden wird: Nicht jeder geistig behinderte Mensch brauche Psychotherapie, Menschen mit einer geistigen Behinderung könnten aber natürlich psychische Störungen entwickeln, die dann zu behandeln seien.[2] Im Gegensatz dazu verstehen Jantzen und Mertens (2000) geistige Behinderung als Auswirkung einer »gesellschaftlichen Konstruktion«: Am Bewusstsein der Akteure vorbei erweckten die oft befremdlich wirkenden Verhaltensweisen geistig behinderter Menschen im nichtbehinderten Gegenüber den Eindruck, direkte Folge der tatsächlichen oder vermuteten organischen Beeinträchtigung zu sein, die der Behinderung zugrunde liegen. Da dieser Eindruck wie eine sachliche Beobachtung imponiert, wird hierdurch der Vorstellung einer möglichen psychotherapeutischen Beziehung der Boden entzogen. Diese wendet sich an Menschen mit psychischen und nicht mit organisch bedingten Störungen. Dies betrifft insbesondere psychotherapeutische Verfahren, die auf der Fähigkeit zur Selbstreflexion beruhen, scheinen die befremdlichen Verhaltensweisen doch gerade auf die angenommene Unfähigkeit zur Introspektion – mangelnde Einsichtsfähigkeit – der Betroffenen hinzuweisen: *So jemand ist mit dem auf Introspektion basierenden*

2 Ein Vertreter dieser Richtung ist Gaedt (1994), nach dem geistige Behinderung als Folge einer organischen Beeinträchtigung entstehe, die im Kontext eines ›kulturspezifischen Musters der Sozialisation‹ zur geistigen Behinderung führe. Die unter diesen besonderen Bedingungen ›gelungene Sozialisation‹ sei jedoch durch eine vulnerable Selbstentwicklung gekennzeichnet, die den geistig behinderten Menschen erst anfällig für die Entwicklung psychischer Störungen mache.

Psychotherapieverfahren überfordert. Er muss daher mit psychoanalytisch orientierten Verfahren als nicht behandelbar gelten. Jantzen und Mertens bezeichnen diesen Mechanismus als »Naturalisierung psychischer Störungen im Sinne von unmittelbaren Folgen eines Defektes« (ebd.).

Die Ausgrenzung ist also institutioneller Art und zugleich Auswirkung einer mit geistiger Behinderung zusammenhängenden kollektiv organisierten Beziehungsdynamik. Während einerseits im Diskurs der Fachöffentlichkeit geistige Behinderung als Sosein eines Menschen gilt, der erst aufgrund psychischer Symptome behandlungsbedürftig wird, scheinen andererseits gerade die als Ausdruck der geistigen Behinderung imponierenden Verhaltensweisen der betroffenen Menschen im nichtbehinderten Gegenüber den Eindruck zu erwecken, dass die Betroffenen mit psychotherapeutischen Verfahren nicht zu behandeln seien.

Die historischen Wurzeln dieser Ausgrenzungsdynamik liegen im 19. Jahrhundert, als Menschen mit einer geistigen Behinderung häufig in elender Weise in großen Verwahranstalten untergebracht waren. Zwar setzten vermehrt medizinische, psychiatrische und pädagogische Bemühungen ein, die ihre Bildung und gesundheitliche Verbesserung zum Ziel hatten, jedoch »dominierten Begriffe und Konzepte, die deren Fehlerhaftigkeit, Abnormität, Abweichung oder Abartigkeit ebenso fokussierten wie die Belastungen und Gefahren, die sie für ein biologisch, ökonomisch und auch militärisch ›gesundes‹ Gemeinwesen bedeuteten« (Dederich, 2006, S. 544). Die Ursache dafür sieht Bittner (1979, S. 159) in den »medizingeschichtlich belasteten starren Grenzziehungen zwischen psychischen und organisch bedingten Krankheiten«. Organisch bedingte Krankheiten galten demzufolge als mit psychotherapeutischen Maßnahmen kaum veränderbar, sie seien nach traditioneller Lehrmeinung nur erklärbar, aber nicht verstehbar. Der Gegensatz von organisch und psychisch wurde nun zum Gegensatz von unverständlich/sinnlos/wertlos und verständlich/sinnvoll/wertvoll. Festgelegt auf eine organische Ursache wurden Menschen mit einer geistigen Behinderung zur Projektionsfläche für das, was dem gesellschaftlichen Streben nach Machbarkeit, Heilsein, Autonomie und Erfolg im Weg stand. Eigene, im sog. Gesunden vorhandene Anteile von Ich-Schwäche, Ohnmacht, Dummsein und die daraus resultierenden Ängste wurden verlagert auf Menschen mit einer geistigen Behinderung und so von sich ferngehalten. Denn was es bedeutete, auf die Unterstützung der Gesellschaft angewiesen zu sein, wurde in der Bezeichnung behinderter Menschen als Ballastexistenzen nur allzu deutlich. Größenfantasien konnten nun ungehindert gelebt werden. Diese Dynamik wurde kollektiv geschürt und zur Durchsetzung eugenischer Maßnahmen und eines damit verbundenen, auf Allmachtvorstellungen fußenden Menschenbildes funktionalisiert. So wurden bspw. den Anstalten die Mittel derart gekürzt, dass an eine sinnvolle Behandlung nicht zu denken war. Sie wurden zur Besichtigung freigegeben als »erschütternder Anschauungsunterricht [..., um] auf die Wichtigkeit der erblichen Verhältnisse zur Verhütung minderwertigen Nachwuchses aufmerksam zu machen« (Meltzer, 1929, S. 91). Es galt, alles auszumerzen, was die Vorstellungen von Allmacht, Heilsein und Überlegenheit infrage stellte. Diese Entwicklung gipfelte in der im Nationalsozialismus praktizierten Zwangssterilisation und der Vernichtung sog. *lebensunwerten Lebens*, der massenhaften Ermordung behinderter Menschen – eine Praxis, die unter der Hand zum Teil auch noch nach dem Krieg fortgeführt wurde.

In der Nachkriegszeit wurden Menschen mit einer geistigen Behinderung in großen Einrichtungen zu »Objekten einer verwahrlosenden Aufbewahrung« (Wernet, 1994, S. 210). Sie blieben zwar am Leben. Ausgeschlossen von einem nährenden Umfeld, von pädagogischen, medizinischen und psychotherapeutischen Bemühungen blieb ihnen jedoch ihr Subjektstatus, aus dem sich in der modernen westlichen Gesellschaft die Daseinsberechtigung ableitet, weiterhin grundlegend verwehrt.

Erste Veränderungen setzten ein, als im Gefolge der 68er-Bewegung alte Strukturen aufbrachen. Die Psychiatrie-Enquête 1975 führte zur Auflösung der großen Anstalten. Elternverbände begannen, sich für die bessere Versorgung ihrer Kinder einzusetzen. Es entstand ein Hilfesystem mit Sonderinstitutionen, Elternverbänden, Frühfördereinrichtungen, Sonderschulen, Werkstätten für Behinderte etc. Innerhalb dieser Sondereinrichtungen wurden psychotherapeutische Konzepte entwickelt, mit denen die starren Grenzen zwischen organisch und psychisch neu gedacht wurden. Psychoanalytische Pioniere entwickelten Konzepte mit dem Ziel, die Sinnhaftigkeiten der oft befremdlich wirkenden Verhaltensweisen geistig behinderter Menschen offenzulegen.[3] Sie fokussierten erstmals das psychische Leiden des geistig behinderten Menschen ebenso wie die gesellschaftlichen Bedingungen, die eine geistige Behinderung mitbedingen. Nach Mannoni (1972) sind Ausgangspunkt einer in eine geistige Behinderung mündenden

3 Stellvertretend seien hier neben den erwähnten Autoren Müller-Hohagen (1987), Gaedt (1987) und Sinason (2000) genannt.

Subjektentwicklung katastrofische Ängste im Kontext von Todesängsten und Tötungswünschen. Medizinische Diagnosen, die die Verletzlichkeit des Kindes in zwingender Weise mit organischen Schädigungen in Verbindung bringen, könnten für das Kind »das ›Verdikt‹ eines ›Todesurteils‹ annehmen« (ebd., S. 107, zit. n. Bittner, 1979, S. 160). Die Krankheit könne im Rahmen des institutionellen Geflechts der Eltern, Ärzte und Pädagogen so eine Funktion gewinnen, in der das Kind nicht mehr als Subjekt mit eigenen Wünschen verstanden werden könne, sondern zum Pflegeobjekt werde. Dem Kind werde es so verwehrt, sich selbst zu verstehen. Psychoanalyse bedeute demgegenüber, »den ›Funktions‹-Charakter der Behinderung aufzuheben und das kindliche Subjekt in seine Rechte einzusetzen« (Bittner, 1979, S. 161). Psychoanalytisches Verstehen eröffnete damit den Blick für die entgleisende Subjektentwicklung auch des organisch beeinträchtigen Kindes.

Im Gefolge davon entwickelte Niedecken (1989) ihr Konzept der Institution Geistigbehindertsein. Wie Jantzen (siehe zuvor) geht sie von einer »einheitlichen geistigen Entwicklung [... aus,] deren Resultat unter spezifisch erschwerten Bedingungen auch geistige Behinderung sein kann« (zit. n. Pörtner, 2001, S. 84). In Erweiterung der Gedanken Mannonis weist sie der kollektiven Abwehr eine entscheidende Rolle bei der Entstehung einer geistigen Behinderung zu. Geistige Behinderung zeigt sich hier als Folge einer entgleisten Subjektentwicklung, als seelische Beschädigung und damit als ein Gewordensein.[4] In diesen psychoanalytischen Konzepten ging es nicht mehr nur darum, eine Verbesserung der Lebenssituationen geistig behinderter Menschen zu bewirken. Hier vollzog sich ein Paradigmenwechsel. »Statt Objekt öffentlicher Fürsorge [sollte] der behinderte Mensch [...] zum Subjekt der eigenen Lebensplanungen werden« (Mesdag & Pforr, 2008, S. 8). In manchen Einrichtungen wurde für die MitarbeiterInnen im pädagogischen, medizinischen und psychotherapeutischen Bereich psychoanalytisches Denken und Handeln zu einer großen Unterstützung, um mit den in der Beziehung zur geistig behinderten Klientel oft sehr belastenden Empfindungen umgehen zu können (vgl. Gaedt, 1994).

Alle diese Bemühungen, geistig behinderten Menschen ein möglichst selbstbestimmtes Leben zu ermöglichen, führten insgesamt zwar zu einer erheblichen Verbesserung ihres Lebensalltags. So haben sie bspw. inzwi-

4 Für eine ausführliche Erläuterung des Konzepts Institution Geistigbehindertsein s. Kap. 3.

schen in etwa die gleichen Lebenserwartungen wie die Gesamtbevölkerung. Dennoch scheiterten in der Folge die Versuche, ihre gesundheitliche Versorgung in das allgemeine Gesundheitssystem zu integrieren. Ebenso wenig gelang es, das veränderte Verständnis der geistigen Behinderung auf gesellschaftliche Ebene durchzusetzen und für den praktischen Umgang mit geistig behinderten Menschen fruchtbar zu machen. Der »Paradigmenwechsel der wissenschaftlichen Fachwelt, mit dem soziale und gesellschaftliche Faktoren in den Vordergrund [traten] und geistige Behinderung zur Sozialen Kategorie« wurde, ändere nach Mesdag und Pforr (2008, S. 8) nichts daran, dass der »gesunde Menschenverstand bis heute in medizinischen Kategorien denkt. Eine geistige Behinderung gilt als organisch bedingt und nicht veränderbar.« Der Transfer des Wissens und der Erfahrung, die in den Sondereinrichtungen gesammelt wurden, misslang. So bekamen im Rahmen des Psychotherapeutengesetzes 1999 viele der in den Institutionen arbeitenden psychotherapeutisch arbeitenden KollegInnen keine Kassenzulassung, da Psychotherapie mit geistig behinderten Menschen von den Zulassungsausschüssen nicht als *regelgerechte Psychotherapie* anerkannt wurde:

> »Mit teilweise unerträglich abwertenden Argumenten wurden auch und gerade in der psychotherapeutischen Arbeit mit geistig Behinderten qualifizierte Psychotherapeuten ausgegrenzt, indem z. B. bei den Praxisstunden der Beweis, dass ›Richtlinienverfahren‹ praktiziert wurden, erbracht werden musste. Dies konnte jedoch nur von KV-anerkannten ›Richtlinien‹-Supervisoren bescheinigt werden. In den anerkannten psychoanalytischen Instituten spielte die Arbeit mit geistig Behinderten jedoch keine Rolle, so dass eine solche Bescheinigung kaum zu erbringen war. Diejenigen, die dennoch die Zulassung bekamen, arbeiteten alsbald im ambulanten System« (Werther, 2005, S. 119).

Die Übernahme dieser KollegInnen in das allgemeine Gesundheitssystem wurde so durch Entwertung verhindert. »Die Stigmatisierung der Personengruppe, mit der ich arbeite, [... färbt] auch auf mich ab [...], und [ich] muss mir mein berufliches Selbstwertgefühl immer wieder schwer erkämpfen«, äußerte Scheuer (2006, S. 87). Mit der Ablösung des Bundessozialhilfegesetzes durch das Bundesteilhabegesetz von 2016 wurde die psychotherapeutische Versorgung von Menschen mit einer geistigen Behinderung weiter erschwert. Waren bislang im Rahmen der Eingliederungshilfe ambulante Psychotherapien für Menschen mit einer geistigen Behinderung z. B. durch musiktherapeutische arbeitende KollegInnen erbracht worden, so scheiterte auch hier der Transfer ihrer Leistungen in das allgemeine Gesundheitssystem. Weder erhielten die KollegInnen eine Teilzulassung noch wurde tiefenpsychologisch fundierte Musiktherapie als Psychotherapieverfahren für Menschen mit einer geistigen Behinderung anerkannt.

Diese Angst vor Entwertung ist die treibende Kraft der kollektiven Spaltung. Die mit der Ausgrenzung aus dem öffentlichen Gesundheitssystem kaschierte Entwertung geistig behinderter Menschen betrifft auch diejenigen, die mit ihnen arbeiten. Die im Rahmen der Sondereinrichtungen geleistete Arbeit mit geistig behinderten Menschen ist in ständiger Gefahr, als weniger wertvoll zu gelten als die Arbeit mit nichtbehinderten Menschen.

Die Ausgrenzungsgeschichte weist dies als Folge der bis heute unbewusst wirksamen kollektiven Vorstellungsfigur des lebensunwerten Lebens aus. Denn eine ernst zu nehmende Auseinandersetzung damit hat nie stattgefunden. Während jedoch unter den Nationalsozialisten Menschen mit einer geistigen Behinderung faktisch getötet wurden, sind heutzutage im Gegensatz dazu unbewusste Tötungsfantasien die treibende Kraft. Sie kommen bspw. in Gedanken wie *Lohnt sich solch ein Leben überhaupt?* zum Ausdruck. Zusammen mit den dadurch hervorgerufenen schweren Schuldgefühlen werden diese Fantasien agiert. Sie verbinden sich mit »gesellschaftlichen Phantasmen vom Geistigbehindertsein« (Niedecken, 1989; 2006, S. 25). Tötungsfantasien und die mit ihnen verbundenen Schuldgefühle werden mittels dieser Phantasmen im Unbewussten gehalten.

Mit Phantasmen bezeichnet Erdheim (1982, S. 368ff.) allgemein geteilte Vorstellungskomplexe. Abgewehrte, untolerierbare frühe Wünsche und Ängste des Einzelnen werden mittels gesellschaftlich verankerter institutionalisierter Abwehrmechanismen ausgeblendet. Sie verankern gesellschaftliche Normen im Einzelnen und umgeben sie mit einer Aura des Selbstverständlichen, Naturhaften. Als Instrumente der Unbewusstmachung gesellschaftlicher Herrschaftsmechanismen wirkt das Phantasma über die Köpfe von Einzelpersonen hinweg und sorgt dafür, dass bestimmte Mechanismen »von einem Schein von Natur umstrahlt« werden, der »diese Normen gegen Verlust und Eingriffe absichert« (Niedecken, 1989, S. 40).

Statt zur Vergangenheit zu werden, ist die kollektiv geteilte Vorstellungsfigur des lebensunwerten Lebens am Bewusstsein der Einzelnen vorbei in einem anderen Gewand wieder hoffähig geworden. Das Selbsterleben des Menschen in der Moderne, sein Subjektsein, gründet sich auf der jederzeit verfügbaren Autonomie des Denkenkönnens. Dieses Selbstverständnis als *autonomes Subjekt* fußt jedoch auf der Vorstellung von technisch-naturwissenschaftlicher Machbarkeit – wo ein Wille, da ein Weg – und den damit verbundenen Allmachtsfantasien. Krankhaftes, Schwäche und hier vor allem die Ich-Schwäche, also alles, was einer absolut gesetzten subjektiven Autonomie, der Machbarkeit von Heilsein im Weg steht, soll durch therapeutische Eingriffe im Entstehen verhindert, quasi weggemacht werden. Maßnahmen wie Vorsorgeuntersuchungen, die die Entscheidung zum Schwangerschaftsabbruch bei drohender Behinderung des werdenden Kindes erleichtern, oder genetische Eingriffe, die den Ausbruch von Krankheiten verhindern sollen, propagieren neben allem Entlastenden und Hilfreichen nicht nur, dass es gilt, das Leben mit Krankhaftem und Schwäche zu vermeiden, sondern auch, dass, wenn der naturwissenschaftliche Fortschritt nur weit genug gediehen ist, es ein von geistiger Behinderung bestimmtes Leben nicht mehr geben wird. Auch die Bemühungen um Anerkennung des assistierten Suizids bei drohenden Demenzerkrankungen zeigen, dass ein von Hilflosigkeit, Angewiesensein, Nicht-denken-Können gekennzeichnetes Leben nicht lebenswert, ein lebensunwertes Leben ist. Entsprechend werden in nichtbehinderten Menschen in der Begegnung mit auf sie angewiesene Menschen mit einer geistigen Behinderung erschreckende Affekte ausgelöst. Sie kreisen um die Gefahr des Nicht-denken-Könnens, aber auch um die Verlockung des Nicht-denken-Müssens. Diese individuellen frühen hochwirksamen Sehnsüchte wie auch unvorstellbaren Ängste, Empfindungen von Hilfslosigkeit und Angewiesensein mussten verdrängt werden, um sich als autonomes Subjekt konstituieren zu können. Sie drohen in der Begegnung mit Menschen mit einer geistigen Behinderung in der nichtbehinderten Beziehungsperson virulent zu werden und ihren inneren Halt zu gefährden. Das Phantasma des lebensunwerten Lebens bindet die dadurch ausgelösten Tötungsfantasien, das Wegwünschen des geistig behinderten Gegenübers, wie auch die gleichzeitig hervorgerufenen Schuldgefühle. Denn mittels der kollektiv geteilten starren Unterscheidung von organisch und psychisch wird scheinbar eine sachliche Distanz eingeführt. Die so gebahnten Umgangsformen mit den betroffenen Menschen sind nun mit dem Schein des Naturhaften umgeben: *Solche Menschen sind doch zu ihrem eigenen Schutz in diesen Einrichtungen am besten aufgehoben* oder *Das will man doch gar nicht sehen. Man muss sie fördern und schützen.*[5] Die Frage, was am Angewiesensein auf Unterstützung eigentlich so hochbedrohlich ist, stellt sich nicht mehr.

Mit dem Phantasma wird die Vorstellung der Machbarkeit von Hoffnung und Heilsein zu einer selbstverständlichen Denkfigur, mit der individuelle tiefe Ängste, z. B. Kontrollverlustängste, in Schach gehalten werden. Das Phantasma sorgt dafür, dass Förderprogramme und pädagogisch-methodische Behandlungskonzepte als einzig angemessene Umgangsformen mit geistig behinderten Menschen erscheinen. So können in der pädagogisch-therapeutischen Arbeit mit geistig behinderten Menschen im nichtbehinderten Gegenüber sehr belastende Affekte ausgelöst werden. Förderkonzepte setzen eben dieser Hoffnungslosigkeit und Lethargie aufseiten der MitarbeiterInnen etwas entgegen. Mit ihnen wird die Fähigkeit zur Selbstbestimmung aufseiten des geistig behinderten Menschen aber zum Programm. Sie sind nun nicht mehr »Objekte einer verwahrlosenden Aufbewahrung«, sondern drohen »zum Objekt von Förderungsansprüchen, Plänen und Programmen« (Wernet, 1994, S. 210) zu werden.

Die Wirksamkeit des Phantasmas zeigt sich weiterhin in fortwährenden Spaltungen. Denn es sind ja projektive Mechanismen, die hier in Schach gehalten werden müssen. Während sich das allgemeine Gesundheitssystem als unfähig erweist, die psychotherapeutische Versorgung geistig behinderter Menschen zu übernehmen, ist diese Aufgabe entwerteten Sondereinrichtungen zugeschoben. Ihre Aufgabe, geistig behinderter Menschen zu versorgen, hat als Kehrseite der Medaille die Funktion, die auf Normalität, Leistung und Machbarkeit festgelegte Gesellschaft vor der Begegnung mit geistig behinderten Menschen und dem drohenden Erleben eigener Hilflosigkeit zu schützen. Denn der etwas hilflos wirkende Eindruck der Kollegin, sie wisse gar nicht, wie eine solche Psychotherapie auf psychoanalytischer Basis durchzuführen sei, beruht ja nicht einfach nur auf mangelndem Fachwissen, sondern muss als Teil einer noch unverstandenen Gegenübertragungsreaktion auf die Vorstellung einer solchen Behandlung

5 Hier zeigt sich ein Aspekt der Entwicklungsdynamik moderner westlicher Gesellschaften. Zuvor äußere gesellschaftliche Konflikte werden dabei als innerpsychischer Konflikt in das ›autonome Subjekt‹ aufgenommen. So wurde aus der Sarabande – vormals als lasziver wilder Paar-Tanz zeitweise verboten – ein langsamer höfischer Schreittanz, der in der barocken Suite zum spannungsreichen und ausdrucksstarken Kernsatz wurde (Becker, 2021, S. 397). Während die Verkopplung über kollektive Symbole wie z. B. musikalische Werke reflektierbar bleibt, unterliegt die hier vorliegende Verkopplung über Phantasmen einem Wiederholungszwang, entsprechend einem Klischee.

verstanden werden. Denn schon das Vorhandensein der Einrichtungen, die für die Aussonderung geistig behinderter Menschen zuständig sind, bringt »uns dazu, die Aussonderung von geistig Behinderten als Naturnotwendigkeit hinzunehmen; diese Menschen müssen in Reservaten verwaltet werden, weil nur das ihnen gerecht wird« (Niedecken, 2006, S. 25). Auch innerhalb dieser Sondereinrichtungen wiederholt sich institutionell die Spaltung zwischen denjenigen, die von therapeutischen und pädagogischen Förderprogrammen profitieren, also Integrationsfähigkeiten aufzuweisen scheinen, und jenen Abteilungen als Sammelbecken für all jene schwerstbehinderten Menschen, deren Sosein sich jedem schnellen und messbaren Erfolg widersetzt. Eine Spaltung zeigt sich auch im vollzogenen ›Paradigmenwechsel der wissenschaftlichen Fachwelt‹ auf der einen und dem ›gesunden Menschenverstand‹ auf der anderen Seite, der davon keine Notiz nimmt. Beide Seiten müssen jedoch als aufeinander bezogen gedacht werden. Sie sind im Kontext eines Konflikts zu denken, der um phantasmatisch verborgene Tötungsfantasien, drohende Vernichtungsängste, Ängste vor Abhängigkeit und Angewiesensein, aber auch Wünsche nach Hingabe und Ekstase kreist. Dieser Konflikt ist dem einseitig auf Autonomie basierenden Subjektsein des modernen Menschen ebenso eingeschrieben wie der deformierten Subjektentwicklung des geistig behinderten Menschen.

Der Anspruch der psychotherapeutischen Versorgung geistig behinderten Menschen im gesundheitspolitischen Regelsystem arbeitet sich dementsprechend an institutionell organisierten und individuell verankerten kollektiven Widerständen ab. Sie schützen die Einzelnen vor der Angst vor Ansteckung, d. h. vor der Kontamination mit eigenen Entwertungs- und Versagensgefühlen, vor dem Gewahrwerden von Vernichtungsängsten und -impulsen sowie Tötungsfantasien. Entsprechend begegnet die psychoanalytisch arbeitende PsychotherapeutIn in der Psychotherapie mit geistig behinderten Menschen dieser Dynamik auf der Übertragungs-Gegenübertragungsebene. In ihrer Gegenübertragung ist sie unweigerlich mit eigenen Entwertungs- und Versagensgefühlen, mit dem Gewahrwerden von Vernichtungsimpulsen und Tötungsfantasien konfrontiert. So kann schon allein das Wissen um eine (vermeintliche) hirnorganische Schädigung der PatientIn lähmen: »Das Wissen um den ›realen‹ organischen Schaden lähmt, weil durch ihn die Aussicht auf Erfolg im Sinne des ›Wiedergutmachens‹ des Psychotherapeuten (Junker, 1978) immer wieder in Frage gestellt wird« (Hoven-Buchholz, 2002, S. 122). Das Aushalten von Empfindungen der Ohnmacht, Hilf- und Sinnlosigkeit in der Arbeit mit PatientInnen, die nicht einen nachweisbaren Erfolg versprechen, die mit ihrem Sosein auf ein entwertetes und entwertendes Nichtdazugehören festgelegt sind, macht Angst. Als »eine der schwersten Bedingungen [setzen sie] auf Seiten des Therapeuten voraus: die mannigfaltigen eigenen geistigen Behinderungen [...] erkannt und anerkannt zu haben« (Bittner, 1979, S. 161).

Das gesellschaftlich verankerte Ausagieren der Gegenübertragung in Form von Behandlungsverweigerungen seitens der PsychotherapeutInnen wird in einem gesundheitspolitischen Klima nahegelegt, dessen Maßgaben störungsspezifische Fokussierung, Wirtschaftlichkeit und Effizienz sind. Schnelle Diagnosestellung, der Einsatz evidenzbasierter und im Design randomisierter Studien abgesicherter Verfahren sind auf ein zielgerichtetes und am Erfolg orientiertes Arbeiten ausgerichtet. Erfolgskriterien müssen messbar sein. Die Arbeit mit geistig behinderten Menschen erfordert aber vor allem Zeit und Geduld. Sie lässt sich nicht in einen eng getakteten Arbeitstag einpflegen. Ihre Besonderheiten können sich in einer

> »geringen Zuverlässigkeit beim Mitbringen der Gesundheitskarte bzw. einer Überweisung [zeigen], die Verbindlichkeit der Terminwahrnehmung könne deutlich eingeschränkt sein. Aufgrund der manchmal schwierigen zeitlichen und/oder örtlichen Orientierung ist ein pünktlicher Sitzungsbeginn und kontinuierlicher -rhythmus erfahrungsgemäß fremd. Terminausfälle und Verspätungen bzw. auch ein zu frühes Erscheinen sind häufig. Die Terminplanung ist dadurch oftmals unkalkulierbar und dann nicht abrechnungsfähig« (Janßen, 2019, S. 119f.).

Daneben komme noch der Druck durch GutachterInnen. Lehnten diese früher oft grundsätzlich eine tiefenpsychologisch fundierte Psychotherapie für einen geistig behinderten Menschen ab, da so jemand »nicht symbolisierungsfähig sein« könne, sei die Bewilligung einer tiefenpsychologisch fundierten Psychotherapie auch heute noch oft »ziemlich schwierig« (Badura, 2018, S. 341). So sprächen Gutachter bei Ablehnungen von

> »schicksalhaften Lebensproblemen Behinderter. [...] Die Botschaft ist: Das, was Menschen mit Behinderung erleben, ist nicht psychotherapiewürdig, im Sinne von aufdeckender Arbeit, sondern muss psychiatrisch, sprich medikamentös behandelt werden, im besten Falle in Kombination mit einer Verhaltenstherapie. Man kann davon ausgehen, dass der Gutachter hier nicht an eine kognitive gedacht hat, sondern im herkömmlichen Sinne an ein Trai-

> ning. Der Vollständigkeit halber sei erwähnt, dass auch ein Widerspruchsverfahren, das der Klient in diesem Falle selber angeregt hatte, nichts an der Sache änderte« (Wunder, 2010, S. 1).

Eine solche, durchaus realistische Beschreibung kann auch auf gutwillige KollegInnen eine abschreckende Wirkung entfalten, auch wenn die Bewilligungspraxis der GutachterInnen sich inzwischen verändert hat. Es kostet Mühe, solche ›systemsprengenden Absonderlichkeiten‹ zusammen mit der eigenen, oft erschreckend heftigen Gegenübertragung auszuhalten. Doch erst die vertiefte Analyse der eigenen Gegenübertragung macht den Blick dafür frei, in welcher Weise gerade in den Absonderlichkeiten in entstellter Form die Vitalität und der Lebensimpuls geistig behinderter Menschen verborgen ist, mit dem sie sich unter widrigsten Umständen zu behaupten suchen. Dies verlangt von der TherapeutIn auch eine Erweiterung des Rahmens. Das psychotherapeutische Verständnis muss Interventionen auf vorsprachlicher Ebene miteinbeziehen. Wenn es gelingt, sich vom geistig behinderten Menschen affizieren zu lassen und dem dadurch in einem selbst hervorgerufenen Schrecken ins Auge zu schauen, dann kann das zu einer lebendigen Bereicherung der therapeutischen Beziehung wie auch zur Entlastung führen und jenseits des Normativen oft erstaunliche Erfolge und Zugewinn für die PatientInnen ermöglichen.

So liegt im Bemühen um Integration der psychotherapeutischen Versorgung geistig behinderter Menschen in das allgemeine Gesundheitssystem eine große Chance. Dem psychoanalytischen Ansatz fällt hier mit seinem selbstreflexiven Instrument der Gegenübertragungsanalyse eine besondere Bedeutung zu. Ist Psychoanalyse doch angetreten, Kulturanalyse und klinische Arbeit zusammendenken zu können.

> Auf einem Fachseminar für Familien mit behinderten Kindern fiel mir sofort bei der Ankunft Jarek auf, ein kleiner Junge mit deformiertem Kopf, der mit einem aufgrund seiner Spastik etwas verzerrten Lächeln auf seinem Dreirad im Kreis fuhr. Mir fiel ›Monster‹ ein. Ich erschrak und hatte zugleich große Schuldgefühle, vor allem den dabeistehenden Eltern gegenüber. Der Junge entpuppte sich als neugierig. Die Irritationen, die er durch sein Erscheinungsbild auslöste, ignorierend bemühte er sich energisch, sich und seinen Lebenswunsch zur Geltung zu bringen. So versuchte er einige Tage später, sich Zugang zu meinem Bett zu verschaffen. Ich war schockiert und verblüfft zugleich.

Sich in der Arbeit mit geistig behinderten Menschen auf die eigene Gegenübertragung einzulassen, wie es im Setting der psychotherapeutischen Arbeit mit nichtbehinderten PatientInnen üblich ist, findet hier erschwerte Bedingungen. Dies erlebt die PsychotherapeutIn zuallererst bei sich selbst und ihren Widerständen. Die Wahrnehmung der in ihr ausgelösten Fantasien und Vorstellungen als eine Gegenübertragung, sie ihrer scheinbaren sachlichen Selbstverständlichkeit zu entkleiden und als zur Beziehung gehörig wahrzunehmen, kann ein bedeutsamer und befreiender Schritt in der Therapie sein. Denn er macht den Weg frei, den bisherigen Verlust des Denkenkönnens im Sinne Fantasierenkönnens als Folge einer Einfühlungsverweigerung zu verstehen. Gaedt (1994, S. 127) benennt dies als eine der Gegenübertragungsreaktionen bei MitarbeiterInnen in Einrichtungen für Menschen mit einer geistigen Behinderung: »Die Mitarbeiter verlieren im Umgang mit den geistig behinderten Menschen ihre Phantasie. Ohne Phantasie aber gibt es keine Perspektive; und ohne Perspektive kann es keinen Therapieerfolg geben.«

> So war ich aufgrund schwer erträglicher Schuld- und Schamgefühle lange Zeit nicht in der Lage, über den Einfall in der zuvor geschilderten Szene nachzudenken, ihn auszusprechen. Erst im Niederschreiben wurde mir der Bezug auf die Eltern und deren unausgesprochen unbedingter Wunsch bewusst, ich möge anders sein und ihre Kinder so nehmen, wie sie sind. Ich durfte sie nicht enttäuschen, ich durfte mich nicht enttäuschen und mir eingestehen, dass auch ich nicht frei bin von Wut auf diejenigen, die mir meine eigenen Tötungsfantasien beschämend vor Augen führen. Denn mit der Monster-Fantasie schließe ich den Jungen aus dem Kreis des Menschseins aus. Wenngleich die Begegnung der Beginn einer äußerst kreativen und konstruktiven Zusammenarbeit war, blockierten mich die unausgesprochenen und unreflektierten Gefühle partiell in meiner Arbeit. Sie blieben ein schmerzliches Tabu, das mich mit den Eltern verband und unausgesprochen blieb.

Gerade in der Analyse der Gegenübertragung eröffnet sich eine Zugangsweise, in der die Begegnung mit dem schwerbehinderten Gegenüber zu einer auf Augenhöhe werden kann, um die als geistig behindert erscheinenden Ausdrucksformen als solche erst wahrnehmen zu können. Diese Dynamik ist auch im psychotherapeutischen Setting wirksam und kann dazu führen, dass behinderten Menschen oft keine Psychotherapie – vor allem keine, die auf einem introspektiven Zugang zu sich selbst basiert – zugetraut wird. Sie werden als damit überfordert eingeschätzt. Diese Einschätzung sitzt einer institutionalisierten Abwehr (Mentzos, 1976) auf, die es in der Analyse der Gegenübertragung zu reflektieren gilt. Die psychoanalytische Herangehensweise als kritische Kulturtheorie und Heilverfahren mit dem Junktim von Heilen und Forschen ist prädestiniert dafür, dieser Ausgrenzungsdynamik in kritischer Reflexion und Praxis etwas entgegenzusetzen. Psychoanalytische Konzepte können einen Weg aufzeigen, wie in Anerkennung und Reflexion dieser Ausgrenzung ein therapeutischer Zugang zu Menschen mit einer geistigen Behinderung gefunden werden kann. Denn

> »sofern diese in den Menschen unserer Gesellschaft habitualisierte und institutionalisierte Disposition [...] nicht reflexiv gebrochen wird, ist das Vernichtungsbegehren, das Wegwünschen, das unsichtbar machen wollen, das für peinlich erklären ständig und überall in der sozialen Welt geistig behinderter Menschen ihnen gegenüber präsent. Und nur allzu oft geschieht dies im Mantel der wohlmeinenden Fürsorge« (Jantzen & Mertens, 2000, S. 3).

In Anerkennung dieses ›Wegwünschens‹ im Kontext des Übertragungs-Gegenübertragungsgeschehens kann der Weltbezug des geistig behinderten Menschen – anfangs in der TherapeutIn – auftauchen und die psychotherapeutische Arbeit zu einem erfolgversprechenden Unterfangen werden. In diesem Sinn möchte das vorliegende Buch mit seinen theoretisch-methodischen Beiträgen und Fallvignetten einen für alle Beteiligten bereichernden Weg aufzeigen.

2 Was heißt es, geistig behindert zu sein?

In diesem Kapitel werden verschiedene Konzepte geistiger Behinderung diskutiert. Die jeweiligen Verständnisweisen sollen auf ihre Voraussetzungen hin ausgeleuchtet werden. Worum geht es eigentlich, wenn von Menschen mit einer geistigen Behinderung gesprochen wird? Was heißt es für Betroffene, als geistig behindert zu gelten?

2.1 Geistige Behinderung als individuelle Diagnose

Der Begriff ›geistige Behinderung‹ löste 1958 die bis dahin gebräuchlichen Begriffe ›debil‹, ›Imbezil‹ und ›Idiotie‹ ab. Genauer wurden sie durch die Begriffe ›Lernbehinderung‹ und ›leichte oder schwere geistige Behinderung‹ ersetzt: »Man wählte den schwierigen und nur schwer fassbaren Begriff des Geistes, der in der Philosophie als Gegensatz zur Materie steht, blieb aber trotzdem dem medizinisch-psychiatrischen Paradigma, mit seinem statischen Behinderungsbegriff und der Reduzierung auf die organische Beeinträchtigung, verhaftet« (Mesdag & Pforr, 2008, S. 7f.). In der Regel wird der Begriff als Diagnose verwendet, wiewohl er »bis heute nicht eindeutig geklärt« (ebd., S. 7) ist. Er ist schwierig zu definieren, mit negativen Konnotationen verbunden und umfasst eine sehr heterogene Personengruppe (vgl. Vogel, 2012, S. 13). Diese Schwierigkeiten sollten nun in den neueren Definitionen vermieden werden.

Die WHO (2014) benennt als wesentliches Merkmal einer geistigen Behinderung die

> »signifikant verringerten Fähigkeit, neue oder komplexe Informationen zu verstehen und neue Fähigkeiten zu erlernen und anzuwenden (beeinträch-

> tigte Intelligenz). Dadurch verringert sich die Fähigkeit, ein unabhängiges Leben zu führen (beeinträchtigte soziale Kompetenz). Dieser Prozess beginnt vor dem Erwachsenenalter und hat dauerhafte Auswirkungen auf die Entwicklung. Behinderung ist nicht nur von der individuellen Gesundheit oder den Beeinträchtigungen eines Kindes abhängig, sondern hängt auch entscheidend davon ab, in welchem Maße die vorhandenen Rahmenbedingungen seine vollständige Beteiligung am gesellschaftlichen Leben begünstigen.«

Diese Definition umfasse auch Kinder mit autistischen Störungen, die geistige Beeinträchtigungen aufweisen, sowie Kinder, »die aufgrund vermeintlicher Behinderungen oder einer Ablehnung durch ihre Familie in Institutionen eingewiesen wurden und deshalb Entwicklungsstörungen und psychologische Probleme aufweisen« (ebd.).

Im medizinischen Kontext wird geistige Behinderung definiert durch den frühkindlichen Beginn der Defizite intellektueller Funktionen wie Planung, Problemlösung, abstraktes Denken einerseits sowie adaptiver Funktionen wie alters- und soziokulturell angemessenes Verhalten andererseits (laut MSD-Manual: Sulkes, 2018). Als ursächlich werden Erkrankungen und Unfälle im prä-, peri- oder postnatalen Zeitraum benannt, die neurologische bzw. hirnorganische Beeinträchtigungen zur Folge haben. Eine genaue Ursachenklärung trage dazu bei, die Prognose für die weitere Entwicklung zu stellen, Erziehungs- und Trainingspläne nahezulegen, eine genetische Beratung durchzuführen und etwaige Schuldgefühle der Eltern zu mindern. Neben medizinischer Behandlung werden Interventionen durch ein multiprofessionelles Team und die Beratung der Eltern empfohlen. Förderungsmaßnahmen und Betreuungsarbeit sollen den Betroffenen ihre Teilhabe am Leben ermöglichen und Segregation vermeiden. Für die meisten Störungen gäbe es jedoch keine Therapie. Unter Heilung wird die Verhinderung der Entstehung von geistiger Behinderung verstanden. Diese sei durch den medizinischen Fortschritt zu erwarten, z. B. durch frühzeitige Eingriffe, die das Entstehen einer Behinderung verhindern können. So hätten Impfstoffe bestimmte Ursachen für die Entstehung einer geistigen Behinderung eliminiert. Die Möglichkeit einer Austauschtransfusion hätte die Vermeidung bestimmter Krankheiten des Neugeborenen zur Folge. Vorsorge bezieht sich auf die Möglichkeiten der Pränataldiagnostik sowie der genetische Beratung: »Die kontinuierlichen Verbesserungen und zunehmende Verfügbarkeit einer guten Schwangerschaftsvorsorge und Neugeborenenversorgung […] haben die Inzidenz der geistigen Behinderung verringert« (ebd.).

Aus psychologisch-psychotherapeutischer Sicht wird geistige Behinderung als Intelligenzminderung diagnostiziert. In der ICD-11 ist sie im Bereich der neuronalen Entwicklungsstörungen aufgeführt. Für die Kodierung entscheidende Kriterien sind sich in der Entwicklungsphase zeigende Defizite in der Intelligenz, gemessen mittels IQ-Tests oder vergleichbaren Verhaltensindikatoren. Als weitere Merkmale werden Defizite in der Sprachkompetenz, in den Anpassungsfähigkeiten und der Fähigkeit, ein selbstständiges und autonomes Leben zu führen, genannt. »Die vermutete Ätiologie für neurologische Entwicklungsstörungen ist komplex und in vielen Einzelfällen unbekannt« (ICD-11: BfArM, 2022). Die Störungen sind unterteilt in leicht-, mittel-, schwergradige und tiefgreifende Störung der Intelligenzentwicklung.

Als ursächlich für die benannten Defizite wird in allen Diagnosen eine neurologische bzw. hirnorganische Störung angesehen. Entsprechend erscheinen die Defizite ebenso wie die Ursache im Kern als unveränderbar. Lediglich deren Auswirkungen hinsichtlich der Teilhabe der Betroffenen am gesellschaftlichen Legen könnten durch kompensatorische Maßnahmen gemildert werden. Indem diese Defizite als Folge der neurologischen bzw. hirnorganischen Beeinträchtigungen verstanden werden, werden sie mit dieser Verknüpfung erklärt. Die Frage nach dem möglichen subjektiven Sinn solcher Schwierigkeiten stellt sich nicht mehr. Dies wird insbesondere in den Bestimmungen der ICD deutlich, der sie explizit abgrenzt von ihrem Auftreten im Zusammenhang mit schweren frühkindlichen psychischen Störungen. Damit greift die alte Unterscheidung (s. Kap. 1), wonach organisch bedingte Störungen lediglich erklärt werden könnten, psychisch bedingte Störungen jedoch verstanden, d. h. einem Sinnverstehen zugänglich seien. Die als ursächlich betrachtete neurologische Störung lässt sich jedoch oft – darauf weist die ICD hin – nicht nachweisen:

> »Nur bei etwa 30 bis 50 Prozent (exakte Zahlen existieren nicht) der Menschen mit einer geistigen Behinderung lässt sich eine organische Schädigung nachweisen und umgekehrt gelten Menschen mit einem nachweislichen organischen Schaden im Gehirn (z. B. nach einem Unfall oder Schlaganfall) nicht unbedingt als geistig behindert und wirken auch nicht entsprechend. Daneben gibt es Menschen, die in die Rolle des geistig Behinderten gedrängt wurden, und es gibt Menschen (z. B. Borderline-Persönlichkeiten), die sich

> in diese Rolle geflüchtet haben, weil sie ihnen Sicherheit gibt« (Mesdag & Pforr, 2008, S. 7).

Die feste Verknüpfung liegt also vor allem im Kopf des Betrachters. Aufgrund des Gesamteindrucks des betroffenen Menschen wird aus seinen Schwierigkeiten und den Untersuchungsergebnissen heraus auf die neurologische Störung als unmittelbare Ursache geschlossen. Es geht hier nicht um die Frage, ob eine solche Störung vorliegt oder nicht und welche Folgen sie für die somatopsychische Organisation der Betroffenen hat, sondern welche Bedeutung sie mit dieser Verknüpfung gewinnt. Die Defizite erscheinen nun als im Grunde unveränderbar, indem die Kopplung an die neurologische Einschränkung zur unverrückbaren Erklärung wird. In ihrer scheinbaren Exaktheit, Klarheit und Widerspruchsfreiheit erwecken sie den Eindruck eines ›So ist es‹. Die vor allem psychischen Diagnosen zwangsläufig zukommende Definitionsmacht wirkt sich so für als geistig behindert erscheinende Menschen fatal aus.

Normalerweise erfolgt die Diagnosestellung psychischer Erkrankungen aufgrund der von der PatientIn in den Erstgesprächen geschilderten Symptomatik, der Analyse und Einschätzung der Gegenübertragung und der Beziehungsdynamik seitens der TherapeutIn, der Erhebung der Anamnese im Gespräch mit der PatientIn und des Befunds anhand der Zusammenschau dieser Informationen. Der Fremdbeobachtung kommt nur in seltenen Fällen Bedeutung zu. Im Gegensatz dazu können viele als geistig behindert geltende Menschen ihre Symptomatik wie auch die dazugehörende Anamnese nicht oder nur rudimentär schildern. Doch gerade die Intelligenztestverfahren, worauf sich die Messbarkeit des zentralen Kriteriums der Intelligenzminderung bezieht, sind oft nicht anwendbar. Hier wird auf ›vergleichbare Verhaltensindikatoren‹ verwiesen. Diese beinhalten einen erheblichen Interpretationsspielraum. Damit kommt der Fremdbeobachtung, der Einschätzung der medizinischen Befunde, insbesondere jedoch der Gegenübertragung der TherapeutIn hohe Bedeutung zu und damit auch dem, was seitens der TherapeutIn unter geistiger Behinderung verstanden wird. Wie wird die Verknüpfung von der oft nur vermuteten neurologischen Störung, den Defiziten und den von der TherapeutIn beobachteten und möglicherweise als sozial unangemessen erscheinenden Verhaltensweisen der PatientIn gedacht? Mit der Einschätzung als hirnorganisch bedingt kommt der Gegenübertragung der TherapeutIn kein Erkenntniswert mehr zu.

Unvermerkt hat die Verknüpfung auch Folgen für das, was unter Heilung verstanden wird. Dies zeigt sich in der medizinischen Sichtweise. Unzweifelhaft haben die medizinischen Fortschritte die Lebensmöglichkeit geistig behinderter Menschen erheblich verbessert. Eine kompetente und einfühlsame medizinische Begleitung und Behandlung ist für die von Beeinträchtigungen betroffenen Menschen und ihre Familien von zentraler und oft genug existenzieller Bedeutung. Ebenso ist der Wunsch nach Heilung, Heilsein, der Wunsch, das eigene Kind möge nicht behindert sein, nicht nur berechtigt und selbstverständlich, sondern sinnvoll und tief in unserem Menschsein verankert. Wenn sich dieser Wunsch jedoch unter der Hand mit der Vorstellung der wissenschaftlich-technischen Machbarkeit des Heilseins verbindet, dann geht es um Allmachtvorstellungen. Diese unbewusst wirksam werdende Vorstellung von Heilen kann im Zusammenhang mit der Verknüpfung der organischen Ursache mit den Defiziten der als geistig behindert geltenden Menschen eine unheilvolle Wirkung entfalten. Zweifel am Sinn einer Psychotherapie stehen dann unhinterfragt mit dem Eindruck in Verbindung, dass eine Psychotherapie ja an den organischen Ursachen gar nichts ändern kann: ›Was sollen die kleinen Veränderungen, wenn der betroffene Mensch danach immer noch behindert ist?‹ – als bestünde der Sinn der Therapie darin, die irritierenden Verhaltensweisen zum Verschwinden zu bringen, und nicht darin, den verborgenen Sinn hinter dem Leiden zu verstehen, das Menschen mit einer geistigen Behinderung veranlasst, sich um eine Therapie zu bemühen. Der verführerischen Illusion der Machbarkeit von Heilsein stehen Menschen mit einer geistigen Behinderung schon mit ihrer Existenz im Weg. Sie hätten, wie die medizinische Diagnose deutlich macht, entweder nicht behindert sein müssen – z. B. durch rechtzeitige Impfungen – oder nicht geboren werden dürfen – durch rechtzeitige Abtreibung. Natürlich sind solche medizinischen Möglichkeiten ein Segen bzw. ist die Möglichkeit der rechtzeitigen Abtreibung für die Mutter mit der Möglichkeit zugleich auch die Qual der Entscheidung. Wenn Heilsein jedoch heißt, nicht behindert, nicht abhängig, nicht angewiesen zu sein, so scheint darin das Ziel zu liegen, alles Behinderte, Kranke, Schwache ausmerzen zu wollen und es mit genügend Fortschritt auch zu können. So erzeugt gerade dieser Fortschrittsgedanke auch sein eigenes Scheitern, denn »wegen der wachsenden Häufigkeit von überlebenden Kindern mit niedrigem Geburtsgewicht ist die Prävalenz [einer geistigen Behinderung] aber konstant geblieben« (Sulkes, 2018).

Ebenso setzt sich in der Festlegung auf das Kriterium der Intelligenzminderung, gemessen durch Intelligenztestverfahren, unter dem Deckmantel objektiver Messbarkeit die Entwertung geistig behinderter Menschen fort. Denn in der modernen Leistungsgesellschaft ist die Verfügbarkeit über Denkvermögen, hohe Intelligenz ebenso wie über akademische, soziale und Anpassungsfähigkeiten für das Individuum ein hohes ›kulturelles Kapital‹, wie es der Soziologe Bourdieu formuliert. Es kann ihm zu Ansehen, zu Einflussmöglichkeiten und zu machtvollen Positionen (vgl. Becker, 2019a, S. 178ff.) verhelfen. Als Kapital organisiert es die hierarchische Gliederung der Gesellschaft. Im Falle der Diagnose der geistigen Behinderung bestimmt dieses Kapital über Ausgrenzung und Dazugehören.

Ein entscheidendes Kriterium in allen Definitionen ist das mangelnde Vermögen, ein selbst- und eigenständiges Leben zu führen. Das umfasst jedoch mehr als die ›Teilhabe am gesellschaftlichen Leben‹. Das zeigt sich darin, dass Aussagen über Menschen mit einer geistigen Behinderung immer Aussagen ›über sie‹ sind. Betroffene schreiben sich nicht selbst eine geistige Behinderung zu. Denn diese Fähigkeit würde darauf hinweisen, dass die Bezeichnung eben nicht auf sie zutrifft. Die dem Diagnoseschema implizite Entwertung muss so einerseits als eine vielleicht schmerzliche, aber zugleich unvermeidliche und selbstverständliche Folge erscheinen. Betroffene nehmen sie nicht wahr, bzw. sind nicht adäquat in der Lage, sich dagegen zu verwehren. Denn das würde wiederum darauf verweisen, dass sie nicht geistig behindert sind. Sie sind in diesem Sinne kein gleichwertiges Gegenüber. Sie sind im Denken von geistiger Behinderung, der zwangsläufig eine hirnorganische Schädigung zugrunde liegt, wie eine Leerstelle.

> Bei der Organisation einer Unterstützungsmaßnahme für Familien mit behinderten Kindern hatte ich für die Bezuschussung zu sorgen und den Betreuungsbedarf der Kinder zu dokumentieren, der aus deren Behinderungen und Einschränkungen abzuleiten war. Für die Eltern der weniger schwer behinderten Kinder war ›geistige Behinderung‹ die heikelste Etikettierung. Ich erinnere eine Situation, als ein Elternpaar schockiert und sehr gekränkt war, da ich ihr Kind als leicht geistig behindert bezeichnet hatte. Sie führten sofort Gründe auf, weshalb das gar nicht zutreffen könne. Ich hingegen war erschrocken darüber, dass den Eltern das ›nicht klar‹ gewesen war, und zugleich sehr beschämt und voller Selbstzweifel. Immer wieder suchte ich meine Wahrnehmung zu überprüfen. Es gelang damals nicht, in ein Gespräch über die Problematik einer solchen Etikettierung – entwerte ich das Kind oder leugnen die Eltern die Schwere der Behinderung – zu kommen. Mich hatte der Eindruck seiner Naivität und Kindlich-

keit, ein ängstlich-angepasstes Verhalten und schablonenhaftes Sprechen zu dieser Einschätzung veranlasst. Im Nachhinein erinnerte ich mich, wie ich eigene frühe Erfahrungen des Ausgeschlossenseins durch Verächtlichmachung der wohlbehütet erscheinenden Angepassten projektiv abgewehrt hatte. Diese Tendenz hatte möglicherweise bei der Einschätzung des Ängstlich-Angepassten als geistig behindert auch eine Rolle gespielt.

Für die Diagnose geistige Behinderung gibt es keine klaren Kriterien. Durch die Kränkung und Empörung der Eltern fühlte ich mich unterschwellig ertappt. Zugleich wurde mir deutlich, gegen welch großen Ängste und Befürchtungen sie ankämpften. Ihr mögliches Nichthinschauen bei den Schwierigkeiten ihres Kindes erfolgte im Modus des Nicht-auffallen-Wollens zur Bewältigung von Ängsten, ob ihr Kind trotz der Behinderung seinen Weg finden würde und sie ›die Last nicht mehr tragen müssten‹.

Die Diagnose einer geistigen Behinderung hatte hier eine administrative Funktion. Denn an sie ist ein Förderbedarf gebunden. Jahre später kam der betroffene junge Mann zu mir und wollte nun selbst eine Bestätigung seiner geistigen Behinderung haben, um eine bestimmte Form der beruflichen Unterstützung zu erhalten. Sein eigenständiges Handeln stellte die Diagnose zugleich infrage. Auf der Suche nach einem beruflichen Weg war er gezwungen, eine solche Diagnose in Kauf zu nehmen. Es war sicherlich beschämend – für ihn wie für mich –, gezwungen zu sein, die Unterwerfung selbst in die Hand zu nehmen. In der administrativen Funktion bescheinigt die Diagnosestellung immerhin ein gesellschaftliches Anrecht auf Maßnahmen.

Diese Definitionen sind also mit einer Reihe von Schwierigkeiten verknüpft, die sich hinter ihrem scheinobjektiven Charakter verbergen. Diese Schwierigkeiten sind jedoch nicht als ›Messfehler‹ zu betrachten, als etwas Vermeidbares, so als müsste man nur noch exakter definieren oder forschen, um genau erfassen zu können, was denn eine geistige Behinderung ist. Selbst wenn hirnorganische Beeinträchtigungen nachweisbar sind, bleibt doch unklar, wie daraus die beobachteten Defizite entstehen. Die implizite Entwertung wie auch der sich dahinter verbergende Heilungsbegriff, mit dem der geistig behinderte Mensch zu einem fehlerhaften Exemplar wird, und insbesondere die Zuschreibung und der Ausschlusscharakter – all dies weist auf das Fehlen des als geistig behindert geltenden Menschen hin. Er wird nicht als ein subjektives, ernst zu nehmendes Gegenüber erlebt, als jemand, der an diesen Definitionen, Zuschreibungen, Behandlungen etc.

seinen subjektiven Anteil hat, auf sie reagiert, sich davon angesprochen und/oder wahrgenommen fühlt.

Von psychoanalytischer Seite wird Schnoor (1992) folgend die beeinträchtigte Selbstständigkeit des geistig behinderten Menschen, seine Schwierigkeiten in der Realitätswahrnehmung und in der Fähigkeit zur sozialen Anpassung auch als ›Ich-Schwäche‹ diagnostiziert. Sie sei Folge des durch die Beeinträchtigungen des Kindes gestörten und verzerrten Beziehungsnetzes, in dem es aufwachse und in dem sich im Falle des nichtbehinderten Kindes dessen Ich-Struktur ausbilde. Für das geistig behinderte Kind münde das jedoch im Sinne eines sich selbst verstärkenden Teufelskreises in einer Ich-Schwäche. Die »primär bedingte Ich-Schwäche« (ebd., S. 213) sei Folge eines Missverhältnisses zwischen den Leistungsfähigkeiten des Kindes und den Anforderungen der Umwelt. Bei vorliegender primärer Schädigung fände die Ich-Entwicklung »auch bei hinreichend haltenden Sozialisationsbedingungen unter eindeutig erschwerten Bedingungen« (ebd., S. 211) statt. Wenn die Mutter mit ihren Kontaktangeboten auf keine entsprechende Resonanz beim Kind stoße, könne das entweder zum Dialogabbruch durch sie führen oder aber zu einer vermehrten Anregung durch sie. Dies könnte aufseiten des Kindes als Überstimulierung empfunden werden und den Kontaktabbruch herbeiführen. Die Enttäuschung der Mutter über die Behinderung des Kindes erschwere von ihrer Seite aus den Kontakt:

> »Die Bedeutung der hirnorganischen Störungen ist darin zu sehen, daß durch die mit ihr verbundenen Verzerrungen der Wahrnehmung durch die Verlangsamung der Verarbeitungsprozesse und durch die Unangemessenheit der Reaktionen die individuelle Entwicklung in jeder Phase gestört und verzögert wird. Der sich entwickelnde Mensch macht ungenaue, fehlerhafte und problematische Erfahrungen mit seiner Umwelt und wirkt unangemessen auf sie zurück. Die in dieser tätigen Auseinandersetzung mit der Umwelt entstehenden psychischen Strukturen nehmen diese fehlerhaften Erfahrungen auf und geben sie, gleichsam als Webfehler, der nächsten Entwicklungsstufe weiter. Von Entwicklungsstufe zu Entwicklungsstufe wiederholt sich dieser Vorgang, so daß am Ende eine verletzbare Persönlichkeit einer krankmachenden Umwelt gegenübersteht« (Gaedt, 1987, S. 117).

Zusätzlich könnten ungünstige Sozialisationsbedingungen (gemeint sind Sondereinrichtungen) hemmend auf die Ich-Entwicklung wirken. Primärschädigung und Sozialisationsfaktoren wirken stets zusammen und können sich in ihrer Wirkung gegenseitig verstärken. Die gestörte Ich-Entwicklung des geistig behinderten Kindes hat in dieser Sichtweise ihre Ursache in der Störung des frühen Dialogs mit der Mutter. Auch in dieser Theorie werden die organischen Beeinträchtigungen des Kindes ursächlich für die Entgleisung des Mutter-Kind-Dialogs angesehen. Die durch die Beeinträchtigungen verzerrten Verhaltensweisen des Kindes würden inadäquate Antworten der irritierten Mutter quasi erzwingen: »Kinder mit einer geistigen Behinderung haben es schwerer, in den Dialog mit der Mutter aktiv einzutreten (sie wirken müde und weniger aktiv in der Erforschung ihrer Mitwelt)« (Schnoor, 1992, S. 211f.).

Grundsätzlich nimmt die Ich-Entwicklung jedes Kindes ihren Ausgangspunkt im frühen dyadischen Geschehen zwischen Mutter und Kind. Indem sich die Mutter mit ihrem träumerischen Einfühlungsvermögen[6] (Bion, 1990, S. 84) auf das Zusammenspiel mit ihrem Kind einlässt, kann sie Fantasien darüber entwickeln, was das Kind braucht. Dieses Zusammenspiel folgt einer inneren, sich selbst regulierenden Dynamik, die im gelingenden Fall dazu führt, dass das Kind für die Mutter mit seinen Bedürfnissen und Wünschen als ein Subjekt, ein Gegenüber, eine Person spürbar ist. Erst von hier aus nimmt die Ich-Entwicklung des Kindes ihren Anfang, ebenso wie die in einer Ich-Schwäche mündenden Entwicklungslinie des behinderten Kindes ihren Ursprung im Misslingen des frühen dyadischen Geschehens hat. Primär kann hier nur das Ineinander der behindert erscheinenden Leiblichkeit des Kindes und der hierdurch in der Mutter ausgelösten Irritationen, Affekte und Verhaltensweisen sein. Wenn dieses Zusammenspiel nicht gelingt, also nicht dazu führt, dass die Mutter die Wünsche und Ängste ihres Kindes erspüren, erahnen und es dann beruhigen kann, dann lässt sich nicht sagen, ob die beeinträchtigte Leiblichkeit des Kindes oder die darauf bezogenen Affekte der Mutter ursächlich für dieses Misslingen sind, da dieses Ineinander kein kausales Geschehen ist, das dem Wenn-dann-Mechanismus folgt. Schon die ›mangelnde Leistungsfähigkeit des Kindes‹ – es fragt sich, was auf dieser Ebene Leistungsfähigkeiten sein können – muss als Folge eines Wechselspiels zwischen kindlichem Organismus und mütterlichen bewussten und unbewussten Reaktionen verstan-

6 Dieser Ausdruck ebenso wie die Subjektentwicklung des Kindes, in der die Haltung der Mutter als träumerische Gelöstheit bzw. träumerisches Einfühlungsvermögen bedeutsam ist, wird in Kap. 3 ausführlich erläutert.

den werden. In dieses Wechselspiel wird von außen eine ihm fremde, kausale Ordnung hineingebracht: Ebenso wie die für die Mutter verwirrende Leiblichkeit des Kindes hier einzig als Folge der organischen Schädigung verstanden wird, wird den mütterlichen Reaktionen keine Bedeutung für die verwirrende Leiblichkeit zugewiesen. Der Niederschlag des misslingenden Wechselspiels im Kind, der im Kontaktabbruch oder der Kontaktverstärkung durch die Mutter deutlich wird, hinterlässt im Kind als Spur die verwirrenden unverständlichen Botschaften der Mutter ebenso wie seine darauf bezogenen organismischen Rückzüge. Auf diesem Boden muss sich das Kind einer verwirrenden, ängstigenden und unverständlichen Welt gegenübersehen, einer Welt, in der es selbst der Webfehler zu sein scheint. Der ›Webfehler‹ erscheint hier als Ersatz einer Ordnung in einer ansonsten verwirrend bedrohlichen Welt. Das Unverständliche liegt nicht in den Beeinträchtigungen, die ihm ein Verstehen unmöglich machen, sondern in der Festlegung auf einen Webfehler, dem Misslingen eines Zusammenspiels, in dem die Affekte der Mutter zwangsläufig mit eingeschlossen sind. Dieser Niederschlag sperrt sich einer Weiterentwicklung, da das Kind sich darin nicht wiederfinden kann, es sei denn als Webfehler.

In dieser Theorie spielen die Affekte der Eltern zwar eine Rolle: »Immer wieder wird berichtet, wie stark auch Mütter zunächst mit ablehnenden Gefühlen von Scham und Schuld angesichts ihres behinderten Kindes zu kämpfen haben« (Schnoor, 1992, S. 214). Es ist jedoch verblüffend, wie unhinterfragt und selbstverständlich eine solche Reaktion hingenommen wird. Ihre Wirkung auf das Kind wird zwar berücksichtigt im Sinne einer Verstärkung der durch die Beeinträchtigung schon in Gang gekommenen Verzerrung des Dialogs. Die Affekte der Mutter haben aber keinen Sinn, keinen Erkenntniswert, ebenso wie den beeinträchtigt erscheinenden Verhaltensweisen kein Sinn zuerkannt wird. Denn das mögliche Erleben der Eltern, diesem Kind nicht gerecht zu werden, und es deshalb vielleicht abzulehnen, wird für das Verhalten des Kindes als irrelevant erklärt. Die Schädigung ist die Ursache. Indem diese zur ›primär bedingten Schädigung‹ deklariert wird, die »auch bei hinreichend haltenden Sozialisationsbedingungen« (ebd., S. 211) zum Entgleisen des Mutter-Kind-Dialogs führen könne, wird das behinderte Kind auf die Ich-Schwäche festgelegt. An der primären Schädigung ist nichts zu ändern. Es ist Aufgabe des fördernden Umfelds, Hilfs-Ich-Funktionen wahrzunehmen, mit deren Hilfe es gelingen kann, »die Ich-Defizite von Personen mit einer geistigen Behinderung zeitweise oder dauerhaft auszugleichen« (ebd., S. 217).

Geistige Behinderung verstanden als Ich-Schwäche ermöglicht zwar einerseits eine sehr sensible Einfühlung in die Schwierigkeiten eines geistig behinderten Menschen und verhilft zu einer differenzierten Vorgehensweise, um diesen Schwierigkeiten in einem verstehenden Umfeld gerecht zu werden. Doch auch hier wird durch die Festlegung auf die organische Beeinträchtigung als Ursache eine Ich-Schwäche festgeschrieben, die ein förderndes Umfeld begründet. Die Rolle des Umfelds für die Entstehung der Ich-Schwäche wird ausgeblendet. Geistige Behinderung als Diagnose beschreibt die Schwierigkeiten der betroffenen Menschen und legt sie zugleich darauf fest, indem sie in letzter Konsequenz als Folge organischer Beeinträchtigungen deklariert werden. Sie bindet Betroffene in ein Hilfenetz ein, auf das sie einen einklagbaren Anspruch haben. Zugleich wird der entwertende und entmündigende Aspekt nicht reflektiert. Das ist Folge davon, dass die Rolle des Umfelds nur als sekundär gesehen wird.

2.2 Geistige Behinderung als soziale Kategorie

Menschen mit einer geistigen Behinderung verhalten sich sehr oft nicht so, wie es das nichtbehinderte Gegenüber erwartet. Aus dessen Sicht erscheinen Gestik und Verhaltensweisen als im situativen Kontext unangemessen, sinnlos, verwirrend. Ihnen scheint oft kein intentionales Streben zu unterliegen, dass damit etwas ausgedrückt oder erreicht werden soll. Ihnen scheint kein ›Wollen‹, kein ›Ehrgeiz‹ zu unterliegen.

> Zu Beginn meiner Arbeit mit geistig und lernbehinderten Kindern besuchte ich mit einer Gruppe ein Schwimmbad. Der Bademeister sollte sie mit dem Schwimmen vertraut machen. Die Kinder spritzten durch das Wasser, waren aufgeregt und für die Anweisungen des Bademeisters kaum zu erreichen. Er sagte entnervt: ›Die haben einfach keinen Willen.‹ Ich war verblüfft. Mein Eindruck war, sie haben zu viel Willen, sie machten einfach, was sie wollten.
>
> Im Nachhinein verstand ich, was der Bademeister gemeint hatte. Die Kinder waren für ihn und sein pädagogisches Bemühen nicht erreichbar. Sie erschienen ihm vielleicht mehr oder weniger ›in ihrer Welt‹. Das kann man als situationsunangemessenes Verhalten interpretieren, z. B. Übererregung als Folge mangelnder Impulskontrolle aufgrund organischer Beeinträchtigungen, die es ihnen nicht ermöglicht, eine Situation angemessen

> zu interpretieren. Während der Bademeister ihr Verhalten als Ausdruck eines Mangels interpretierte und ihnen gewissermaßen das eigene pädagogische Versagen unterschob, resultierte jedoch auch mein Eindruck aus einer Projektion – ›Die machen, was sie wollen‹ –, als sei ihr unangepasstes Verhalten das Resultat einer Art Protesthaltung. Ich schob ihnen damit meine unterschwellige Freude an ihrer Unangepasstheit unter. Aufregung, Angst, Irritation und Erregung können jedoch auch aus einem Gemisch von Freude und Angst resultieren: Eine neue, unbekannte Situation mit unvertrauten Menschen, nicht wissend, was erwartet wird, ebenso wie wir beide, der Bademeister und ich, ihr Verhalten erst einmal freudig wie auch frustriert hinnehmen mussten, ohne zu wissen, wie sich die Situation entwickeln würde.

Die sog. geistig behinderte Symptomatik als Eigenschaft geistig behinderter Menschen zeigt sich in ihrer mangelnden sozialen Kompetenz, in ihren sprachlichen Einschränkungen. In der Begegnung wirken sie manchmal befremdlich infantil, erschreckend ›dumm‹. Ihr Nachplappern, ihr Mangel an Symbolbildungsvermögen wie auch ihre fehlende Fähigkeit zur Selbstreflexion kann erschreckend und lächerlich wirken. Ihre manchmal bizarren und oft vollkommen unverständlich anmutenden Reaktionsweisen – Stereotypien, Nichtreagieren, ›Klebrigkeit‹ – erscheinen häufig nicht als subjektgesteuerte Ausdrucksgesten. Betroffene wirken in keiner Weise als ein ›kompetentes Gegenüber‹. In der Beschreibung als Benennung der Symptome wird eine scheinobjektive Distanz geschaffen, die die Angst des nichtbehinderten Gegenübers auszublenden hilft. In der alltäglichen Begegnung rufen diese Verhaltensweisen Irritation, Entwertung, Distanzierungsbemühungen hervor. Darin mag deutlich werden, dass das Verständnis geistiger Behinderung nicht von der Beziehungssituation abstrahiert werden kann, in der sie zur bestimmenden Kategorie wird.

Eine Frage, die mir häufig begegnete, lautet, ob denn Menschen mit einer geistigen Behinderung überhaupt von ihrer Situation etwas wissen bzw. ob sie die Reaktionen der Umwelt auf sie überhaupt wahrnehmen würden. ›Merken die Behinderten denn überhaupt etwas davon?‹, fragte sich jemand, als aufgedeckt wurde, dass sich die PflegerInnen bei den Kleiderspenden, die eigentlich den behinderten Insassen einer Institution zugedacht waren, zuerst selbst bedient hatten. Die scheinbare Reaktionslosigkeit, das häufig seltsam, irritierend erscheinende Verhalten geistig behinderter Menschen, das solche Fragen auslöst, versteht Hoven-Buchholz

(2002) als Folge einer ›Tarnkappe‹. Ausgangspunkt ihrer Überlegungen war der stereotyp hervorgestoßene Satz »'s geht net! nein! 's geht net!« (ebd., S. 113) einer ansonsten sprachlosen Patientin auf einer psychiatrischen Langzeitstation. Dem Satz wurde keinerlei Bedeutung beigemessen, da die Patientin ja schwer geistig behindert war. Hoven-Buchholz war in ihrem Bemühen, ihre Einfälle vom möglichen Sinn dieser Äußerungen ernst zu nehmen, mit schwer erträglichen Zweifeln konfrontiert. Erst die Unterstützung seitens ärztlicher Autoritäten half ihr, ihr Denken ernst zu nehmen und sich auf diesem Hintergrund mit der Patientin zu beschäftigen. Sie stellte in der Mitarbeiterbesprechung schließlich ihre Idee vor, dass der erregte Ausruf der Patientin mit der Aussage eines Arztes während der Vorschuluntersuchung zusammenhängen könnte, dass sie nie werde sprechen können. Plötzlich öffneten sich auch im Mitarbeiterkreis Räume: KollegInnen fielen Situationen ein, in denen sie die Patientin im Klo hatten sprechen hören, oder dass ihnen die Mutter berichtet hatte, ihre Tochter erzähle ihr von Vorfällen aus dem stationären Alltag. Die Macht der Tarnkappe hatte dazu geführt, dass keiner diesen Vorfällen eine Bedeutung beigemessen hatte.

Sich bei dem Ausdruck ›Tarnkappe‹ auf Mahler (1942) beziehend schreibt Hoven Buchholz (2002, S. 116): »Unter der Tarnkappe der Pseudo-Imbezillität könne das Kind versuchen, auf einer präverbalen Ebene einen geheimen libidinösen Rapport mit seiner Familie aufrechtzuerhalten, ähnlich der Affektsprache, die sich zwischen Mutter und Kind beim Stillen herstelle.« Auch Sinason (1993, zit. n. Hoven-Buchholz, 2002, S. 114) versteht Dummheit als ›Tarnkappe‹, als Umgangsform, die manche Menschen wählen müssen, um sich und andere vor der Konfrontation mit unerträglichen Fantasien zu schützen. Hoven-Buchholz (2002, S. 114) erweitert diesen Begriff auf Menschen mit einer geistigen Behinderung:

> »Es war eben nicht so, wie das Pflegepersonal sich häufig gegenseitig versichern musste, dass die Patienten aufgrund ihrer geistigen Behinderung zum Glück nicht merkten, was mit ihnen vorginge, sondern dass einige Patienten zusätzlich diese ›Tarnkappe‹ […] benutzten, um die anderen und sich selbst vor Ausmaß und Folgen des Schreckens ihrer Existenz zu verschonen.«

Diese ›Tarnkappe‹ verbinde sich mit einer ›verfestigten institutionellen Taubheit‹ zu einem Gesamt. Die ›verfestigte institutionelle Taubheit‹

spricht den Verhaltensweisen und Äußerungen geistig behinderter Menschen jeglichen Sinn ab. ›Tarnkappe‹ und ›verfestigte institutionelle Taubheit‹ gehören zusammen. Mit ihnen zeigt sich die geistige Behinderung als soziale Kategorie in einer ›Gesamtsituation zu zweit‹, eine Gesamtsituation, die jedoch als solche unsichtbar gemacht wird. Tarnkappe und institutionelle Taubheit verschleiern ja gerade diesen Zusammenhang. Paradoxerweise wird hierdurch aufseiten des nichtbehinderten Gegenüber die Möglichkeit des Denkens ausgeschlossen, des Denkens im Sinne des Fantasierenskönnens. Denn genauso wenig, wie die geistig behinderte PatientIn metaphorisierenden Deutungen zugänglich erscheint, genauso schwierig ist es für die TherapeutIn, ihre sich oft in anscheinenden Feststellungen verbergenden desubjektivierenden Gedanken – ›Die merken ja nichts davon‹ – als Teil einer Gegenübertragung wahrzunehmen.

Geistige Behinderung wird damit als eine soziale Kategorie deutlich. Im Verständnis von geistiger Behinderung als Diagnose wird der soziale bzw. gesellschaftliche Kontext, die Bedeutung des gesellschaftlich Unbewussten im Zusammenhang mit geistiger Behinderung ausgeblendet. Dies wird in der ausgrenzenden Funktion der Diagnose deutlich. Entsprechend erscheinen negative Affekte der Eltern – ausgelöst durch die geistig behindert erscheinenden Verhaltensweisen ihres Kindes – als ausschließlich individuelle Reaktionen. Demgegenüber muss das Entstehen einer geistigen Behinderung als Folge eines Zusammenwirkens biologischer, familialer und gesellschaftlicher Faktoren verstanden werden. Sie ist Ergebnis einer Sozialisation, »Produkt eines spezifischen Sozialisationsvorgangs zwischen einem Kind mit spezifisch beeinträchtigten körperlichen Voraussetzungen und einer dazu in spezifisch pathogener Weise sich verhaltenden Umwelt« (Niedecken, 1989, S. 22). Wenn Speck (2007, S. 137) schreibt: »Biologisch-organische Beeinträchtigungen bilden [...] den Ausgangspunkt« einer Entwicklung, die im Zusammenhang mit den »individuellen und sozialen Entwicklungs- und Aufwuchsbedingungen« (ebd.) steht, so zeigt sich genau der entscheidende Unterschied. Primär bedeutet hier nicht das faktische Vorliegen einer organischen Beeinträchtigung, sondern die organische Beeinträchtigung stellt den primären Ausgangspunkt dar, der vor aller psychischen Entwicklung zum Entstehen einer geistigen Behinderung führt. Im Gegensatz dazu benennt Niedecken (zit. n. Pörtner, 2001, S. 84) als primär das »komplexe Ineinander der spezifischen Leiblichkeit des Kindes und einer destruierenden Umwelt«. Geistige Behinderung entsteht im Kontext eines gesellschaftlichen Spannungsfeldes, in das betroffene Familien zwangsläufig hineingeraten.

Für die Genese geistiger Behinderung lässt es sich nicht ausmachen, ob tatsächliche oder vermeintliche organische Beeinträchtigungen, die familiären Bedingungen oder aber die gesellschaftliche Struktur der entscheidende Faktor sind. Vielmehr müssen sie als ein Gesamt betrachtet werden, mit dem geistige Behinderung ihr ganz spezifisches Gepräge erhält. Wahrgenommene oder vermutete organische Beeinträchtigungen brechen ein in eine Mutter-Kind-Dyade. Sie ziehen oft invasive, schmerzhafte und für die Betroffenen meist sehr erschreckende Behandlungsmethoden nach sich. Die Beeinträchtigungen und die Behandlungen, die sie erforderlich machen, sind für das Kind und sein familiales Umfeld ein traumatisches Geschehen. Die ausgelösten schweren Irritationen werden im Kontext des gesellschaftlichen Spannungsfeldes verschärft und stellen die haltenden Fähigkeiten des familialen Feldes infrage. Angewiesen auf Unterstützung greifen sie auf den zweischneidigen Halt des Hilfesystems mit seinen umfangreichen, institutionell organisierten Sondereinrichtungen. Bieten diese dringend benötigte Fürsorge, medizinische, pädagogische und psychologische Unterstützung und Förderung an, segregieren sie zugleich die Betroffenen und sorgen bei allen Integrationsbemühungen für Ausgrenzung. Denn sie verfestigen die Vorstellung, Menschen mit einer geistigen Behinderung seien aufgrund der Folgen ihrer hirnorganischen Einschränkungen nicht von sich aus in der Lage, sich mithilfe des familialen Feldes eigenständig zu entwickeln. Die Zweischneidigkeit der Förderangebote wird besonders deutlich, wenn Förderkonzepte eine ›verordnete Autonomie‹ zum Ziel haben:

> »Seit den zunehmenden Bemühungen um Normalisierung der Lebensbedingungen von Menschen mit einer geistigen Behinderung gerät Selbstbestimmung zunehmend zur Pflicht. In dem Versuch, den behinderten Menschen mehr Autonomie und Selbstbestimmung zu gewähren, passiert häufig aber das Gegenteil von dem, was eigentlich beabsichtigt war. Als Pädagoge muss man sich der paradoxalen Grundstruktur der Aufforderung ›Sei selbstbestimmt‹ bewusst sein, ansonsten wird es immer wieder zu den, in den Beispielen beschriebenen Entgleisungen des Dialogs zwischen den Pädagogen und den geistig behinderten Menschen kommen« (Mesdag & Pforr, 2008, S. 10).

Die ca. zehnjährige Anna, aufgrund einer spastischen Lähmung auf einen Rollstuhl angewiesen, wurde von den Eltern zur Therapie gebracht, da sie in der Schule insbesondere in Mathematik nicht mitkam. Es ließe sich hierfür keine Erklärung finden. Aufgrund der cerebralen Bewegungsstörung war die Frage aufgekommen, ob die cerebrale Störung vielleicht umfassender und das Lernversagen dessen Folge sei, obwohl dafür kein neurologischer Befund vorlag, oder ob es Blockaden seien, die ein Lernenkönnen verhinderten. Nun sollte sich zeigen, ob eine Psychotherapie an den Lernschwierigkeiten etwas ändern könnte. Eine prägnante Inszenierung im therapeutischen Prozess war ein Spiel, bei der Anna Tischtennisbälle durch die Gegend warf, die ich dann unter großem Gestöhne aufheben musste, während sie triumphierend immer wieder ›bücken, bücken‹ rief. Ich verstand das als eine Wendung ins Aktive: Sie ließ mich springen, während sonst sie die auf Hilfe Angewiesene war. Hier hatte sie die Befehlsgewalt. Anna wirkte freundlich und liebenswert. Unser Spiel hatte etwas Verschmitztes. In der Gegenübertragung spürte ich jedoch zugleich Versagensgefühle, denn an ihren Schwierigkeiten in Mathematik änderte sich wenig. ›Wäre hier nicht eine kompetente Förderlehrerin angebrachter gewesen?‹, fiel mir manchmal ein, ohne dass ich es als bedeutsame Gegenübertragung verstand. Annas Versagen blieb ebenso rätselhaft wie auch unser Spiel für mich etwas Rätselhaftes enthielt.

Ich war froh, dass wir ein gemeinsames Spiel, ein lustvolles Miteinander gefunden hatten, dem ich einen Sinn entnehmen konnte: Anna triumphierte und hielt mich zugleich auf Distanz, wie ich hierdurch auch meine Versagensgefühle und auch meine Höhenflüge auf Distanz hielt, als sei es ein Beweis meiner therapeutischen Kompetenz. Wenn ich schreibe, dass sich mir der Sinn des Spiels nicht in einer Weise erschloss, dass es zu einer Veränderung (nämlich dem Rechnenkönnen) gekommen wäre, so zeigt sich in der Formulierung, dass ich anscheinend das Sinnverstehen ausschließlich in meiner Hand wähnte, und nicht als etwas, das sich zwischen uns ereignen, zwischen uns entstehen muss. Mir wäre es sicherlich recht gewesen, eine Art Wunderheilung bewirken zu können.

Natürlich zeigen sich darin Allmachtsfantasien. Die Übertragungsfigur war dem Unterwerfungsmodus gehorchend durch eine narzisstische Szene überlagert, denn mein Verstehen entlastete mich von Versagensängsten. Dies machte deutlich, welcher Druck sich hinter dem Arbeitsauftrag und entsprechend auch hinter dem Spiel verbarg, als dienten die mathematischen Fähigkeiten einzig dem Beweis des Denkenkönnens und damit der Unterwerfung unter eine Welt, in der Anna mit ihrem Eigenen sich nicht finden konnte. Im Druck, unter dem ich stand, spiegelte sich der Druck wider, unter dem Anna stehen musste, nur als Denkenkönnende Anerkennung zu finden. Im Spiel mutete sie mir das Nichtverstehen zu.

> Immerhin gelang es, das entspannt hinzunehmen, als unterliefen wir gemeinsam den Arbeitsauftrag. Das Spiel – nicht mehr dem Unterwerfungsmodus gehorchend – wurde ein für beide Beteiligten lustvolles Spiel. Die Rechenschwäche blieb zwar weiterhin rätselhaft, aber sie war für die Familie nicht mehr so dominierend und bedrückend. Das Mädchen schrieb mir später, sie erinnere sich gern an die Stunden. Im Versagen in Mathematik mit seiner zwingenden Logik steckte zugleich etwas, mit dem sie dem Umfeld ihren Widerstand entgegensetzte und sich nicht unterwarf, ebenso wie das Denkenkönnen für den geistig behinderten Menschen in zwingender Logik seine Nichtanerkennung als ein kompetentes Gegenüber zur Folge hat. Die zwingende Logik der Mathematik kann erst dann als etwas Lustvolles angeeignet werden, wenn das Denkenkönnen nicht vom dyadischen Gegenüber besetzt und die Definitionsmacht nicht vollkommen im nichtbehinderten Gegenüber verortet ist. Vielleicht war die rätselhafte Leerstelle das Wichtigste, mit der Anna sich zeigen konnte.

An die beeinträchtigten Verhaltensweisen, die zur Diagnose geistige Behinderung führen, ist in verschleierter Weise die Selbstbehauptung der betroffenen Menschen gebunden, bei Anna die Unfähigkeit zur Mathematik wie auch das Rätselhafte des Bückenspiels, das nicht weiterzuführen schien. Die Diagnose geistige Behinderung ermöglicht dem nichtbehinderten Umfeld Distanzierung und Abgrenzung. Es blendet die irritierenden Empfindungen von Hilflosigkeit und Ohnmacht aus. Diese Empfindungen lagen in Annas Fall bei mir.

Stattdessen wird aus den Einschränkungen des Denkenkönnens, der sozialen Fähigkeiten wie der realitätsgerechten Selbstbehauptung abgeleitet, dass sie zum Denkenkönnen als Ausdruck des Eigenseins der Fürsorge und der angemessenen Unterstützung bedürfen, so wie Anna hätte gefördert werden müssen, um vielleicht doch noch einen Zugang zur Mathematik zu finden. Darin wird nicht nur das behinderte Gegenüber innerlich ferngehalten, sondern auch die im nichtbehinderten Gegenüber hervorgerufenen Empfindungen. Denn diese können schwer erträgliche Versagensgefühle auslösen. Das individuelle Erleben des nichtbehinderten Gegenübers als ein autonomes Subjekt mit dem selbstverständlichen Recht auf Selbstbestimmung könnte fraglich werden. So war es mir in Annas Therapie schwergefallen, die Überlegenheitsgefühle, die mir mein mathematisches Denkenkönnen verschaffte, zu hinterfragen. Es hätte unweigerlich eigene Ängste virulent gemacht: im Sinne eines Kontrollverlusts, in großer Not einem unverständlichen und machtvollen Umfeld ausgeliefert zu sein, das anscheinend alle Fäden in der Hand hält. Auch in der zuvor geschilderten Situation im Schwimmbad halfen mir meine Interpretation des unangemessenen Verhaltens der Kinder als Verweigerung ebenso wie die daraus resultierenden Überlegenheitsgefühle dem Bademeister gegenüber, eigene Hilflosigkeitsgefühle auszublenden.

Mit der als einzig sinnvoll erscheinenden Förderung hält das nichtbehinderte Gegenüber die nur schwer erträglichen Empfindungen von Hilflosigkeit und Ohnmacht von sich fern, die nun am behinderten Gegenüber ›bearbeitet‹ werden müssen. Diese fungieren hierdurch als Projektionsfläche für Fantasien, die um Abhängigkeit, Angewiesensein, Ohnmacht und Verlassenheit kreisen: in großer Not einem unverständlichen und hochbedrohlichen Umfeld ausgeliefert zu sein. Unverständlich wird für den geistig behinderten Menschen sein Umfeld jedoch aufgrund einer atmosphärischen Bedrohung, die einem Nicht-erwünscht-Sein bei gleichzeitigem Angewiesensein entspricht. In den irritierenden Reaktionen des Umfelds kann er sich nicht finden. Infolge der daraus resultierenden tiefen Angst macht er sich mimetisch dem gleich, als was er gesehen wird: bizarr, unverständlich, dumm. Er passt sich an und bewahrt darin zugleich sein Eigensein als ein Verstecktes. Die Rationalisierung dieser dyadischen Figur – ›Ein geistig behinderter Mensch ist aufgrund seiner hirnorganischen Schädigung nicht zu verstehen, sein Verhalten beweist es ja‹ – entzieht einem möglichen Verstehen und Verständlichwerden die Basis.

> »[Doch] Menschen werden […] erst dadurch zu rationalen und selbstbewußten Wesen, daß eine Mutter mit ihnen spricht. Dieses Sprechen ist nicht eine Konditionierung eines Organismus, sondern es ist die Zuwendung zu einem Wesen, das immer schon als Person behandelt wird. Die Mutter spricht zu dem Kind, als ob das Kind verstünde. Nur dadurch lernt das Kind verstehen. Nur indem wir es bereits als Person behandeln, entwickelt es die Eigenschaften, an denen man dann die Personalität des Menschen erkennen kann. Wir müssen die Personalität immer schon voraussetzen, oder wir geben ihr überhaupt keine Gelegenheit, sich zu zeigen« (Spaemann, 1992, S. 99).

Die Schwierigkeit des nichtbehinderten Umfelds, sich von einer solchen Selbstverständlichkeit leiten zu lassen, beruht letztlich auf eigenen schwer erträglichen Versagensängsten des nichtbehinderten Gegenübers im Kontext eines auf Rationalität und Denkenkönnen fußenden Menschenbildes einer Leistungsgesellschaft.

2.3 Geistige Behinderung im Kontext der therapeutischen Beziehung

Geistige Behinderung als ›soziale Kategorie‹ ernst zu nehmen, weist auf die Beziehungssituation hin, in der die geistige Behinderung zu etwas Bestimmendem wird. Die situative Struktur im Sinne von ›institutioneller Taubheit‹ auf der einen und ›Tarnkappe‹ auf der anderen Seite bestimmt eine Beziehungsfigur, die sich im Spiel von Übertragung und Gegenübertragung inszenieren kann. In dieser Struktur kann das Wissen oder die Fantasie einer organischen Beeinträchtigung infolge des Verdiktes von Erklären vs. Verstehen als scheinbar unüberwindbare Grenze des psychotherapeutischen Bemühens erfahren werden.

> »Man darf ferner ein gewisses Maß natürlicher Intelligenz und ethischer Entwicklung fordern; bei wertlosen Personen läßt den Arzt bald das Interesse im Stiche, welches ihn zur Vertiefung in das Seelenleben des Kranken befähigt. Ausgeprägte Charakterverbildungen, Züge von wirklich degenerativer Konstitution äußern sich bei der Kur als Quelle von kaum zu überwindenden Widerständen. Insoweit setzt überhaupt die Konstitution eine Grenze für die Heilbarkeit durch Psychotherapie« (Freud, 1904a [1903], S. 9).

Dieses Zitat von Freud lässt sich als Hinweis auf die zu reflektierenden Gegenübertragungsempfindungen verstehen: die schwere narzisstische Kränkung seitens der TherapeutIn durch die »kaum zu überwindenden Widerstände[ ]« wie auch im Gefolge der Infragestellung psychotherapeutischer Heilungsbemühungen. Diesen liegen oft unbewusste Allmachtsfantasien zugrunde. Denn was soll hier geheilt werden? Organische Schädigungen können natürlich nicht rückgängig gemacht werden. Sie begründen jedoch keine geistige Behinderung im Sinne einer fehlenden Selbstbehauptung bzw. Subjektbildung. Psychotherapeutische Arbeit mit Menschen, deren Beeinträchtigungen nicht ›weg‹-therapiert werden können, erzwingt ein Umdenken. Hierin mag ein Echo zu spüren sein von der Konfrontation und Not der Eltern im Gewahrwerden der Beeinträchtigungen ihres

Kindes, mit dem ihren Lebensplanungen und -hoffnungen der Boden entzogen wurde und sie sich gezwungen sahen, sich auf ein verändertes Leben mit veränderten Werten einstellen zu müssen.

> Als die schwerbehinderte, ca. 18-jährige Malu in der Anfangsphase ihrer Therapie immer wieder den Raum verlassen wollte (sie konnte sich nur kriechend fortbewegen), sprach die Supervisorin davon, dass Malu vielleicht ja vor mir und meiner unterschwelligen Ablehnungshaltung ihrer Behinderung gegenüber davonlaufe. Ich war schockiert und gekränkt, hielt ich mich doch mit meinem Fachwissen, meiner Erfahrung, meiner Zuneigung in der Arbeit mit auch schwerbehinderten Menschen für kompetent, offen und geradezu hingezogen zu ihnen. Das Wegwollen der Patientin hatte mich verunsichert, als würde dadurch meinen Bemühungen der Boden entzogen werden. Ich brauchte eine ganze Weile, bis ich meinen unterschwelligen Entwertungen und Verächtlichmachungen auf die Schliche kam, die sich z. B. hinter einer Haltung, das Gegenüber als putziges Kind zu behandeln, verbargen. Malu kam mir auf körperlicher Ebene sehr nahe. Das konnte ich entspannt hinnehmen, da ich sie auf ihre Kindlichkeit reduziert hatte. Doch als ich realisierte, dass ich eine erwachsene Frau vor mir hatte, war ich schockiert. Sich als erwachsener Mensch wie ein Kind zu verhalten, erschien mir abstoßend. Natürlich hätte es nahegelegen, Malus Bestreben, den Raum zu verlassen, als Zeichen der Grenze ihrer Aufmerksamkeitsspanne zu verstehen und die Stunde zu beenden. Indem ich meine Gegenübertragung, die in der Verunsicherung liegende Infragestellung meiner Kompetenz, jedoch ernst nahm, kam ich der sich dahinterliegenden Entwertung auf die Spur. Das Wegwollen kennzeichnete eine bedeutsame Szene, die im Verlauf der Therapie an verschiedenen Stellen erneut auftauchte. Hier setzte sie Strukturveränderungen in Gang, auch wenn natürlich die Schwere der Behinderung der Patientin unverändert blieb (für eine Fortsetzung der Vignette s. Kap. 3.3).

Wenn es im psychotherapeutischen Kontext gelingt, die ausgrenzende situative Struktur im gemeinsamen Spiel als treibende Kraft zu entdecken, kann mit der reflektierenden Distanz in der TherapeutIn der Raum entstehen, in dem das geistig behinderte Gegenüber sich zeigen und Verantwortung übernehmen kann. Diese Struktur war hier durch das Wegwollen von Malu im Kontext meiner unterschwelligen Entwertungsgedanken bestimmt.

Der geistig behinderte Mensch muss anfangs mittels der Analyse der Gegenübertragung quasi ex negativo in der PsychotherapeutIn auftauchen können. In der geschilderten Szene verstand ich schließlich, dass, wenn die Patientin von mir und meinen sie entwertenden Empfindungen wegwollte, ich sie letztlich dadurch wegmachte, dass ich ihrem Raumverlassen keinen Ausdruckswert zuerkannte, sondern es lediglich als Folge meines Versagens wahrnahm. Und ich verstand, dass sie sich zugleich auch selbst damit wegmachte: ›Mich gibt es nicht, es bedeutet nichts.‹ Es hätte bedeutet, die Therapiestunde ist zu Ende, wenn Malu den Raum verlässt.

Schwer erträgliche Zweifel über den Sinn dessen, was man macht, Versagensängste, Hoffnungslosigkeit, Ohnmachtsgefühle, diffuse Wut, Anklänge von Tötungsfantasien, Schuldgefühle – all das ist schwer auszuhalten. Dem Bemühen, etwas verstehen zu wollen, stehen oft Einfälle gegenüber, die einem sagen, dass es sinnlos ist. Auch können Einfälle einem manchmal als bedeutungslose peinliche ›Fantastereien‹ erscheinen. Wenn eigene frühe Ängste, Minderwertigkeitsgefühle etc. spürbar werden, kann der Boden, der haltende Raum in der Therapeutin wacklig werden. Erst mit dem Aufrechthalten der therapeutischen Haltung kann der wacklige Boden deutlich werden, auf dem sich das geistig behinderte Gegenüber durch eine für es beängstigende und unverständliche Welt bewegt.

Die Frage, ob eine psychotherapeutische Behandlung auch organisch geschädigter geistig behinderter Kinder möglich sei, hänge nach Bittner (1979, S. 159) »entscheidend davon ab, ob es gelingen wird, deren Verhaltensweisen nicht mehr als ›unverständlich‹ oder ›bizarr‹ zu qualifizieren«. Als Beispiel führt er die auffälligen Verhaltensweisen eines infolge einer Gehirnentzündung behinderten Kindes an. Diese könnten entweder als Infantilismen direkt als Funktion des geschädigten Gehirns interpretiert werden, oder aber als »ein Anpassungsversuch des Organismus an seine eigene Krankheit« (ebd.) verstehbar werden. Bittner zitiert in diesem Zusammenhang Kohut, der auf Parallelen in der Symptomatologie des Hirnorganikers und des Neurotikers hinweist: auf die narzisstische Wut, die eintritt, wenn etwas nicht gelingt, was früher einmal gelungen ist bzw. was doch gelingen sollte. In der Reaktion auf solche Erlebnisse des Nichtkönnens, des Nicht-seiner-selbstHerr-Seins sieht Kohut (1973, S. 539) Entsprechungen zwischen der Katastrophenreaktion des Hirngeschädigten und der »Empörung des Kindes, das plötzlich einer schmerzhaften Verletzung ausgesetzt ist«. Goldstein (2014 [1934], S. XXVIII), auf den sich wiederum Kohut bezieht, beschreibt die Reaktion erwachsener Menschen auf eintretende Hirnschädigungen als Katastrophenreaktion: Sie führe bei vielen PatientInnen zu »einem Bruch in ihrem bisherigen Verhältnis zur Welt und zu einem Gefühl, nicht mehr länger sie selbst zu sein«. Die PatientInnen seien gewissermaßen aus ihrer vertrauten, ihr Subjektsein stützenden Selbstobjektwahrnehmung herausgeschleudert. Die Katastrophenreaktion stelle auf organismischer Ebene ein Übergang zu einem Zustand der Stabilität dar, der dem Kranken wieder ein geordnetes Verhalten und Erleben ermögliche. Im Falle des sich als geistig behindert entwickelnden Kindes betrifft die tatsächliche oder vermutete hirnorganische Beeinträchtigung jedoch ein noch überwiegend von seinen frühen Selbstobjekten abhängiges Kind. Hiermit sind nicht Repräsentanten von Personen gemeint wie Mutter oder Vater, sondern die im Niederschlag früher Interaktionen sedimentierten Objekterfahrungen. In diesen erlebt das Kind das Gegenüber noch nicht als von sich getrennt. In das hierdurch aufgespannte Beziehungsfeld ist der ›Bruch im Verhältnis zur Welt‹ eingeschrieben. Es ist durch das Versagen früher Selbstobjekte gekennzeichnet, die die benötigte narzisstische Unterstützung nicht gewähren konnten, um als haltende Objekte fungieren zu können. So mag es in der Psychotherapie darum gehen, im eigenen Versagen als szenische Inszenierung jenes der archaischen Selbstobjekte zu entdecken und benennen zu können.

3 Psychodynamik der geistigen Behinderung

Geistige Behinderung als gescheiterte Subjektgenese

Im Folgenden werden Eckpfeiler einer Psychodynamik der geistigen Behinderung vorgestellt. Psychodynamische Annäherungen an das Phänomen geistige Behinderung sind schon seit Beginn des 20. Jahrhunderts von unterschiedlichen Schulen konzipiert worden. Stellvertretend nenne ich hier nur einige wenige. Einen guten Überblick bietet Preiß (2006). Noch 1936, als die eugenischen Maßnahmen unter den Nationalsozialisten schon Realität annahmen, erarbeiteten Löw-Beer und Morgenstern in Auseinandersetzung mit den Gedanken von Fenichel, Horn und Federn ein psychoanalytisches Verständnis geistiger Behinderung: »Der Weg zum geistig rückständigen Kind geht über das Verständnis seiner Abwehrhaltungen« (Löw-Beer & Morgenstern, 1936, S. 130, zit. n. Preiß, 2006, S. 26). Sie werteten den Rückzug und die Neugierhemmung dieser Kinder als Reaktion auf schwere Erkrankungen sowie nachfolgende intrusive Eingriffe seitens der Pflegemaßnahmen. Als jüdische Autoren waren sie selbst von Verfolgung betroffen und konnten ihre Arbeit nicht fortsetzen. Ihre Gedanken wurden später nicht mehr aufgegriffen.

Mannoni aus der Lacanschule legte 1972 eine bahnbrechende und viel beachtete psychoanalytische Studie vor: *Das zurückgebliebene Kind und seine Mutter*. Sie erforschte darin den Sinn, den die Behinderung für die Mutter in der Beziehung zum Kind einnimmt und den es zu erfassen gelte, um die Entwicklungshemmung des Kindes zu verstehen. Während sie anfänglich noch zwischen Kindern mit einem nachgewiesenen Organdefizit und jenen, die als pseudodebil diagnostiziert worden waren, unterschied, gab sie dies in der Folge auf und kritisierte diese durch PsychoanalytikerInnen vorgenommene Unterscheidung.

Die vorliegende Arbeit nimmt ihren Ausgangspunkt in dem von Niedecken (1989) entwickelten Begriff »Institution Geistigbehindertsein«.

Niedecken knüpft damit an Mannonis Überlegungen an und erweitert sie, indem sie die zentrale Bedeutung kollektiver Vorstellungen für die Entwicklung eines Kindes als geistig behindert herausarbeitet. Ihre Gedanken fußen auf der Interaktionstheorie Lorenzers sowie dem von ihm entwickelte Begriff des Szenischen Verstehens (Lorenzer, 1970, 1974). Auf dieser Basis entwickelt sie ihre Gedanken zum Subjektbegriff (Niedecken, 2002, 2003). Bedeutsame Konzepte sind darüber hinaus Winnicotts (1985) Theorie des Übergangsraums und Bions (1990) Container-Contained-Modell. Die Überlegungen zum gesellschaftlich Unbewussten und dem Begriff des Phantasma (s. Kap. 1) fußen auf Untersuchungen Erdheims (1982) zum gesellschaftlich Unbewussten.

In Kapitel 2 wurde geistige Behinderung als Diagnose unterschieden von geistiger Behinderung als eine soziale Kategorie. Bezogen auf das individuelle Schicksal des von einer möglichen organischen Schädigung betroffenen Kindes kann man das mit Niedecken (1989, S. 24) so formulieren: »Geistig behindert kann niemand geboren werden, […] denn von einer geistigen Differenzierung kann beim Neugeborenen ja nicht die Rede sein.« Geistigbehindertsein versteht Niedecken als »Produkt eines spezifischen Sozialisationsvorgangs zwischen einem Kind mit spezifisch beeinträchtigten körperlichen Voraussetzungen und einer dazu in spezifisch pathogener Weise sich verhaltenden Umwelt« (ebd., S. 22). Umwelt bezieht sich hier sowohl auf die primären Objekte als auch auf gesellschaftliche Strukturen, die nicht haltend, sondern spaltend wirken. Ihr Konzept Institution Geistigbehindertsein zeigt auf, wie geistige Behinderung verstanden als Diagnose genau das herstellt, was sie vorgibt zu diagnostizieren. Im Verbund mit dem an sie geknüpften Förderregelwerk und den wirksam werdenden Phantasmen ist die Diagnose eine der drei Organisatoren der Institution Geistigbehindertsein.

Geistigbehindertsein ist dementsprechend eine angeeignete Umgangsform, mit dem ein Mensch sich in einem für ihn höchst bedrohlichen Umfeld zu behaupten sucht. Im Ansatz des Subjektseins ist er in einer für ihn kaum verständlichen Weise konfrontiert mit einer extremen Bedrohung, der er nicht entkommen kann. Diese kann man so formulieren: ›Du sollst so, wie du bist, nicht sein.‹ Hierdurch wird es dem Kind äußerst erschwert, sich zu einem vielleicht sehr eingeschränkten, aber dennoch selbstbewussten Menschen zu entwickeln, zu einem Gegenüber auf Augenhöhe. Als solches werden Menschen mit einer geistigen Behinderung nicht erlebt. Sie werden vom nichtbehinderten Gegenüber meist nicht als ein Subjekt erlebt und scheinen sich auch selbst nicht so zu verhalten.

Das Selbsterleben als ein Subjekt wird i. d. R. von uns allen nicht als etwas Gewordenes, sondern als etwas ganz Selbstverständliches, Unhinterfragtes, Erstes erlebt, als selbstverständlicher innerer Bezugspunkt für unser Tun, Denken, Handeln und Erleben. Es ist Basis des individuellen Vermögens des Einzelnen, in einem sinnvollen Austausch mit seiner Umwelt von dieser anerkannt und auch so wahrgenommen zu werden. Dieses Vermögen beruht auf der Fähigkeit zur Symbolbildung, zur sinnvollen Kommunikation. Das ist nicht als eine rein kognitive Leistung zu verstehen. Ogden (1997) beschreibt Subjektivität als ›intentionale Selbstreflexion‹ als Folge eines ›interpretativen Subjekts‹. Sie reiche »bis zum höchst subtilen, fast unmerklichen Gefühl des ›Ich-Seins‹, das der Erfahrung in subtiler Weise die Qualität verleiht, die eigenen Gedanken zu denken und die eigenen Gefühle zu fühlen, als Gegensatz zu dem Gefühl, in einem Zustand reflexiver Reaktivität zu leben« (ebd., S. 6). Die Anfänge der Ausbildung eines interpretativen Subjekts liegen im kindlichen Spiel. Schon im Spiel mit Übergangsobjekten beginnt der Prozess, mit dem dem Kind seine frühen Erfahrungen verfügbar werden. Damit entsteht in ihm die Basis seines leiblich-sinnlichen Weltbezugs, sein Subjektsein. Mit der Ausbildung dieser Fähigkeit introjiziert das Kind zugleich zentrale Aspekte des haltenden Umfelds. In dieser frühen, noch nicht symbolvermittelten Beziehung zwischen dem sehr kleinen Kind und seiner Mutter liegen die Voraussetzungen, die es dem Kind ermöglichen, sich im Spielen, Handeln und Denken als ein Subjekt erleben zu können, das sich behaupten, sich auf Objekte beziehen und seine Welt gestalten kann.

3.1 Subjektgenese nach Lorenzer und Niedecken

Jedes Kind wächst in einem interaktiven, szenisch strukturierten Wechselspiel heran. Während der Schwangerschaft organisiert sich dieses Wechselspiel zwischen dem kindlichen und dem mütterlichen Organismus als ein Reiz-Reaktionsprozess, in dem das Organismische des Kindes als auch das Gesellschaftlich-Kulturelle vertreten durch die Mutter bestimmend werden. Deren bewusste wie unbewusste Gefühle und Einstellungen, insbesondere auch ihre Fantasien, die sich um das Kind ranken, formen ihre hormonalen und physiologischen Reaktionen mit. In jeder Interaktion dieses Wechselspiels müssen Mutter und Kind eine Passung finden, sich einigen. Diese Passungen hinterlassen im Kind anfangs auf neuronaler Ebene und nach der Geburt auch auf der gestisch-mimischen und der Verhaltensebene Spuren, die in jeder neuen Situation als Einigungsformeln – Lorenzer nennt sie Interaktionsformen – als Erwartung bestimmend werden. Als Niederschläge real erlebter Szenen sind sie von szenischer Struktur durch einen Subjekt- und Objektpol und von einer affektiven Spannung bestimmt. Sie sind leiblicher Niederschlag einer Gesamtgestalt. Als Spuren intersubjektiver Einschreibungen trennen sie nicht kategorial zwischen Subjekt und Objekt. Sie entsprechen unbewussten Fantasien und bestimmen das Leibliche des Kindes als ein ins Umfeld Hinausgreifendes. Denn sie trennen nicht zwischen Innen und Außen. Das Umfeld wird in der Beziehungssituation von ihnen ergriffen und eigene Interaktionsformen werden aktiviert.

In den Einigungsprozessen dieses Wechselspiels können weder Mutter noch Kind als bestimmende Subjekte angenommen werden. Bestimmend sind das vom Kind eingebrachte Organismisch-Vegetative mit dem damit einhergehenden Zwingenden des Reiz-Reaktionsmechanismus sowie die von der Mutter ins Spiel kommende szenische Struktur des Sozialen als ihr spezifischer kultureller Hintergrund. Wenn das Kind schreit, die Mutter es hochnimmt, hält und das Kind zappelt oder sich reckt und sich hochnehmen und halten lässt, so folgt der Zwang zur Einigung der Reiz-Reaktionsdynamik, das Überleben des Kindes hängt ja daran. Das leiblich Zwingende zeigt sich z. B. auch in der Notwendigkeit, beim Hochnehmen dem Köpfchen des Kindes Halt zu geben. Zugleich sind die Verhaltensweisen der Mutter durch ihre soziale Herkunft und ihren biografischen wie kulturellen Hintergrund mitbestimmt. Sie kennzeichnen das ›Wie‹ ihres Verhaltens. Mit der formgebenden Dominanz der Mutter erhält das Interaktionsgeschehen ihr soziales Gepräge.

Lorenzer (1974, S. 250) spricht hier davon, dass »die Mutter-Kind-Dyade selbst als Subjekt fungiert«. Die Dynamik der Mutter-Kind-Dyade führt als ein sich »intern regulierendes Geschehen« (Niedecken, 2002, S. 927) dazu, dass sich das Kind im zeitlichen Verlauf der Szene in die Subjektposition einfädeln kann. Voraussetzung hierfür ist, dass es der Mutter gelingt, sich ihrer ganzheitlichen Wahrnehmung zu überlassen und ihr rationales, auf der Subjekt-Objekt-Trennung fußendes Denken hintenanzustellen. Bion hat für diese Art der Einfühlung den poetischen Ausdruck träumerische Gelöstheit (Bion, 1990, S. 84) gefunden. Im genannten Beispiel löst das Kind möglicherweise durch sein Schreien in der Mutter heftige Affekte aus: Angst, Schrecken oder auch Wut. Diese muss sie ›verdauen‹, um zu erspüren, was das Kind braucht. So kann es ihr gelingen, dies dem Kind in verträglicher Weise zu geben. Bion hat angelehnt an den Verdauungsprozess hierfür das Container-Contained-Modell entwickelt. Container-Fähigkeit heißt, dass es der Mutter gelingt, das Heftige in sich – angereichert durch verträgliche Erfahrungen – hinzunehmen, um es in gemilderter Form dem Säugling in Worten, Mimik, Gestik und Handlungen zurückzugeben.

Wie ist dies zu verstehen? In jeder neuen Situation werden die situativ entsprechenden Interaktionsformen als eine leiblich eingravierte Erwartungsspannung aktiviert und müssen mit der aktualen Situation abgeglichen werden. Die Interaktionsformen fungieren »als ein triadisches Moment in der dyadischen Szene. Über sie stellt sich eine spezifische Differenz zum aktualen Geschehen her« (Niedecken, 2002, S. 927). So wird die Mutter in der aktualen Szene, wenn das Kind schreit, es möglicherweise auf den Arm nehmen. Das Hochnehmen/Hochgenommenwerden vollzieht sich als ein leiblich-sinnliches Zusammenspiel, als sich in Mikroprozessen regulierenden fortlaufenden Affektabstimmungen. In der leiblichen Resonanz der Mutter, in ihrem Mitschwingen mit der kindlichen Mimik, mit seiner gestischen wie propriozeptiven Bewegungsdynamik, mit seinen Lautierungen setzt sich diese Dynamik in ihren Lauten, in der Feinabstimmung ihrer Gestik und Mimik etc. fort und um. In ihren ›Antworten‹ spielen zugleich die in ihr aktivierten Interaktionsformen, ihre Erfahrungen und unbewussten Fantasien, eine Rolle. Ihre Dominanz – sie lebt ja auch außerhalb der Dyade – verleiht diesen ›Antworten‹ einen Nachdruck, der beim Kind Wendungen ins Aktive provozieren kann. Dies ist grundlegend dafür, dass sich das Kind in die Subjektposition einfinden kann. Natürlich werden auch bei ihm Interaktionsformen angestoßen. Es hat vielfältige Erfahrungen gemacht mit dem Von-der-Mutter-gehalten-Werden. Das mütterliche Berühren und Halten ist ihm vertraut. Das beunruhigende Neue, das von der aktualen Situation ausgeht, ruft in ihm die situativ passenden eingeübten ›Verfahren‹ der Beziehungsabsicherung auf, wie Sichanschauen, gemeinsames Vokalisieren etc. Die Mutter spielt mit, ihre Reaktionen sind die Bestätigungen, mit denen sich das Kind erkannt fühlen kann: ›Ja, da bist du ja‹, ›Das ist aber schön‹ oder auch ›Was ist los?‹, ›Ach, der Hunger‹. Wenn die Mutter dem Kind dann geben kann, was es braucht, entspannt sich die Situation in einem gemeinsamen Akt. Dieses szenische Gesamt wird für das Beunruhigende des Neuen der aktualen Szene zum Container. Solche gelingenden Szenen sind Grundlage für das kindliche Erleben, dass die Welt im Erleben als ›Eins-sein-in-der-Welt‹ ein passender Ort ist. Mit ihnen nimmt das Kind zugleich Aspekte der mütterlich haltenden Funktionen auf, sodass es ihm später auf der Basis des Willkommenseins gelingen kann, sich selbst zu halten.

Neben den Interaktionsformen des Passens und Gelingens kommen jedoch von Beginn an jene Interaktionsformen ins Spiel, die sich um Erfahrungen des Nichtgelingens, um Enttäuschungen und Frustration herum gebildet haben. Als Interaktionsformen des Nichtidentischen (Niedecken, 2001) konfrontieren sie das Kind mit Fremdheit und Nichtverstehen. Für das sehr kleine Kind drohen damit Erfahrungen des Angewiesenseins und der Hilflosigkeit bestimmend zu werden. Sie bringen es potenziell an den Rand namenloser Angst (Bion, 1992, S. 154). Sie sind jedoch unumgänglich, da das im Biologischen Angelegte – das phylogenetische Erbe bspw. – und das durch die Mutter konkret an das Kind herangebrachte Soziale nie eins zu eins ineinander aufgehen können. In ihrer Funktion, das Fremde, Nichtverstehbare zu vertreten, sind sie in der Subjektgenese von zentraler Bedeutung. In tröstenden Formen aufgefangen enthalten sie das Potenzial, im Kind den Impuls zur Wendung ins Aktive auszulösen. Niedecken (2012, S. 372) beschreibt eine solche Situation, in der ein erst wenige Wochen altes Kind von der ihm noch fremden Tante gehalten wird. Dabei kommt es zu einem leiblich-gestischen Prozess, bei dem beiden Seiten in einem Balanceakt atmosphärische Hochspannung auszutarieren bemüht sind. Ein immer am Rande katastrofischer Bedrohung pendelndes Hin und Her von Angst, Neugier, Unsicherheit, Halten endet schlussendlich in einem für beide Seiten erlösenden Wohlbehagen. Niedecken nennt die Szene »Im Fremden das Eigene entdecken«. Das Gelingen hatte hier zur Voraussetzung, dass es der Tante möglich war, ihre eigenen dabei ausgelösten Spannungen, Ängste, evtl. auch Ungeduld, Erwartungen etc. auszuhalten und sie nicht in die Situation hineinfließen zu lassen. Situationen, die Mutter und Kind betreffen, sind sicherlich für beide Seiten frustrierend und belastend, wenn es der Mutter nur schwer gelingt, das Kind zu beruhigen, oder wenn sie ihren Ärger nicht zurückhalten kann etc. Wenn es ihr dann gelingt, ihr eigenes ›Versagen‹ hinzunehmen, ohne sich hierdurch als schlechte Mutter fühlen zu müssen, wird es ihr möglich sein, das Kind zu trösten.

Der Niederschlag jener Situationen, in denen die tröstenden Formen zu mangelhaft waren, sperrt sich der späteren spielerischen Aneignung durch das Kind. Er ist für die Subjektentwicklung nicht verfügbar. Diese Interaktionsformen behalten mit dem unbefriedigenden ihren drängenden Charakter. Werden sie virulent, wiederholt sich mit ihnen nur das Nichtpassen, die dramatische unregulierte Erregung. Solche Erfahrungen wird es unweigerlich in jeder Biografie geben. Erst wenn sie aufgrund welcher Umstände auch immer bestimmend werden, können sie die Subjektentwicklung des Kindes nachhaltig beeinträchtigen.

Von den tröstend aufgefangenen Interaktionsformen kann im Verlauf der weiteren Entwicklung der Impuls zur Wendung ins Aktive ausgehen. Im kindlichen Spiel mit Gegenständen führt dieser dazu, dass seine Intentionalität, sein Wunsch bestimmend werden kann. Es fädelt sich nicht mehr mittels einer Reiz-Reaktionsdynamik in die Subjektposition ein, sondern eignet sich mittels seine Impulskontrolle im Spielen seinen intentionalen Affekt als Lust am Spielen an, auch wenn es noch nicht über die Voraussetzung dieser Möglichkeit verfügt. Winnicott bezeichnet die ersten bedeutungsvollen Dinge und Phänomene des Kindes als Übergangsphänomene, die das Kind zugleich gefunden und geschaffen hat. Schon der Bettzipfel, den das Kind findet und mit dem es sich sinnlich angenehme Erfahrungen verschaffen kann, überbrückt die Abwesenheit der Mutter und ihrer Fähigkeit, tröstende, sinnlich-befriedigende Erfahrungen zu vermitteln. Auch kann das noch sehr kleine Kind im Auf und Ab des Mobile über seinem Bettchen etwas vom Hin und Her seines Lebens wiederfinden: Hunger da/weg, Mutter da/weg. Wenn es dann Freude daran gewinnt, diese Bewegung selbst anzustoßen und zu einem lustvollen heftigen Durcheinander zu machen, gewinnt das Kind zunehmend die Impulskontrolle für sein bedeutungsvolles Spiel: Es kann nun anfangen, das Heftige in ihm, das noch ganz dem Ausgeliefertsein an ein dyadisches Geschehen gehorchte, im Außen zu entdecken und zu gestalten. Es ist dem, was da in ihm ausgelöst wird, nicht mehr völlig ausgeliefert, wiewohl es die Bedingungen der Möglichkeiten seines Eingreifens – dass da bspw. überhaupt ein Mobile ist – in keiner Weise erfassen kann. Auch die später beliebten ›Weg-/Da‹-Versteckspiele – das Kuckucksspiel – spielen eine ähnliche Rolle. Auf dem Boden tröstend aufgehobener Situationen des ›Wegseins‹ der Mutter konnte das Kind Erfahrungen machen, dass dem ›Wegsein‹ der Mutter ein ›Dasein‹ folgen kann. In den Kuckuckspielen etc. versichert es sich dieser Erfahrung. Es findet Vergnügen am Spiel mit der Mutter oder setzt sie selbst in Gang im Sich-selbst-Verstecken und -Finden. In all diesen Spielen erweitern sich im Laufe der Zeit die Interaktionsformen des Kindes in entscheidender Weise zu sinnlich-symbolischen Interaktionsformen. Die eine leiblich-sinnliche Szene – ›Mutter weg/da‹ – kann von einer anderen sinnlichen Szene –

›das Auf und Ab beim Mobile‹, das ›Weg und Da‹ beim Kuckucksspiel – vertreten werden. Während im Beispiel mit der Tante die bedrohliche Spannung des Fremden – des ›Wegseins‹ des Vertrauten – noch ganz von der Tante in der Latenz gehalten werden musste bzw. im Tröstenden der Mutter das potenziell Katastrofische ihres ›Wegseins‹ für das Kind in der Latenz bleiben konnte, kann das Kind hier mit dem ›Wegsein‹ spielen, verschiedene Rollen einnehmen, im Fremden etwas potenziell Lustvolles entdecken. Dies bereitet das spätere Erleben vor, als ein Subjekt einer Welt von Objekten gegenüberzustehen.

Schon im gelingenden Containing durch die Mutter nimmt das Kind etwas von den Containerfähigkeiten in sich auf. Mit der Summe solcher spielerischen Erfahrungen bilden sich im Kind die vorhin beschriebenen sinnlich-symbolischen Interaktionsformen und damit das Vermögen zu spielen. Mit ihrem Niederschlag zentriert sich auf basaler Ebene das Subjektsein im Kind im Sinne einer vorsprachlichen, leiblich zentrierten Reflexivität. Sinnlich-symbolische Interaktionsformen symbolisieren ein Gesamt, entsprechend der szenischen Struktur der Interaktionsformen – den unbewussten Fantasien – als eine ›Gesamtsituation zu zweit‹. Sie stehen für das ›Wie‹ des Lebens, für Erlebensformen. Subjekt und Objekt sind hier nicht getrennt, sondern szenisch aufeinander bezogen. Solche Spiele unterstützen das Kind, wenn es sich aus dem dyadischen Angewiesensein zu lösen beginnt. Das, was das Kind damit in sich aufnimmt, hat seinen haltenden Bezug in der dyadischen Beziehung zur Mutter und zugleich zum kulturellen Außen, zur Welt des gegenständlichen Spiels im Theater, Tanz etc. und auch zur Welt der Musik.

Mit der Aneignung der Sprache bilden sich nun im Kind Subjekt- und Objektrepräsentanzen, sodass Szenen als ein Geschehen zwischen Subjekt und Objekt auch ausbuchstabiert, sich vorgestellt oder neu konzipiert werden können. Szenen können gedacht werden. Probehandeln wird möglich. Mit der Ausbildung der Denkfähigkeit eignet sich das Kind ein reizautonomes Vorstellungsvermögen an, mit dem es sich als ein autonomes Subjekt einer Welt von Objekten gegenüberstehend erleben kann. Dieser Prozess kann unter bestimmten Bedingungen scheitern. Eine in spezifischer Weise deformierte Mutter-Kind-Dyade kann dazu führen, dass sich deren kreatives Potenzial nicht entfalten kann und die Subjektentwicklung des Kindes in einer geistigen Behinderung mündet. Organisiert wird diese Entwicklung durch die Institution Geistigbehindertsein als ein Zusammenspiel kollektiver und individueller Mechanismen, ausgelöst durch elterliche

Reaktion auf die tatsächliche oder vermutete hirnorganische Schädigung eines Kindes (s. Kap. 2).

3.2 Die Institution Geistigbehindertsein

Auslöser einer solchen Entwicklung ist der Einbruch eines Schreckens in die Mutter-Kind-Beziehung. Die Mutter spürt in der Beziehung zu ihrem meist noch sehr kleinen Kind auf ungreifbare und beunruhigende Weise dessen sie irritierende Verletztheit und Verletzlichkeit. Sie muss befürchten, dass mit ihrem Kind etwas nicht stimmt. Dem geht oft eine dramatische Gefährdung des Kindes voraus, sei es aufgrund von Geburtskomplikationen, von extremen Frühgeburten oder dem Einbruch schwerer frühkindlicher epileptischer Anfälle oder Hirnentzündungen. Die irritierenden Eindrücke der Mutter können aber auch schleichend auftreten, obwohl sich beim Kind kein organischer Schaden nachweisen lässt. Oft müssen die Eltern um das Leben ihres Kindes fürchten. In die Erleichterung darüber, dass das Leben des Kindes nicht oder nicht mehr in Gefahr ist, mischen sich nun Ängste und Besorgnis, bedrohliche Fantasien und Gedanken: ›Was ist mit meinem Kind? Sein Verhalten ist so seltsam, erschreckend, unverständlich.‹ Dies kann in der schockierenden Befürchtung münden: ›Es wird vielleicht nie das Kind werden, was ich mir erträumt habe.‹ Dies bezieht sich nicht nur auf die Sorge, dass das Kind sich in seinem Eigensein von dem Kind in ihren Träumen unterscheiden könnte, sondern grundlegender: Es könnte sein, dass sie es in seinem Sosein nicht haben wollen könnte, denn »niemand, keine Mutter, kein Vater wollte ein behindertes Kind«, so Görres (1994, S. 115), selbst Mutter eines behinderten Kindes. Die Eltern müssen sich überfordert fühlen und überwältigt davon, dass ihr Lebenskonzept zunichte gemacht zu sein scheint. Natürlich lieben sie ihr Kind und möchten ihm gute Eltern sein. Die Eltern und insbesondere die Mutter geraten damit in einen unerträglichen Konflikt. Die Mutter ›darf‹ auf dieses Kind nicht wütend werden, es nicht ablehnen, denn sie wird vielleicht fürchten, ihm mit ihren Gefühlen zu schaden und so schuld an den Beeinträchtigungen des Kindes zu sein. Auch der Vater ist in diese Dynamik in entsprechender Weise hineingezogen. So kann es ihm kaum gelingen, die Mutter zu beruhigen. Für die Ablehnung ihres Kindes, ihr ›Es-Wegwünschen‹, für dieses ›Weg‹ findet die Mutter keinen Halt, keinen Container, mit dem sie sich und ihr Kind geschützt fühlen kann.

Im Erschrecken der Mutter spielen jene kollektiven Mechanismen eine zentrale Rolle, die in Kapitel 1 ausführlich beschrieben wurden. Das in der Latenz liegende Phantasma, das um die kollektive Vorstellungsfigur des lebensunwerten Lebens kreist, wird virulent. Eltern werden geradezu in dessen Arme getrieben. Auf kollektiver Ebene sorgt dieses Phantasma dafür, dass das nichtbehinderte Gegenüber zu jenen destabilisierend wirkenden heftigen Affekten Distanz gewinnen kann, die in ihm durch die Begegnung mit als geistig behindert geltenden Menschen ausgelöst würden, wenn diese auf ihn angewiesen sind. Deren seltsame Verhaltensweisen können frühe Erfahrungen – Ohnmachtserleben, Hilflosigkeit, das Erleben von Abhängigkeit, aber auch die Sehnsucht nach Abhängigkeit – virulent machen, die der Verdrängung anheimfallen mussten, um das in der Leistungsgesellschaft unabdingbare Fungieren als autonomes Subjekt nicht zu gefährden. Mit dem Phantasma werden Handlungen und Vorstellungen gebahnt, die das ›Wegwünschen‹ des geistig behindert erscheinenden Gegenübers in einer sozial kompatiblen Form – vereinbar mit dem individuellen wie kollektiven Über-Ich – ermöglichen. Die Angst auslösenden Verhaltensweisen verlieren ihre Bedrohung, da sie als anscheinendes Indiz einer hirnorganischen Schädigung mittels der Formel ›organisch-erklärbar, aber nicht verstehbar vs. psychisch-verstehbar‹ nun an das geistig behindert erscheinende Gegenüber gebunden sind. Einfühlung ist sinnlos, die seltsamen Verhaltensweisen bedeuten ja nichts, sie sind Folge der Schädigung, man kann sie nur erklären. Tötungsfantasien und Schuldgefühle werden hierdurch im Unbewussten gehalten. Indem ›diese Menschen zu ihrem Schutz in für sie angemessene Einrichtungen‹ untergebracht sind, sind sie ›weg‹ und zugleich wird doch ›für sie gesorgt‹.

Auf der familiären Ebene drohen Abkömmlinge des ›Wegwünschens‹ des Kindes aus der Latenz gehoben zu werden. Neben den heftigen aggressiven Affekten und Schuldgefühlen können auch eigene, frühe, bislang verdrängte, nie beruhigte namenlose Ängste virulent werden. Die Ängste um ihr Kind können so von eigenen Schreckensbildern und Horrorvisionen kaum unterschieden werden. Unter dem Druck der Schuldgefühle droht die Fähigkeit zur träumerischen Gelöstheit zusammenzubrechen. Das kann als akute Gefährdung des Kindes erlebt werden. Eltern sind in dieser Situation zwingend auf Unterstützung von außen angewiesen. Wenn sie keine Möglichkeit haben, über ihre Ängste, Fantasien und Gefühle zu sprechen, behält das unbewusst Gemachte, die beunruhigenden Wahrnehmungen, Fantasien und Gefühle, seine dynamische Wirksamkeit. Indem es sich jedoch um ein kollektiv verankertes Phantasma handelt, das in jedem von uns seine Wirkung entfaltet, müssen Unterstützungsangebote diesen in uns allen wirksamen Reflex, der das geistig behindert erscheinende Gegenüber fernhalten soll, reflektieren. Ansonsten besteht die Gefahr, dass gerade diese Angebote die ausgelösten Schwierigkeiten der Eltern als ihre individuellen Probleme erscheinen lassen. Erst durch das Ineinander kollektiver und individueller Abwehr droht die elterliche Fähigkeit zur träumerischen Gelöstheit untergraben zu werden. Latent erscheint dann die Behinderung des Kindes als Folge eigenen Versagens. In ihrer Not sind Eltern dringend auf Unterstützung angewiesen, die es ihnen wieder ermöglichen würde, sich auch mit ihren heftigen Affekten, Unsicherheits- und Ohnmachtsempfindungen als kompetente Eltern fühlen zu können.

In diese Situation hinein drängt sich die Institution Geistigbehindertsein als eine Struktur, die in trügerischer Weise Eltern den dringend benötigten Halt verspricht, jedoch um einen hohen Preis. Sie nimmt ihren Ausgang in der Diagnosemitteilung. Die Diagnose ›geistige Behinderung aufgrund eines hirnorganischen Defekts (manchmal unklarer Genese)‹ zusammen mit der damit verknüpften Notwendigkeit pädagogisch-therapeutischer Maßnahmen und Behandlungsmöglichkeiten organisieren sich um die Annahme oder Feststellung einer organischen Schädigung. Diese wird damit zur Ursache der ›Absonderlichkeiten‹ des Kindes. Diagnose und das damit verbundene Regelwerk an notwendig werdenden medizinischen Eingriffen, Förderungs- und Therapieprogrammen stellen für die Eltern nun so etwas wie ein Ersatzhalt her, mit dem sie wieder Sicherheit gewinnen können. Es scheint klar, was mit dem Kind ist und was man tun kann, tun muss, um es in seiner Entwicklung zu unterstützen.

Die Diagnose wirkt in der Regel als Schock. Scheint sie doch zu besiegeln, dass das Kind eine unwiderrufliche Schädigung erlitten hat, die möglicherweise dazu führen wird, dass es sein Leben nicht in eigenständiger Weise wird führen können. Das Tückische an dieser Diagnose besteht darin, dass sie zugleich Prognose zu sein scheint und den Glauben der Eltern an die Entwicklungschancen des Kindes sabotiert. Mit ihr wird ja die Möglichkeit einer eigenständigen geistigen Entwicklung des Kindes negiert. Zugleich entlastet die Diagnose aber von den unerträglichen Schuldgefühlen, die sie in ihrem Vermögen, sich als gute Mutter zu erleben, bedroht hatten. Nun scheint es eine Erklärung für die bedrohlich irritierenden, beängstigenden, häufig schwer einfühlbaren Verhaltensweisen und lautlichen Äußerungen ihres Kindes zu geben. Sie entlasten entsprechend der bekannten Formel ›organisch = unschuldig, psychisch = schuldig‹, der zufolge der Einfühlungsversuch in Menschen mit hirnorganisch bedingten Störungen sinnlos sei. Die Mutter wird mit dieser Funktion der Diagnose an diese und das damit einhergehende Regelwerk medizinisch-diagnostischer Bemühungen und Behandlungen der Fachleute gebunden. Denn die Schuldentlastung wirkt nur, solange sie an dieser Diagnose festhält. Die Mutter kann sich zwar nun wieder als gute Mutter handlungsfähig fühlen, indem sie ihr Kind mithilfe der Fachleute und deren Therapien so gut es geht fördert und unterstützt. Paradoxerweise wird ihr genau hierdurch der Zugang zu ihrem träumerischen Einfühlungsvermögen verwehrt.

Hierbei spielt jedoch eine weitere kollektiv verankerte Vorstellungsfigur eine Rolle: das Idealbild der guten, alles verstehenden Mutter, die für Wohl und Wehe des Kindes allein verantwortlich ist. Die Idee von der ›in natürlicher Weise in der Frau angelegten Vollkommenheit selbstloser mütterlicher Hingabe‹ verbindet sich im Zuge der veränderten Geschlechterbilder mit dem »neoliberalen Anspruch der Selbstverwirklichung im Sinne einer beruflichen und privaten Optimierung der eigenen Identität« (Schindler, 2018, S. 38). Unabhängig davon, wie sehr sich die Mutter um Kind und Haushalt kümmere, sie versage, »wenn das Gefühl persönlicher Bereicherung ausbleibt oder gar unbewusste negative Empfindungen [gegen das Kind] existieren« (Schütze, 1986, S. 92, zit. n. Schindler, 2018, S. 9). Mutter zu werden bedeute die »Verwandlung von Beziehungen zwischen flexiblen, autonomen Menschen in Abhängigkeitsverhältnisse« (Bigalke, 2018, S. 2). Diese entsprängen der ›Wucht des Biologischen‹. Die ›Wucht des Biologischen‹ darf hier nicht als das rein körperliche Geschehen zwischen Mutter und Kind missverstanden werden. Diese Wucht ist das Mutter und Kind verbindende Ineinander biologischer und sozialer Wirkungskreise, dass sich im Niederschlag der Interaktionsformen realisiert. Mit diesem Niederschlag im Kind sind Kind und Mutter unaustauschbar gebunden. Das Eigensein des Kindes, seine spätere Autonomie, gehen aus dieser Bindung erst hervor. Die Anforderungen, als gute, alles verstehende wie zugleich auch flexible und autonome Mutter fungieren zu können, sind daher für jede Mutter nur schwer in Einklang zu bringen. Wie auch im Phantasma Geistigbehindertsein werden hier Abhängigkeit und Bindung zu etwas Bedrohlichem, da abgrenzende und ablehnende Gefühle dem Kind gegenüber tabuisiert sind.

Der diesem Idealbild inhärierende Konflikt muss daher die Schwierigkeiten der Mutter, die befürchten muss, ihr Kind könnte geistig behindert sein, enorm verstärken. Sie erlebt sich ja infolge des Phantasmas Geistigbehindertsein auf eine ›ewige Mutterschaft‹ festgelegt. »Eltern von Menschen mit sogenannter geistiger Behinderung sind der Überzeugung, dass sie eine lebenslange Verantwortung für ihre Tochter oder ihren Sohn haben« (Lebenshilfe, 2018). Das Mutterideal verstärkt ihre Versagensängste, wenn sie sich abgeschnitten erlebt von der Möglichkeit eines eigenen autonomen Lebens als Frau, ebenso wie ihr Kind wenig Chancen zu haben scheint, ein selbstständiges und anerkanntes Leben führen zu können. Narzisstische Gratifikationen auf kollektiver Ebene bleiben nicht nur aus, sondern verkehren sich in ihr Gegenteil. Statt spontane Freude und Zuwendung für ihr trotz aller Beeinträchtigungen wunderbares Kind erhält sie als Reaktion auf ihr Kind oft Schweigen, verstohlene oder mitleidsvolle Blicke, Bemerkungen wie ›Das könnte ich nicht‹ oder ein verlegenes ›Oh, naja, das wird schon‹. In solchen Reaktionen muss sie zwangsläufig ihr Kind als entwertet erleben, als Bestätigung seines Nicht-gewünscht-Seins, wodurch sie mit ihrem eigenen ›Wegwünschen‹ in einen noch größeren Zwiespalt gerät. Sie muss sich als Mutter eines beeinträchtigten Kindes narzisstisch als äußerst verwundbar erleben und ist es sicherlich auch oft. Von innen und außen wird ihr mütterliches Idealbild immens angegriffen. Hierdurch können wiederum die bedrückenden Schuldgefühle verstärkt werden. Die Angst, mit ihren Gefühlen und Fantasien schuld an diesem ›Monsterkind‹ zu sein, ist manchmal nur mühsam unterdrückt. Noch stärker ist sie darauf angewiesen, sich in der Beziehung zu ihrem Kind nicht als schlechte Mutter zurückgewiesen erfahren zu müssen, sondern sich als kompetent erleben zu können. So ist sie, um trotz allem handlungsfähig bleiben zu können, umso stärker an die Institution Geistigbehindertsein gebunden.

Institution bezieht sich hier nicht auf konkrete Institutionen und das mit ihnen verbundene Regelwerk wie z. B. Armee oder Schule. Diesen liegen unbewusste kollektive Vorstellungsfiguren zugrunde, die ihr Selbstverständnis begründen. Die Institution Geistigbehindertsein entsteht als Regelwerk aufgrund der kollektiv organisierten Vorstellungsfigur der gesellschaftlichen Überzeugung der rein organischen Natur der störenden Verhaltensweisen des geistig behinderten Kindes. Als unbewusst organisierende Kraft unterminiert sie die Umgangsformen aller Betroffenen, neben denen der Eltern vor allem auch die der Fachleute. Deren Interventionen wirken hierdurch, wenn sie nicht selbstreflexiv hinterfragt werden, als ein sich gegenseitig bestätigendes und selbstorganisierendes Gesamt, mit dem sich das Phantasma am Rücken der Beteiligten vorbei durchsetzt und sich darin perpetuiert. Die gesellschaftliche Überzeugung der rein organischen Natur der störenden Verhaltensweisen des geistig behinderten Kindes erhält damit den Anschein des Selbstverständlichen. Dies bewirkt, dass die durch die Wahrnehmung des Kindes als scheinbar völlig anders und unberechenbar im nichtbehinderten Gegenüber ausgelösten Gefühle, an die irritierenden und ängstigenden Verhaltensweisen des Kindes gebunden werden. Die ›Phantasma konformen‹ Umgangsformen entspringen nun nicht mehr der Einfühlung, sondern ergeben sich durch das in sich logische System von Erklärungsschemata und durch die mitgelieferten Verhaltensanweisungen.

Diese unbewusste Einfühlungsverweigerung seitens der Mutter wird beim Kind Todesängste auslösen, die zu frühen Abwehrformen wie Totstellreflex, persistierende Erregung oder Lethargie führen. Diese potenziell beunruhigenden Verhaltensweisen müssen wiederum als hirnorganisch bedingt, als Zeichen der Beeinträchtigung erscheinen. In diesem Regelkreis realisiert sich das Phantasma. Das Kind mit seinem Eigenen kann und darf sich darin mit seinem eigenen Begehren nicht als wahrgenommen erfahren: »Gewisse eigenständige Äußerungen des Kindes [haben nun] wenig Chancen [...], verstanden zu werden und sich weiterzuentwickeln, vielmehr [werden sie] unter das Etikett ›typisch geistig behindert‹ subsumiert werden« (Niedecken, 1989, S. 44f.). Das Denken des nichtbehinderten Gegenübers wird zum Beurteilen: ›Was braucht ein so geschädigtes Kind, um sich zu entwickeln?‹ Beraubt um die Komponente der Einfühlung entfalten die seltsamen Verhaltensweisen des behinderten Gegenübers keinen Sinn. In den nun ausschließlich organisch bedingt erscheinenden Seltsamkeiten sind zugleich die erschreckenden Fantasien des nichtbehinderten Gegenübers gebunden: ›So ist man, wenn man eine hirnorganische Schädigung hat.‹ Die Entlastung von Schuldgefühlen liegt in einer richtigen, der Schädigung angemessenen Förderung.

3.3 Folgen für die Subjektgenese des Kindes

Es gibt kein ›Weg‹: Der besetzte Raum in der Mutter

Wenn hier wie im Folgenden von der Mutter gesprochen wird, so ist damit nicht die konkrete einzelne Mutter gemeint, sondern ›Mutter‹ dient hier als Folie für die ›bemutternde Person‹ im dyadischen Geschehen, für die Rolle, die diese einnimmt. In den realen Situationen ist diese Rolle natürlich überformt. Die konkrete Person darf nicht verwechselt werden mit ihrer Rolle, die sie in diesem spezifischen dyadischen Geschehen einnimmt. Gerade in der Nichtidentität, indem jeder Menschen sich in unterschiedlicher Weise in dieser Rolle verwirklicht, wurzelt die Möglichkeit kreativer Lebendigkeit, die die von der Rolle vorgegebenen Perspektiven überschreiten.

Geistige Behinderung als Folge eines arretierten Entwicklungsprozesses zu verstehen, bedeutet nicht, die Realität organischer Beeinträchtigungen zu leugnen. Vielmehr geht es um die komplexe Bedeutung, die diese tatsächlichen oder vermeintlichen Beeinträchtigungen in einem kollektiven und familiären Bedingungsgefüge gewonnen haben. Ebenso sind die medizinischen, pädagogischen und therapeutischen Angebote für das betroffene Kind wie auch für die Familie oft eine unerlässliche Unterstützung. Unreflektiert können diese Angebote jedoch die Entwicklung des Kindes konterkarieren. Denn bei allem Konstruktiven und Hilfreichen der Therapie- und Förderangebote können diese den bewussten Bemühungen der Eltern und TherapeutInnen zum Trotz die Subjektentwicklung des Kindes blockieren. Indem der Entwicklungsprozess des Kindes an das gute Gelingen der Fördermaßnahmen durch Eltern bzw. Fachleute gebunden ist, hat sich das nichtbehinderte Gegenüber zum Subjekt gesetzt. Die dyadische Mutter-Kind-Beziehung ist in ihrem kreativen Potenzial stillgestellt, da die Mutter sich nicht mehr ihren spontanen Antworten überlassen kann. Verhaltensweisen und Äußerungen des Kindes, die geeignet sind, in der Mutter Fantasien um eine mögliche oder tatsächliche Behinderung des Kindes auszulösen, und damit ein ›Weghaben-Wollen‹ und Schuldgefühle virulent machen könnten, werden dank der wie eine Denkschablone wirkenden Institution Geistigbehindertsein als unmittelbare Folge der organischen Beeinträchtigung wahrgenommen und darin zum Ansatzpunkt für Fördermaßnahmen.

Für die Subjektentwicklung des Kindes sind jedoch Interaktionsformen wichtig, die sich auf Enttäuschung und Frustration beziehen, da sie das Kind unterstützen können, seine Intentionalität zur Geltung zu bringen. Sie bilden die Grundlage der Erfahrung von Eigensein, Getrenntheit und Selbstbehauptung. Im Falle des sich als behindert entwickelnden Kindes müssen diese Beziehungserfahrungen stillgestellt werden, um insbesondere Abkömmlinge erschreckender Fantasien und Schuldgefühle der Mutter im Unbewussten zu halten. Hassgefühle der Mutter auf ihr Kind, ja sogar auch Tötungsfantasien sind jedoch ubiquitär. Winnicott (1983) versteht sie als Reaktion der Mutter darauf, dass sie sich anfangs so vollkommen an das Kind anpassen müsse. Er spricht davon, welche Kraft üblicherweise das über einen langen Zeitraum durchzuhaltende Containing von jeder Mutter abverlangt. Hassgefühle seien sogar notwendig. Es ginge darum, diese Gefühle auszuhalten, ohne sie im Verhalten dem Kind gegenüber durchscheinen zu lassen:

> »Das Baby muß am Anfang alles beherrschen, es muß vor Unzuträglichkeiten geschützt werden, das Leben muß sich in einem ihm gemäßen Tempo entfalten, und auf dies alles muss seine Mutter ständig und aufmerksam bedacht sein. Sie darf z. B. keine Angst haben, wenn sie es hält« (ebd., S. 88).

Ängste wie auch Hassgefühle müsse die Mutter in der Latenz halten können, ohne sie zu verleugnen. Als Beispiel für den Umgang mit diesen Affekten führt Winnicott (ebd., S. 89) ein englisches Kinderlied an. Dessen Melodie und Rhythmus können sich Mutter und Kind beruhigt anvertrauen, wiewohl im Text das Brechen des Astes beschrieben wird, auf dem das Kind sitzt.[7] In Melodie und Rhythmus wird dieses Brechen aber ganz und gar in der Latenz gehalten. Im Singen des Liedes sind die Hassgefühle der Mutter aufgehoben. Diese wie auch Ängste vor dem Fallen-gelassen-Werden finden im leiblich-sinnlichen Niederschlag solcher Lieder einen ›Ort‹ und bleiben so in der weiteren Subjektentwicklung des Kindes für Trennungsprozesse verfügbar. Voraussetzung ist, dass es der Mutter gelingt, eigene tröstende Formen – z. B. im abendlichen Gespräch mit dem Vater – zu finden. Diese können sie unterstützen, in Interaktionen des Nichtgelingens, in denen sie für das Kind ›weg‹, nicht erreichbar ist, eigene Versagens- und Ohnmachtsgefühle etc. in der Latenz zu halten und so für die Enttäuschung, Angst oder Wut des Kindes erreichbar zu bleiben. Solche Beziehungserfahrungen ermöglichen dem Kind die spätere Erfahrung, dass das Vertrautsein mit der Mutter zwar weg sein, aber auch wiedergefunden werden kann. Unter günstigen Bedingungen lösen die Erfahrungen des ›Wegseins‹ wie zuvor beschrieben im Kind den Impuls zur Wendung ins Aktive aus. Im Spielen können diese frühen Erfahrungen des Passens und Nichtpassens im Kind zum Niederschlag sinnlich-symbolischer Inter-

7 In der dt. Übersetzung: »Schlafe mein Kindchen, oben im Baum. / Wiegt dich der Wind, spürst du es kaum. / Bricht er den Ast, fällst du herab. / Schläfst du für immer im dunklen Grab.«

aktionsformen werden. Im zeitlichen Verlauf dieser Spiele ist die sinnlich unmittelbare Erfahrung des ›Mutter-weg‹ und ›Mutter-da‹ aufgehoben und zur situativen Struktur einer Szene verdichtet. Diese situative Struktur greift das frühe ›Hin und Her‹ der passiv erfahrenen pentatonisch gestalteten Wiegenlieder auf. Sie findet sich im nun aktiv in Gang gesetzten Spiel mit dem Mobile, im Spiel des Kindes mit Gegenständen oder den beschriebenen Liedspielen wie das Lied *Hoppe, hoppe Reiter*. Über die Impulskontrolle kann sich das Kind in die Subjektrolle der Szenen einfädeln und sich hierin behaupten, wiewohl es dabei auf den haltenden Rahmen eines schützenden Umfelds angewiesen ist. Ein Beispiel dafür ist das Garnrollenspiel des Enkels von Freud (1920g): das Fort-Da-Spiel. Das Spiel mit der Spule, ihr Wegwerfen und Heranholen, half dem kleinen Jungen, einen Umgang mit der Erfahrung des regelmäßigen Verschwindens der Mutter zu finden, d. h. in der situativen Struktur des Spiels etwas von sich zu finden.

Dieser Prozess der Aneignung der Erfahrungen von ›da und weg‹ ist noch einmal genauer zu betrachten. ›Da und weg‹ bezeichnen auf der sprachsymbolischen Ebene die An- bzw. Abwesenheit eines Objekts, und zwar aus der beobachtenden Position heraus. Aus dieser heraus kann erst ein Außerhalb und Innerhalb gedacht werden. Im dyadischen Kontext gibt es jedoch kein Außerhalb. Für das Kind ist es ein langer Weg zum Denkenkönnen von ›weg‹ als Abwesenheit eines Objekts, zum Erwerb der Objektrepräsentanz. Die Erfahrungen von ›da und weg‹ als sinnlich unmittelbare Erfahrungen des Kindes wurzeln im Spannungsauf- und -abbau physiologischer Rhythmen, z. B. der Atmung. Anfangs steht das ›Mutter-weg‹ im Erleben des Kindes mit einem bedrohlichen Spannungsaufbau in Verbindung. Das Kind erlebt diese Situation nicht im Sinne, dass da etwas ›weg‹ ist, dass etwas fehlt, sondern als ein ›Da‹, als Anwesenheit von etwas sehr Schlechtem. Diese Spannungen versucht es z. B. durch Schreien auszustoßen. Währenddessen entspricht das ›Da‹ von ›Mutter-da‹ einem angenehmen, entspannenden ›Alles-ist-gut-Zustand‹. Er entspricht im Erleben des Kindes nicht der Anwesenheit eines Objekts, sondern einem konkreten Zustand von Wohlbehagen. Weg und da werden also im Sinne des Spannungsauf- und abbaus als Anwesenheit von Zuständen jeweils sehr unterschiedlicher Art erfahren (Bion, 1990, S. 81ff.; s. a. Kap. 7). Erst mit der zunehmenden Toleranz des Kindes für Frustration, mit dem Niederschlag tröstender Erfahrungen, kann das Kind den vom ›Mutter-weg‹ ausgelösten Spannungszustand in den Gedanken verwandeln, dass ›etwas fehlt‹: ›Mutter fehlt, Nahrung fehlt‹. Es existiert im Kind dann eine Vorstellung davon, dass es etwas gibt, das den unerträglichen Spannungszustand des ›Mutter-weg‹ lindern könnte. In den tröstend aufgefangenen anspannenden ›Mutter-weg-Erfahrungen‹ wird das ›Mutter-weg‹ verträglich. D. h., das ›Weg‹ ist quasi in der Mutter aufgehoben. In diesem Fall projiziert das Kind die heftigen Affekte des ›Weg‹ in die Mutter. Indem diese sich von der Not berühren lässt, vermag sie in der Anerkennung der Not – ›Das war aber wirklich, wirklich schlimm‹ – die Heftigkeit der Spannungen zu modifizieren. Das Kind macht so die Erfahrung, dass die Angst auslösende Abwesenheit der Mama als ›Mama-weg‹ von einem ›Mama-da‹ gefolgt werden kann. Hierdurch kann die bedrohliche Situation aufgehoben, zu einem ›Weg-in-der-Mama‹ (Niedecken, 2006, S. 23ff.) werden. Diese Erfahrung ist ein Zwischenschritt, mit dem das ›Weg‹, das Fremde seine Bedrohlichkeit verliert und lustvoll erforscht werden kann, auch wenn dann immer noch schwierige Situation auftauchen können. Denn das Kind kann seine Angewiesenheit auf den mütterlichen Schutz noch nicht mitdenken.

> Eine solche Erfahrung konnte ich mit einem schon etwas älteren Kind machen. Es kam mir auf seinem kleinen Fahrrad auf einem schmalen Weg vor sich hin gondelnd entgegen. Die Mutter war sehr weit weg. Ich fuhr immer langsamer, wusste nicht, wie ich ausweichen sollte und war zunehmen in Sorge, da mein Rufen nicht gehört wurde. Auf die Idee, selbst von meinem Rad abzusteigen, kam ich nicht, war von der Befürchtung einer bevorstehenden Katastrophe wie gelähmt. So musste es kommen wie befürchtet: Wenige Zentimeter bevor wir uns touchierten, konnte ich endlich anhalten. Das Kind bemerkte mich erst jetzt. Sofort schimpfte ich los: »Du musst doch schauen, wo du hinfährst!« Das Kind fing an zu weinen und ich verstand sofort, es war genauso erschrocken wie ich: »Du bist so erschrocken, und dann fängt die blöde Tante auch noch an zu schimpfen«, sagte ich. Das Kind schwieg verblüfft und schaute mich an. Schon kam auch die Mutter näher und wollte sich entschuldigen, aber ich war froh, dass ich hatte ›umschalten‹ können. Und jetzt konnte die Mutter ihr Kind trösten.

Eine andere Situation wäre entstanden, wenn das ›Weg‹ – die in der Konfrontation mit der urplötzlich auftauchenden Fremden ausgelöste Angst ohne die schützende Mutter – nicht hätte tröstend aufgefangen werden können. In diesem Fall hätte ich weitergeschimpft. Möglicherweise hätte die hinzukommende Mutter am Ende auch noch geschimpft. Auch hier hätte das Kind seine Affekte in die Mutter/das Gegenüber projiziert, das sich in diesem Fall jedoch davon aufgrund eigener Schuldgefühle angegriffen gefühlt hätte: ›Ich hätte doch rechtzeitig absteigen können, oder die Mutter hätte die Gefahr voraussehen und in der Nähe des Kindes bleiben müssen.‹ In diesem Fall hätten weder ich noch die Mutter für unsere heftigen aggressiven Gefühle und die Unbill, plötzlich als schlechte Mutter/schlechtes Gegenüber dazustehen, in uns einen Container gefunden: ›Kann man als Mutter denn immer verfügbar sein? Kann ich vielleicht hellsehen? Da muss die Mutter schließlich aufpassen.‹ Es wäre uns nicht oder nur sehr mühsam gelungen, unsere Affekte zu modifizieren. Sie wären im Gegenteil mit dem Schimpfen ins Kind zurückgedrückt worden. Die Situation hätte für das Kind möglicherweise an frühe bedrohliche Erfahrung des existenziellen Angewiesenseins auf Primärobjekte angeknüpft. Die Angst wäre als ›namenlose Angst‹ festgeschrieben. Nur als getrösteter Schrecken, als Schrecken, der in der Mama aufgehoben ist, bleibt die Erfahrung für das Kind mit ihrer positiven Wendung verfügbar.

In der geschilderten Situation konnte sich das Kind schnell beruhigen, da es sicherlich schon einige Erfahrungen mit einem getrösteten Schrecken gemacht hatte. Als solche kann die Erfahrung Anschluss an situativ passende spielerische-musikalische Formenbildungen wie in den schon beschriebenen Liedspielen finden. Mit diesen eignet sich das Kind das ›Da-und-Weg-in-der-Mama‹ als sinnlich-symbolische Interaktionsform an. Das ›Weg‹ hat aus der Sicht der Außenposition keine eigenständige Bestimmung. Es bezieht sich auf die in der Latenz gehaltene, getröstete Angst, als ein ›Weg-in-der-Mama‹. Das, was da in der Latenz gehalten wurde, ist dem Kind noch nicht verfügbar, z. B. der im behütenden Blick des Großvaters im Fort-Da-Spiel liegende Halt. Erst mit der Aneignung sprachsymbolischer Formen und mit der Durcharbeitung des ödipalen Konflikts wird das Ertragen des Ausgeschlossenseins – des ›Wegs‹ – zugleich zur Möglichkeit der Reflexion des ›Ich denke‹, um damit von außen auf die Situation schauen zu können. Das ›Weg‹ kann auf abstrakter Ebene gedacht werden als ›Da fehlt etwas‹. Voraussetzung hierfür ist jedoch die Vermittlungsebene der sinnlich-symbolischen Interaktionsformen, die die sprachliche Ebene mit den sinnlich-unmittelbaren Erfahrungen verschränkt.

Der Mutter eines behinderten Kindes stehen solche Möglichkeiten nur sehr begrenzt zur Verfügung. Für ihre heftigen ablehnenden Gefühle findet sie nicht nur keinen Halt, keinen Container. Sich aufdrängende, in Situationen des Nichtverstehens ausgelöste Affekte müssen im Unbewussten gehalten werden. Latent befürchtet sie möglicherweise, ihrem Kind mit diesen schlimmen Gefühlen und Fantasien zu schaden und an seinem seltsamen Verhalten schuld zu sein. Eigene ängstigende Fantasien könnten aufsteigen, sodass sie ihrem träumerischen Einfühlungsvermögen nicht mehr trauen kann. Mit der Diagnose und den damit verbundenen Handlungsanweisungen gewinnt sie wieder Stabilität. Mit der unbewussten Einfühlungsverweigerung wird den ängstigenden Affekten und Fantasien ein Riegel vorgeschoben. Der Raum in ihr ist jedoch besetzt, da sie sich ihrem träumerischen Einfühlungsvermögen nicht mehr überlassen kann. Die ausgeblendeten hefigen Affekte der Mutter sind zusammen mit den Ängsten des Kindes an die behindert erscheinenden Verhaltensweisen des Kindes gebunden, sie sind ›weg‹ im Sinne von unverfügbar. Die irritierenden Verhaltensweisen sind zum Träger des Fremden, Unverständlichen geworden und werden zum Ausgangspunkt von Fördermaßnahmen. Den potenziell erschreckenden Situationen des ›Weg‹, die irritierend unverständlich wirken, ist damit die Dimension des Sinns entzogen. Die mit diesen Situationen zusammenhängenden Affekte der Mutter erscheinen ausschließlich individuellen Ursprungs ebenso wie die Verhaltensweisen des Kindes unmittelbare Folgen der organischen Beeinträchtigung zu sein scheinen. Indem diese Verhaltensweisen zum Ausgangspunkt von Förderung werden, ist der Raum in der Mutter ›besetzt‹, da sie sich hier als Subjekt setzt: Sie ›weiß‹, was für das Kind gut ist. Der Fördermodus wird in diesem Fall zur Abwehr der in der Mutter/im nichtbehinderten Gegenüber[8] durch spezifische Verhaltensweisen des Kindes ausgelösten Ängste und Fantasien, das mit seiner Bedrohlichkeit verschwinden, sich möglichst erwartungskonform verhalten soll. In diese Abwehr als einer gemeinsamen Form ist das Kind mit seinen durch die Abwesenheit der Mutter hervorgerufenen diffusen Ängsten und Spannungen einbezogen. Mit der bei ihm provozierten Reaktion früher körpernaher Abwehrformen wie Totstellreflex, Stereotypien etc. macht es sich zugleich selbst ›weg‹, indem es darin mit seinem Eigenen nun nicht mehr zu spüren ist. Die szenische Struktur der dyadischen Mutter-Kind-Beziehung wird hierdurch auf die narzisstische Ebene reduziert, das bedeutet, sie wird beherrscht vom Schwanken der nichtbehinderten Beziehungsperson zwischen Allmachtbestrebungen bzw. der Bestätigung als ›gute Mutter/TherapeutIn‹ und als katastrophal

8 Ich spreche hier überwiegend von der Mutter. Diese Vorgänge spielen sich jedoch auch in professionellen Beziehungspersonen ab, wie die Fallvignetten deutlich machen können.

erlebten Versagensängsten. Die objektbezogene Ebene und damit das Kind mit seinem Intentionalen und seinem Eigensein sind nicht mehr erfahrbar. Damit soll in der Fantasie das Kind gleichzeitig auch geschützt werden. Es geht darum, das Überleben des auf seine Mutter angewiesenen Kindes in einem zugleich hochbedrohlichen Umfeld zu sichern. Seifert (2014, S. 26) schreibt dazu:

> »In diesem Kontext bedeutet die Geburt eines behinderten Kindes für die Frau den Verlust des ›idealen Kindes‹, das sie gewünscht hat. Ambivalente Gefühle kennzeichnen ihre psychische Befindlichkeit: Zuneigung und Hoffnung vermischen sich mit Enttäuschung, Wut und Ablehnung – bis hin zu Todeswünschen gegenüber dem Kind. Negativ besetzte Emotionen wecken wiederum Schuldgefühle, da sie dem von der Gesellschaft erwarteten und von der Frau verinnerlichten Bild einer guten Mutter entgegenstehen.
>
> Zitat einer Mutter: ›Mit seinem Verhalten macht er es mir unmöglich, eine liebevolle, einfühlsame Mutter zu sein. Ich verstehe sein Schreien nicht, weiß nicht, was ich noch machen könnte, um ihn zu beruhigen. Nichts ist mit tollster Mutter der Welt, stündlich versage ich, tue irgendwas, das ihn zum Weinen bringt. Total übermüdet und mit verwundeten Nerven, beziehe ich jede Unmutsäußerung auf mich und fühle mich als Rabenmutter.‹ (Dreyer, 1987, S. 21)
>
> Um dem Ideal einer ›guten Mutter‹ dennoch nahe zu kommen, wird die optimale Förderung des Kindes zum handlungsleitenden Prinzip.«

Es erscheint hier unmittelbar nachvollziehbar, wie die Mutter auf die Not ihres für sie kaum erreichbaren schwer beeinträchtigten Kindes reagiert. Der Text legt nahe, dass die eigentliche Ursache der Not des Kindes in seinen Beeinträchtigungen liege. Den Empfindungen der Mutter ist dann ebenso wenig Bedeutung für die Beziehung beizumessen wie auch das Verhalten des Kindes nicht als mögliche Antwort auf die mütterlichen Gefühle und Fantasien verstanden werden kann. Hierdurch kann es der Mutter nicht gelingen, ihr Kind zu erreichen, es zu spüren. Problemverschärfend für die Mutter wird hier einzig das gesellschaftliche Rollenbild der Mutter benannt.

Welche Kränkung und Qual muss es jedoch für sie bedeuten, Mutter eines gesellschaftlich unerwünschten Kindes zu sein, eines Kindes, dessen Sosein möglicherweise ihr eigenes Menschenbild infrage zu stellen scheint? Welches Drama muss es für das Kind sein? Wenn die Mutter die Unmutsäußerungen des Kindes auf sich bezieht, erscheint dies hier einzig als Folge der ihr fehlenden narzisstischen Bestätigung durch ihr Kind – einer Bestätigung, die bei einem behinderten Kind eben nicht zu erwarten ist, und die sie nun folgerichtig in der optimalen Förderung suchen muss. Doch gerade das ›handlungsleitende Prinzip einer optimalen Förderung‹ bringt die Mutter in ein Dilemma. Diesem Prinzip liegt die unbewusste Einfühlungsverweigerung zugrunde. Die damit unbewusst gehaltenen Affekte sind nun auf das ›nie genug‹ der ›optimalen Förderung‹ verschoben. Die daraus folgende zwangsläufige Überforderung muss die narzisstische Kränkung der Mutter verstärken und wiederum aggressive Gefühle provozieren. Sie erscheinen dann als verstehbare, aber unangemessene Reaktion. Denn entsprechend dem Phantasma kann die mütterliche Fürsorge für ein solches Kind aufgrund seiner organischen Beeinträchtigung ›nie genug‹ sein.

Zugleich wird aber der Mutter mit der ›optimalen Förderung‹ die Möglichkeit entzogen, sich als Mutter fühlen zu können. Hierin liegt die eigentliche Wurzel ihres narzisstischen Dilemmas. Es ist das im Phantasma unbewusst gemachte Konglomerat gebildet aus den eigenen Affekten und Fantasien und der Not des Kindes, das ihre Haltung des träumerischen Einfühlungsvermögens zu sprengen drohte, und für das sie keinen Halt fand. Sie darf sich nicht ihren spontanen Reaktionen und Empfindungen überlassen, sondern ist zum Fördern gezwungen, solange sie für ihr ›Wegwünschen‹, den Schuldgefühlen und der darin verborgenen eigenen Not und die des Kindes keinen Ort, keinen Halt findet. Doch für eine Mutter wird es immer unerträglich sein, wenn es ihr mittels ihrer Containerfunktion nicht gelingt, die unverträglichen Empfindungen, die die Not des Kindes in ihr ausgelöst haben, zu modifizieren. Sie wäre zwingend auf Unterstützung mittels eines Containments durch Halt gewährende Dritte angewiesen.

Für die TherapeutIn einer PatientIn mit einer geistigen Behinderung muss sich dieses Containment auf die Reflexion der institutionellen Gegenübertragung (Niedecken, 2010a, S. 192ff.), auf die Wahrnehmung der eigenen Beteiligung beziehen. Damit sind die von der Institution Geistigbehindertsein ausgehenden Rollenvorschriften gemeint, das Mitagieren in Denkschablonen, das unweigerlich alle Beteiligten zu ergreifen droht. Korrespondierend dazu kennzeichnet Niedecken (2008) die verwirrenden Verhaltensweisen des geistig behinderten Menschen als ›Masken‹ und betont damit ihre Rollenfunktion im Kontext der Institution Geistigbehindertsein. Indem sich die Betroffenen dieser Rolle gemäß ›typisch geistig behindert‹ verhalten, schützen sie sich vor ›namenlosen Ängsten‹ (ebd., S. 198).

Während es in der therapeutischen Beziehung um die vertiefte Analyse der eigenen Gegenübertragung geht, ist es für Eltern oft ungleich schwieriger. Denn sie benötigen vor allem Schutz und Bestätigung ihrer schwierigen Situation. Es kann sehr hilfreich sein, in Gesprächen Räume zu eröffnen, die es ihnen ermöglichen, über ihre Gefühle sprechen zu können, ohne dass sie befürchten müssen, dafür verurteilt oder in ihrer elterlichen Kompetenz angegriffen zu werden.

Frau Z wendet sich mit der Bitte um psychotherapeutische Behandlung an mich. Ihre dreijährige Tochter sei durch einen Sauerstoffmangel bei der Geburt – verursacht durch ein Fehlverhalten seitens des medizinischen Personals – schwerstbehindert. Sie beschreibt die Geburt als ein Trauma, in dem sie immer noch feststecke. Sie erleide immer noch Flashbacks. So komme beim Geburtstag der Tochter immer alles wieder hoch, ebenso wenn sie andere Kinder im gleichen Alter ihrer Tochter sehe.

In unseren Gesprächen war der Schock dieses Anfangs nahezu ausgeklammert, zu groß war Frau Zs Angst, wieder in den Alptraum zu geraten. Sie war erleichtert, dass sie überhaupt darüber sprechen konnte. In der Therapie waren wir meist mit ihren aktuellen Schwierigkeiten beschäftigt. Ich war innerlich darauf eingestellt, ihre jetzige Situation zu verstehen und sie zu unterstützen, einen Zugang zu ihren Gefühlen zu finden. Dies sollte es ihr ermöglichen, das Geschehen nicht nur aus der Perspektive der Katastrophe, die es nun mal war, zu betrachten, sondern auch von der Realität des Kindes her, eines zwar eingeschränkten, aber dennoch liebenswerten Kindes, dem vielleicht manches doch möglich sein würde. Bemerkenswerterweise hatte ich bei der Vorbereitung dieses Textes anfangs Schwierigkeiten, einen emotionalen Zugang zu diesem Geschehen zu finden, als wolle etwas in mir damit nichts zu tun haben. Erst als ich anfing, es aus der Sicht einer Mutter zu betrachten, die sich mit allen dazugehörigen Ängsten auf die Geburt ihres Kindes freut, wurde mir der albtraumartige Schock in seiner Tiefe bewusst, der am Anfang dieser Entwicklung stand und den Frau Z verdauen musste.

Im Laufe der Gespräche spürt Frau Z zunehmend, wie sehr sie durch die pausenlose Fürsorge für ihre Tochter belastet ist: Ihr ganzes Alltagsleben ist davon bestimmt. Sie habe gekämpft, dass die Tochter keine Magensonde bekommt. Die Ernährung der Tochter sei zeit- und kräfteraubend. Vor eineinhalb Jahren sei eine Epilepsie medikamentös eingestellt worden und seit einem halben Jahr schlafe ihre Tochter mithilfe eines Medikaments durch. Sie merke, wie sehr sie am Ende ihrer Kräfte ist, aber habe Angst, ihre Tochter im Stich zu lassen. Es sei wie ein Zwang, sie müsse alles für ihre Tochter machen, sonst sei es so, als gebe sie sie auf. Sie fördere sie, wo sie könne, damit sie sich später keinen Vorwurf machen müsse.

Unterschwellig taucht immer wieder die Frage der Schuld auf. Auf der faktischen Ebene ist klar, dass das Krankenhaus die Verantwortung für das Geschehen trägt. Die Familie führte deswegen mit der Klinik einen Rechtsstreit. Die Schuldgefühle jedoch, mit denen Frau Z kämpft, sind anderen Ursprungs. Zunehmend traut sie sich auch, darüber zu sprechen. Sie sei wütend darüber, in ein solches Leben gezwungen worden zu sein. Sie hadere damit, in einem ungewollten Leben zu stecken. Nie habe sie ein behindertes Kind haben wollen. Der Kampf um die Kontrolle über das Leben der Tochter scheint hier fast dem Ziel zu dienen, Entspannung zu verhindern, um nicht zu merken, wie entspannt ein Leben ohne schwerbehinderte Tochter sein könnte.

Das ›Weg‹ zeigt sich hier in verschiedenen Aspekten: Frau Z darf die Tochter nicht loslassen, sich nicht um sich selbst kümmern. Dabei verschwindet das Trauma der Tochter hinter ihrem Schrecken. Es muss ein furchtbarer Schmerz für sie sein, dass die geliebte und heiß ersehnte Tochter zugleich eine furchtbare Enttäuschung ist, die droht ihr Leben zu zerstören. Sie fürchtet daher, dass es dazu kommt, dass sie sie in ein Heim gibt, womit sie dann wirklich eine schlechte Mutter sein werde. Hier wird die enorme Überforderung deutlich, als müsse sie alles Schwierige der Tochter ausgleichen und allein tragen, als sei die Anerkennung der Überforderung gleichzusetzen mit völligem Versagen.

Signale aus dem Umfeld sind für sie von großer Bedeutung: Die Nachbarin leugne die Schwere der Behinderung, bringe sie mit Bemerkungen wie ›Ach, das wird schon‹ in große Bedrängnis, wolle nicht sehen, wie schlimm es wirklich für die Tochter und damit auch für sie sei. Ebenso missbillige diese, wenn sie sich nach einem Urlaub nur für sich sehnt, was den Druck ihrer Schuldgefühle verstärke. Es erleichtere sie dagegen sehr zu realisieren, dass ihre Tochter von den Großeltern genauso geliebt wird wie das Kind ihres Bruders.

Daneben betonte Frau Z immer mal wieder, dass in ihrem Leben alles in Ordnung sei. Sie sei in einer sehr fürsorglichen Familie aufgewachsen und habe bis zur Geburt der Tochter Zoe keine Probleme gehabt. Sie schien mir zu verstehen zu geben, dass sie eigentlich ganz falsch in der Psychotherapie sei, quasi als würde ich Probleme bei ihr suchen, damit ich mich als gute Therapeutin fühle. Ich fühlte mich lahmgelegt und geriet in Sorge, Frau Z könnte die Therapie abbrechen. In einer Stunde brachte sie Zoe mit. Ich war überrascht und erfreut, wie leicht sich ein Kontakt zu Zoe herstellen ließ, und sagte das Frau Z. Diese schien fast gekränkt, dass ich das überhaupt infrage zu stellen schien. Ich war irritiert. Mein stützend gemeintes Angebot schien sie verletzt zu haben, als hätte ich ihre mütterliche Kompetenz infrage gestellt. Sie hatte es möglicherweise so erlebt, als würde ich mich als bessere Mutter aufdrängen, als würden hier Versagensgefühle hin und her geschoben. Wenn ich ihr signalisieren wollte, was für eine liebenswerte Tochter sie doch habe, so hatte ich es leicht. Ich war nicht die Mutter, war nicht den ganzen Tag belastet, hatte nicht das Trauma durchlitten, mit dem ich ja nichts zu tun hatte haben wollen. Dieses Trauma hatte Frau Z an ein Kind gebunden, mit dem sie nichts zu tun haben wollte. Wenn sich Frau Z durch das Sprechen über ihre ohnmächtige Wut auf das Geschehen, das Ursache ihrer Schwierigkeiten mit ihrer Tochter und ihrer Schuldgefühle war, entlastet fühlen konnte, konnte ich mich als gute Therapeutin fühlen. Damit drohte ich in der Übertragung zur Nachbarin zu werden. Mit ihren Bemerkungen hatte sie signalisiert, dass sie mit dem ›Wegwünschen‹ etc. nichts zu tun haben wollte. So war es auf der Übertragungsebene eine Gratwanderung.

Nach und nach kann sich Frau Z etwas entspannen, beginnt, über sich nachzudenken, über ihre hohen Ansprüche und darüber, dass es auch eine Entlastung für sie war, als sie in ihrem Beruf nicht mehr immer verfügbar sein musste, quasi ›die Erlaubnis, ja die Verpflichtung‹ hatte, sich um ihre Tochter zu kümmern. Auch im Beruf habe sie sehr unter Druck gestanden, genügen zu müssen. Ebenso tauche die Tochter mit ihrem Eigenen auf: Heute sei sie anstrengend, trotze und klammere zugleich, als spüre sie, dass ihre Mutter etwas mehr loszulassen beginnt. Es ginge jetzt etwas besser im Alltag, sie habe gemerkt, dass andere ihre Tochter auch als Person sehen. Sie und ihr Mann hätten getrennt Urlaub gemacht. Sie sei erleichtert, gemerkt zu haben, wie gut sie auch allein zurechtkomme.

Gegen Ende der Therapie entscheidet sich Frau Z für eine Kindertagesstätte für schwerbehinderte Kinder. Sie sei sowohl erstaunt, wie gut es ihr gelinge loszulassen, als auch darüber, dass sie die Tochter vermisse. Sie und ihr Mann nähmen Abschied von Hoffnungen und stellten sich mehr und mehr auf die Behinderung des Kindes ein. Daneben trauerten sie beide. Frau Z akzeptiere, dass sie nicht alles für die Tochter tun kann und sich lösen muss, und sie überlege, ob sie sie vielleicht sogar zu verwöhne. Sie rea-

> lisiere, dass man auch ein behindertes Leben leben kann. Daneben tauche immer wieder der alte Schrecken auf, so z. B. bei einem Bericht über Frühgeburten. Doch ihr sei deutlich geworden, dass sie nicht allein mit diesem Schicksal ist. Sie wie auch ihr Mann merkten, wie die Tochter sich freue, ihnen auch etwas zurückgebe und auch zu anderen Kontakt aufnehme, als hole sie sie – die Eltern – ins Leben zurück. Die Behinderung der Tochter habe auch sie verändert.
>
> Der Konflikt, der die Beziehung zwischen Frau Z und ihrer Tochter erschwerte, war nicht ihrer Pathologie geschuldet und musste doch individuell verantwortet werden. Dieser Konflikt konfrontiert Eltern wie Professionelle mit der Kehrseite der kollektiven Basis unseres Selbstwert- und Sicherheitsempfindens: mit Ängsten vor dem Angewiesensein auf ein haltendes Umfeld, und zwingt zur Anerkennung von Überforderung. Dies kann jedoch die leibliche Basis der Beziehung zum behinderten Gegenüber wieder spürbar machen.

Auch in Gesprächen mit MitarbeiterInnen habe ich die Erfahrung gemacht, dass es i. d. R. erleichternd sein kann, über Tötungsfantasien sprechen zu können: ›Ich wusste gar nicht, dass man darüber sprechen darf.‹ Hiermit wird es möglich, Fantasien nicht mit Handlungen zu verwechseln und Schuldgefühle nicht mit Schuld. In der therapeutischen Beziehung ist es daher wichtig, der geistig behinderten PatientIn zuzumuten, die Führung zu übernehmen, und in Anerkennung der eigenen Grenzen im Unverständlichen die Beziehungsfigur zu entdecken, in der die selbstbehauptenden Bemühungen der PatientIn verstanden werden können. Mit der Anerkennung der Überforderung könnte spürbar werden, dass nicht immer alles heil wird. Die Beziehung zu einem behinderten Kind, dessen Sosein das Machbarkeitsdenken einer Leistungsgesellschaft ganz offensichtlich infrage stellt, lässt Affekte virulent werden, die die darauf fußenden Selbstgewissheiten brüchig machen. Sie weisen auf die innige Verwobenheit von Organischem und Sozialem hin.

Wie zeigt sich das ›Weg‹ im Rahmen einer psychotherapeutischen Behandlung?

> Im ersten Teil dieser Vignette (s. Kap. 2.2) hatte ich beschrieben, wie die Auseinandersetzung mit Malus Neigung, den Raum zu verlassen, ihr Wegwollen, es mir ermöglicht hatte, meinen unterschwelligen Entwertungen und Verächtlichmachungen auf die Schliche zu kommen. Im weiteren the-

> rapeutischen Prozess tauchte die Szene des Wegwollens in unterschiedlichen Zusammenhängen auf. Häufig begleitete ich Malu nach draußen, und wir spazierten oder erforschten das Umfeld. In einer späteren Situation, als Malu sich wieder einmal an der Türklinke hochzog, versuchte ich ihr zu helfen, den Raum zu verlassen. Sie fiel in meinen Schoß, als sei das der Ort, den sie gesucht hatte, wenn sie wegwollte. Es fiel mir wie Schuppen von den Augen. Das Wegwollen war ein Suchen, ein mich Suchen. Ich war gemeint in dem Sinne, dass ich sie in mir finden sollte. Ich hatte sie verlassen, in dem ich ihrem ›Weg‹ keine und wenn überhaupt eine für mich narzisstische Bedeutung beimaß. Ich war bei ihr, indem ich ihr Weggehen auf der metaphorischen Ebene in einer Beziehungsfigur verstand. Indem ich sie nicht festhielt, sondern ihr half zu gehen, und sie in meinen Schoss fiel, hatte sich auf der Handlungsebene eine Szene komplettiert (s. Kap. 6 & 8).

Auch beim Garnrollenspiel des Enkels von Freud ging es um ein ›Weg‹ und ein ›Da‹. Die Szene hatte sich für Freud komplettiert, als er sah und hörte, wie der Enkel beim Laut ›Ah‹ die Spule wieder zu sich heranzog. Die Spule fiel nicht mehr ins Leere, ins ›Weg‹ des Nichtverstehens. Der Enkel fand die Spule wieder und der Großvater verstand. Die situative Struktur des Garnrollenspiels hatte das ›Weg-in-der-Mama‹ und ›Da‹ aufgenommen. Im Fall von Malu war die Szene im Gegensatz eingebunden in eine frühe dyadisch fixierte Interaktion. Das ›Weg‹ war kein ›Weg-in-der-Mama‹, sondern entsprach einem in mir konkretistisch besetzten Raum, das ›Weg‹ als ›Ich habe versagt. Sie hat halt nur eine kurze Aufmersamkeitsstpanne‹. Es ging um das ›Weg‹ des Nichts, des ›Es gibt keinen Sinn, es bescheinigt mein Versagen‹. Mit diesem Weggemacht-Werden waren sie und ihr Umfeld eingerichtet. Es hatte sich hinter der Formel: ›Sie hat nur eine geringe Aufmerksamkeitsspanne‹ verborgen. Im Rahmen einer auf Verstehen basierenden Therapie konnten jedoch die durch ihr ›Weg‹ ausgelösten Gegenübertragungsgefühle bedeutsam werden, und so fand ich Zugang zu meinen bislang ausgeblendeten entwertenden Einstellungen der Patientin gegenüber. Als sie in der zweiten Szene hinauswollte, sich zur Türklinke hochzog, ich sie gehen ließ, beim Hinausgehen half und sie beim Gehen in meinen Schoß fiel und ich endlich verstand, war sie bei mir angekommen. Diese Handlungssequenz im Sinne eines Handlungsdialogs wurde mit der Evidenz im Szenischen Verstehen bestätigt. Darin wurde das konkretistische Missverstehen des ›Weg‹ als ›Es gibt nichts zu verstehen, ich habe halt versagt‹ auf der Handlungsebene benannt und damit aufgehoben.

Indem ich Malu gehen ließ, war ich nicht mehr bestimmend mit meinem Bedürfnis, als kompetente Therapeutin zu erscheinen. Sie hatte mich als ein Ich gesucht, und zwar als ein ›Ich für ein Du‹, nicht als ein ›Ich‹, dass schon weiß, was sie wollen könnte, sondern als ein ›Ich‹, das gerade auch wenn die Mutter/TherapeutIn für das Kind ›weg‹ ist, wenn nicht klar ist, was mit dem Kind ist, offen bleiben kann.

Das bedeutet, offen zu sein für das Nichtverstehen und die damit verbundenen Affekte, im Vertrauen darauf, dass das Gegenüber mir zeigen wird, was es sich wünscht und ich es schon verstehen werde. Offen zu sein aber auch dafür, dass das Verstehen leider oft auch nicht gelingt. Malu hatte mich als jemanden gesucht, in dem sie als ein Jemand auftauchen konnte. Denn erst wenn ihr ›Weg‹ in mir aufgehoben war, konnte sie anfangen, für sich da zu sein. Denn im ›Wegsein‹ war sie selbst eingeschlossen gewesen. Es ging hier um ein Subjektsein in statu nascendi, wenn im Sinne Winnicotts die haltende Funktion der Mutter beginnt, nicht mehr eins zu sein mit den versorgenden Handlungen, sondern sich wandelt zum unaufdringlichen Dasein, wenn das Kind beginnt zu spielen.

Das Missverständnis wiederholte sich noch einmal mit der Mutter. Als ich ihr beglückt von der Szene berichtete, meinte diese: ›Jaja, sie liebt das Schmusen sehr.‹ Ich war sehr irritiert, als hätte ich mich getäuscht, hätte etwas verstanden, was für die anderen Humbug ist. Ich hatte der Mutter Hoffnung machen wollen: Da tut sich was in der Therapie. Vielleicht hatte ich aber auch mir Hoffnung machen wollen und Bestätigung bei ihr gesucht. Denn trotz allem war vieles unverstanden geblieben.

In den vielen Therapieberichten, die ich gelesen hatte, war mir deutlich geworden, mit welchem Ausmaß an Enttäuschung die Mutter hatte fertig werden müssen. Alle hatten diese oder jene kleinen Entwicklungsschritte gesehen, die die Tochter gemacht hatte. Es hatte aber nichts an ihrer gravierenden Beeinträchtigung geändert. Was für eine Hoffnung konnte ich ihr machen? Welches Ausmaß an Enttäuschung lastete auch auf Malu? Die Interaktion mit der Mutter wies mich darauf hin, mit wie viel schmerzlicher Trauer und Enttäuschung Malu kontaminiert war, welcher Abschied von Allmachtsfantasien auch bei mir noch zu leisten war. Die Patientin war im Vergleich zu nichtbehinderten Frauen ihres Alters zu einem äußerst eingeschränkten Leben gezwungen und hatte sich darin ihren Weg gesucht. Das ›Weg‹ ernst zu nehmen bedeutete, sie nicht auf ihre Kindlichkeit zu reduzieren. Die Konzentration auf die Kindlichkeit der Patientin hatte auch dazu gedient, ein großes Ausmaß an Trauer fernzuhalten. Diese kann im nichtbehinderten Gegenüber in der Begegnung mit einer Frau spürbar werden, deren Leben als nicht lebenswert erscheinen muss, da sie ihr Leben kriechend verbringt, nicht sprechen kann und überwiegend Hilfe benötigt. Die Entwertung eines solchen Lebens speist sich durch Erinnerungsspuren an eigene frühe Erfahrungen, die durch Entwertung geprägt worden waren oder die man selbst durch Entwertung auszublenden sich gezwungen hatte. Denn zugleich war die Patientin eine freundliche, lebendige und neugierige Frau, deren soziale Kompetenzen und Interesse an Begegnungen bei all ihrer schmerzlichen Begrenzung zunehmend deutlich wurden.

So lag in der Antwort der Mutter eine Abgrenzung. Es war keine Kindertherapie, Malu war eine erwachsene Frau. Inzwischen ca. 25 Jahre alt würde sie demnächst aus dem Elternhaus aus- und in eine Wohngruppe ziehen. Ebenso wie die behindert erscheinenden und sinnlos wirkenden Verhaltensweisen des behinderten Menschen als deformierte Formen der Selbstbehauptung verstanden werden müssen, müssen die möglicherweise unpassend oder uneingefühlt erscheinenden Äußerungen und Reaktionen der Mutter als Ringen um die Beziehung zu ihrem Kind verstanden werden. Die darin zum Ausdruck kommenden Affekte der Hilflosigkeit, Enttäuschung, Aggressivität und Kränkung wie auch das Bemühen um optimale Förderung zeugen vom verzweifelten mütterlichen Ringen um ihr Kind bzw. um die Beziehung zu ihrem Kind. Im Griff der Institution Geistigbehindertsein können ihre Bemühungen ihr oftmals nur als sinnlos und fehlgeleitet erscheinen. Denn ihre eigentliche Triebfeder ist es, das Kind vor einem ›Weggemacht-Werden‹ zu bewahren. Dem dient letztlich die unbewusste Einfühlungsverweigerung. Zugleich ist ihr aber das Eigensein des Kindes gerade hierdurch oft nicht mehr erfahrbar. Es scheint ›weg‹.

So ist im Falle des sich als geistig behindert entwickelnden Kind mit den Interaktionsformen des Nichtgelingens etwas Unvorstellbares ins Kind gekommen: unvorstellbar im Sinne von etwas Nichtsymbolisierbarem, Nichtfassbarem, Nichtgreifbarem. Indem das Ineinander vitaler Ängste des Kindes und erschreckender Fantasien der Mutter an ein körperliches Geschehen gebunden bleibt, wird das affektive Geschehen dem Erleben und der Einfühlung entzogen. Hass wie auch Tötungsfantasien sind aber ein Aspekt der frühen Mutter-Kind-Beziehung, der mit dem Überwiegen der für beide Seiten befriedigenden Erfahrungen von der Mutter in der Latenz gehalten wird. Für Eltern behinderter Kinder müssen sie hochbedrohlich sein, da das kollektive Phantasma des lebensunwerten Lebens wie ein Mordauftrag wirken kann. In der Mutter darf es daher keinen offenen Raum geben. Irritierende Verhaltensweisen des Kindes, die mit Versagensängsten und Ohnmachtsgefühlen der Mutter in Verbindung stehen und als Bestätigung des eigenen Ungenügendseins erfahren werden können, drohen zum Anlass für Förderung, für die Notwendigkeit von Förderung zu werden und zum Ausgangspunkt von Überlegungen, was ein so geschädigtes Kind braucht. In ihrem Bedeutungsgehalt für die Beziehung bleiben diese Verhaltensweisen unverständlich, da eigene Ängste, aggressive Fantasien und Schuldgefühle an sie gebunden sind. Sie sind darin unverfügbar für die weitere Entwicklung des Kindes. Als unverfügbar sichern sie zugleich den Halt der Beziehung. Gerade indem sich die seltsame Gestik einem Sinnverstehen sperrt, entfaltet sie eine stabilisierende Wirkung. Hierdurch wird die durch die Interaktionen des Gelingens gestaltete liebevolle Beziehung zwischen Mutter und Kind geschützt. Das Kind bleibt an die Mutter gebunden.

Indem mit der Festlegung aufs Organische das Organdefizit in den Fokus gerückt wird, wird die traumatische, von bedrohlichen Ängsten und Fantasien geprägte Beziehungssituation festgefroren, die am Anfang dieser Entwicklung stand. Das Leben des Kindes ebenso wie der Halt der Mutter ist gerettet, jedoch um den Preis des Ausgeschlossenseins. Hieran sind in gewisser Weise Mutter und Kind beteiligt. Die Festlegung auf eine solche Struktur zeigt sich als Geistigbehindertsein. Mit einer solch deformierten Leiblichkeit kann sich kein lustvolles Spiel mit Gegenständen entwickeln. Mit der Unterminierung dieses Übergangsraums wird somit das hergestellt, was behaupteter Ausgangspunkt der Institution Geistigbehindertsein ist. Gesten, Bewegungen und Verhalten des Kindes werden unter dem Gesichtspunkt beurteilt, welche Unterstützung und Förderung nötig ist, damit es jene Verhaltensweisen lernt, die einer ›normalen Entwicklung‹ entsprechen. Statt des vergnüglichen Spiels mit dem Mobile entsteht möglicherweise ein heftiges Fuchteln, das zum Verheddern führt und im Gegenüber Irritationen auslöst. Oder das Mobile fungiert erst gar nicht als Reiz. Muss man also dem Kind das schöne Spiel mit dem Mobile beibringen und es dazu anregen? Ist sein Fuchteln vielleicht Folge eines Anfallsgeschehens? Nichts darf im dyadischen Miteinander dem freien Spiel der Fantasie überlassen sein, jedes Beunruhigende könnte aufseiten des nichtbehinderten Gegenübers auf Schuld und Wegwünschen des von einem abhängigen und zugleich bedrohlichen Gegenübers verweisen. Hierzu zwei kleine Vignetten:

> Mike, ein kleiner, schwerbehinderter Junge, litt unter einem schweren Anfallsleiden. Kleinste Störungen konnten einen schweren Anfall aus-

lösen. Ich führte mit ihm eine Musiktherapie durch und hatte oft größte Ängste, Schuld daran zu sein, einen solchen ausgelöst zu haben. In einer dieser Situationen schaute ich ihm wie immer ängstlich zu. Er zappelte und zappelte – doch plötzlich tauchte in mir die Fantasie auf, dass er vielleicht einfach nur wie ein fröhlicher lebendiger kleiner Junge zappelt, so als sei der kleine Junge mit seiner Lebendigkeit durch die Behinderung hindurch aufgetaucht. Ich konnte mich mit ihm freuen.

Clara, ein siebenjähriges schwer spastisch gelähmtes Mädchen im Rollstuhl, wollte beim Backen helfen und bestand darauf, mit dem Rührgerät den Teig zu rühren. Sie hielt den Handmixer in der Hand und fuchtelte mit ihm hin und her. Es schien mehr als ein freundlich gemeinter Akt von mir, wie man eben ein kleines Kind auch mal rühren lässt, bis ich plötzlich wahrnahm, dass sie genau das Richtige tat und ihre Bewegungen trotz und mit ihrer Spastik sinnvolle Verhaltensweisen waren, den Teig zu rühren. Ich war schockiert und begeistert. Sie war nicht nur in mir aufgetaucht, sondern sie hatte sich in Szene gesetzt und behauptet. Ich hatte nur auf das spastische Fuchteln geschaut und anfangs keine zielgerichteten Bewegungen sehen können. Der ›freundlich gemeinte Akt‹ war ein mir nicht bewusstes Nicht-ernst-Nehmen des energisch vorgetragenen Wunsches eines von schweren Bewegungseinschränkungen betroffenen Mädchens, mit dem ihr selbstbehauptender Impuls ins Leere zu gehen drohte: in die Leere des Nichtverstehens.

Mike war im Gegensatz zu Clara deutlich eingeschränkter. In der Therapie mit ihm war ich in einer Inszenierung gefangen, die sich als ›Bann in Angst und Schuld‹ beschreiben lässt. ›Ich darf mich nicht bewegen, um nicht Schlimmes zu verursachen‹, obwohl mir klar war, dass epileptische Anfälle nicht immer zu verhindern sind, und ich auch wusste, wie mit ihnen umzugehen ist. In der Begegnung mit Mike wurden in mir erschreckende Fantasien ausgelöst: ›Warum hat man ihn leben lassen?‹, ›Lohnt sich solch ein Leben?‹ Diese hatte ich meist den MitarbeiterInnen der Einrichtung zugeschrieben. In der Therapie traute ich mich manchmal kaum, mich zu rühren, und starrte auf jede Bewegung, die Zeichen für einen Anfall hätte sein können. An die epileptischen Anfälle schienen unbewusste beunruhigende Affekte aber auch Schuldgefühle gebunden: ›Wenn ich sie auslöse, könnte ich Mike schädigen, als wäre Mike ein in Angst und Schrecken gefangener Junge.‹ Die Musiktherapie schien den Auftrag zu haben, diese noch ganz und gar unverstandene Inszenierung aufzunehmen. In der geschilderten Situation hatte ich im Gruppenraum der Einrichtung außerhalb der Therapiesituation neben dem Bett von Mike gestanden, ihn beobachtet und mit ihm etwas geplaudert. Ich war etwas entspannter und nicht im Griff dieser Inszenierung. In dieser Situation wurde ein Außerhalb der Inszenierung deutlich. In diesem Außerhalb konnte Mike in mir als ein kleiner fröhlicher Junge auftauchen. Damit wurde die Inszenierung in der therapeutischen Beziehung zugleich als eine Übertragung deutlich.

Clara hatte trotz ihrer ausgeprägten spastischen Behinderung Aspekte guter selbstbehauptender Fähigkeiten entwickeln können. Sie konnte ihren Willen, wenn auch mühsam, verbal kundtun und zeigte auf eindrückliche Art ihren Ärger, wenn sie sich übergangen fühlte. Ihr war der Impuls zur Wendung ins Aktive verfügbar. Im Rahmen eines Alltagshandelns wurde mir mein Missverstehen als Folge meiner entwertenden Zuschreibungen deutlich: ›Clara will etwas, wozu sie zu behindert ist, verständlich, aber lästig zugleich, sie hält ja alle auf.‹ Latent spürte ich damit verbundene Schuldgefühle wie auch meine Ungeduld. Als ich in ihrem Fuchteln mit dem Rührgerät plötzlich gerichtete Bewegungen entdeckte, freuten wir uns beide. Auch hier blieb manches unverstanden. Clara war darauf angewiesen, dass ein Gegenüber ihr in sich Raum gab, mit ihrem Willen anzukommen. Dieses Angewiesensein war ihr noch in keiner Weise verfügbar. So wurde sie oft zornig, wenn sie sich als ausgeschlossen erlebte.

Im Ausschluss des Kindes sind die Eltern miteinbezogen. Ihre nun berechtigte Sorge, ihr Kind würde möglicherweise nie zu einem selbstständigen Leben fähig sein, muss ihnen wie eine lebenslängliche Verurteilung erscheinen. Ein behindertes Leben, ein Leben in Abhängigkeit, erscheint nicht lebenswert. Zwangsläufig ist ein Kind, das geistig behindert zu sein scheint, durch die nun ganz aufs Organische festgelegte Ursache eine narzisstische Kränkung für die Eltern. Es muss Eltern stets aufs Neue treffen, wenn z.B. das gleichaltrige Nachbarskind Schritte macht, die von aller Welt gratifiziert werden, wie z.B. der erste Schultag, während der Eintritt ihres Kindes in die Sonderschule oder gar Tagesförderstätte als endgültige Verurteilung erscheinen muss. Zugleich muss die Mutter eine »permanente Mutterschaft« befürchten, »die selbst bei späterer Unterbringung des erwachsenen Menschen mit (Schwerst-)Behinderung noch die Verantwortung für sein Wohlergehen einschließt« (Wolf-Stiegemeyer, 2000, S. 5). Dies wird umstandslos mit der (schweren) organischen Behinderung in Verbindung gebracht, die die Subjektentwicklung Betroffener aus eigenen Kräften heraus unmöglich macht. »Geistige Behinderung wirkt wie ein ›Urteil auf lebenslänglich‹, das lebenslängliche Verantwortung für die Eltern bedeutet, die erst mit ihrem Tod oder mit dem, oft nur in Phantasien, mit Gewalt unterdrückten Wunschvorstellungen erhofften Tod des geschädigten Kindes endet« (Görres, 1994, S. 115). Die eigentliche Ursache der blockierten Subjektentwicklung liegt jedoch darin, dass jedes ›Weg‹, jede Leerstelle in der Mutter, jedes freie Spiel droht, Ängste und Affekte virulent zu machen, die den eigenen Halt der Mutter gefährden und daher im Unbewussten gehalten werden müssen. Es muss daher wie ein Todesurteil erscheinen, wenn das auf seine Infantilität reduzierte Kind/die Jugendliche oder die Erwachsene aus dem Elternhaus auszieht. Oft genug ist jedoch die Dynamik der Zusammenarbeit zwischen Eltern und pädagogischen Einrichtungen destruktiv unterminiert, sodass das, was befürchtet wird, sich hinter dem Rücken der Beteiligten herzustellen droht (s. das Fallbeispiel Franz in Kap. 4).

Spaltung als situative Struktur der Institution Geistigbehindertsein

Um die Symbiose mit der frühen, hoch idealisierten Mutter zu retten, ist das Böse, Fremde und Nichtidentische projiziert auf das fantasierte Organdefizit. Dieses scheint nun Ursache der fremden, erschreckenden, unverständlichen Gestik, Mimik, Reaktions- oder Verhaltensweisen des Kindes zu sein. Indem hochaggressive Selbstobjektaspekte auf die als Organdefizit imponierenden leiblichen Verhaltensweisen des Kindes verschoben sind, werden diese zum Träger auch der Ängste, Affekte und Fantasien des nichtbehinderten Gegenübers. Das geistig behinderte Kind wird projektiv identifiziert mit den abgewehrten Ängsten vor Haltlosigkeit, Nichtverstehen, Abhängigkeit etc. des Gegenübers. Das Organdefizit ist zum Ersatzort des Bösen geworden, ausgeschlossen aus der Sphäre des Sinnvollen, der Möglichkeit des Bedeutens. Der Institution Geistigbehindertsein wohnt also eine Spaltungsdynamik inne, Spaltungen zwischen Eltern und Fachkräften, innerhalb von Institutionen wie auch zwischen den Sondereinrichtungen und der Allgemeingesellschaft.

> Nach meiner Schulzeit absolvierte ich ein Praktikum in einem Heim für geistig behinderte Kinder. Das Heim füllte sich schnell mit Kindern, die bislang ohne jegliches öffentliches pädagogisches oder therapeutisches An-

gebot bei ihren Familien wie versteckt gelebt hatten. Die einzige Alternative für diese Familien wäre eine der furchtbaren Großanstalten gewesen, vor denen sie ihre Kinder bewahrt hatten. Das Personal der Einrichtung war zum Teil überhaupt nicht ausgebildet und relativ hilflos, während ein anderer Teil aus medizinisch ausgebildeten Pflegerinnen und erfahrenen Pädagoginnen bestand. Diese boten den weniger schwer behinderten Kindern ein Schul- und Förderangebot an. Bei den schwerer behinderten Kindern ging es in erster Linie um eine gute alltägliche Versorgung, um Spielangebote in Form von handelsüblichen Kinderspielzeug und regelmäßigen Aufenthalten auf dem Spielplatz im zum Heim gehörenden Park.

Die Gruppe, in der ich arbeitete, bestand aus sechs schwer geistig behinderten Jungen im Alter zwischen fünf und zehn Jahren. Sie konnten alle nicht sprechen, verfügten aber zum Teil über ein gewisses Sprachverständnis. Einige waren übererregt, ein Junge bekam von Zeit zu Zeit schwere epileptische Anfälle, ein anderer mit Down-Syndrom wirkte sehr lethargisch, saß oft in einer Ecke und wedelte mit einem Fetzen Papier. Ein weiterer Junge drohte von Zeit zu Zeit voller Unruhe auszureißen und ein zerstörerisches Durcheinander herzustellen. Im Gruppenraum standen Spielzeuge zur Verfügung, Bälle verschiedener Art, Bauklötze, Spielzeugautos etc. Ich war mit Feuereifer dabei, die Jungen zum Spielen zu bewegen und ihnen das Spielen ›beizubringen‹. Ich erinnere mich, wie ich versuchte, mit ihnen ›Häschen in der Grube‹ zu spielen. Wie eine Dompteurin musste ich dafür sorgen, dass sie sich im Kreis an der Hand hielten, nicht losließen, während ich zugleich einen von ihnen veranlassen wollte, sich hinzusetzen. Dann sang ich und versuchte die Gruppe dazu anzuregen, sich im Kreis zu bewegen. Während die zuständige Krankenschwester verärgert über das Durcheinander war, was ich oft hinterließ, bekam ich von der Gruppe der Pädagoginnen Anerkennung, was mich anstachelte, in meinem Bemühen nicht nachzulassen. ›Sie sind zwar behindert, aber wenn man sich lange und geschickt genug bemüht, dann müssen sie es doch lernen können‹, dachte ich. Zugleich ist mir die Reaktion der Jungen in Erinnerung. Sie schienen meist grundsätzlich nicht unwillig, jedoch war es so, als böte ich ihnen etwas an, was ihnen vollkommen fremd war.

Das Offensichtliche wurde mir erst im Nachhinein deutlich. Meine damals nur sehr latent spürbare Irritation wurde ausgelöst durch die Diskrepanz zwischen dem Aufforderungscharakter, den die Spielzeuge für mich hatten, und dem Verhalten der Jungen. Es schien, als wären die Möglichkeiten, die mir das Spielzeug bot, Lichtjahre von ihrer Welt entfernt, so als wären Aliens auf Menschen gestoßen. Das Spielangebot ›Häschen in der Grube‹ wendet sich an Kinder im Kindergartenalter und thematisiert den Wechsel vom Rückzug in den regressiven Schutz der behütenden Mamagruppe hin zur Peergroup als Teil des haltenden Rands auf dem eigenbestimmten Weg zum Schulkind. In der Reaktion dieser Kinder schien ihr Aus-der-Welt-gefallen-Sein als Nichtverfügbarkeit einer ›behütenden Mamagruppe‹ spürbar zu werden in dem Sinne, dass mit dem Fehlen eines ›Weg-in-der-Mama‹ nicht der Weg in ein Außen, in die Welt gebahnt worden war.

Meine Irritationen, meine Rat- und Hilflosigkeit wollte ich nicht spüren. Man hatte mich gewarnt, ich würde es in der Arbeit mit erschreckend aussehenden Menschen zu tun haben. Ich war fest entschlossen, mich den Herausforderungen zu stellen und nicht zurückzuschrecken. Mit meinem Feuereifer war ich bemüht, mein Erschrecken, meine Rat- und Hilflosigkeit zu überdecken. Während ich in meiner Zuneigung zu den Kindern und in meinen Größenfantasien und meinem Aktionismus diese Empfindungen überging, überging ich sowohl das Sosein der Kinder als auch eigene Ängste vor dem Ausgeschlossensein.

> Es war aber nicht durchgängig so, dass die Kinder mit dem Spielzeug wenig anfangen konnten. Ein Junge zerlegte vor meinen staunenden Augen ein Spielzeugauto in seine Einzelteile und setzte es flugs wieder zusammen. Begeistert eilte ich zur Schwester Oberin, um ihr von der Begabung zu erzählen, die ›unbedingt gefördert werden müsse‹. Wir kamen auf die Idee, ihn mit Schrauben und Muttern üben zu lassen. Sein hilflos-gequälter Blick machte mir in beschämender Weise die Absurdität unseres Angebots deutlich. Hatte der Junge doch selbst genügend Ideen.

Jahrelang hatte ich deswegen Schuld- und Schamgefühle. Ich befürchtete, sein kreatives Potenzial lahmgelegt zu haben. Später war ich sehr erleichtert, als ich erfuhr, dass er inzwischen in einer Elektrowerkstatt arbeitet. Auch hierin wurden Omnipotenzfantasien deutlich, als hätte das Scheitern oder Gelingen seines Lebenswegs einzig in meiner Hand gelegen. Durch seinen Blick hatte ich mich zwar bloßgestellt gefühlt, aber zugleich hatte er mich berührt und ich konnte augenblicklich von meinen Förderbemühungen lassen. Sein Werdegang war mir dafür eine Bestätigung. In dieser Szene waren mir mit den Schamgefühlen zugleich meine eigene Dummheit und damit meine Verwicklung in die institutionelle Gegenübertragung spürbar geworden, was ich damals natürlich noch nicht so benennen konnte. Es ist sicherlich kein Zufall, dass dies in der Beziehung zu einem Jungen gelang, dessen kreatives Potenzial nicht durchgängig zum Verschwinden gebracht worden war. Die Bedrohung des Nicht-denken-Könnens ging von ihm nun gerade nicht aus.

Eine weitere Spaltung zeigte sich in der Art, wie meine Förderbemühungen in der Einrichtung eingebunden waren.

> Die für die Gruppe zuständige Krankenschwester erschien überfordert und hilflos. Sie war überwiegend bemüht, für Ordnung und Sauberkeit zu sorgen. Ihre Hilflosigkeit dokumentierte sich in folgender Szene: Ein Junge hatte die Vorliebe, alle Bälle der Größe nach zu sortieren. Hatte er dies getan, hielt die Schwester ihn fest, um zur größten Qual dieses Jungen einen wilden und unruhigen Jungen zu animieren, alles wieder durcheinanderzubringen. Danach ging alles wieder von vorn los.

In der sadistisch anmutenden Art der Gruppenleitung wurden die Seltsamkeiten – Zwanghaftes und Übererregtes – funktionalisiert. Demgegenüber war ich mit meinen Förderbemühungen in eine Spaltungsdynamik geraten. Mit meinem Feuereifer schob ich die Entwertung der Gruppenleitung zu, indem ich mich als ›unerschrockene Pädagogin‹ präsentierte. Sie war aber diejenige, die bleiben musste, während ich nach dem Praktikum zum Studieren ging. Sie musste die Aussichtslosigkeit, das Sinnlos-Erscheinende ihrer Arbeit unreflektiert ertragen und agierte in ihrem Bemühen um Sauberkeit die Entsorgung des Störenden und Lebensunwerten – eine Praxis, die damals noch nicht so lang zurücklag. So galt das Erschrecken nicht einfach den Absonderlichkeiten der Kinder, sondern mit der Erinnerung an die ›Praxis der Entsorgung‹ drohten die im Phantasma ausgeblendete Praxis der Entsorgung lebensunwerten Lebens und damit Tötungsfantasien und -ängste virulent zu werden. Dem Bemühen um Förderung lag eben auch das Bemühen zugrunde, diesen ›Schrecken‹ nicht beim Namen zu nennen. Diese Spaltungsdynamik, die zwischen mir und der Gruppenleitung agiert wurde, war in der Struktur des Heims fest zementiert. Während für die weniger schwer behinderten Kinder ausgebildete Pädagoginnen mit ihren Förderprogrammen zuständig waren, arbeiteten in den Abteilungen für schwer- und schwerstbehinderte Kinder bis auf wenige Ausnahmen unausgebildete Kräfte. Es wunderte sich keiner, warum sich die fachlich versierten Kräfte der weniger schwer beeinträchtigten Kinder annahmen.

Förderkonzepte gab es damals nur für weniger schwer behinderte Kinder. Das ist heutzutage sicherlich anders. Dennoch existiert in den Einrichtungen meist immer eine Gruppe mit den Schwerstbehinderten. Die Arbeit mit ihnen konfrontiert unweigerlich mit Hoffnungslosigkeit und Abkömmlingen von Tötungsfantasien und damit verbundenen Schuldgefühlen. Sie werden in der Institution Geistigbehindertsein mittels der Spaltungsdynamik verwaltet, sodass immer ein Rest bleibt, der projektiv nun für das steht, was zum Träger des Lebensunwerten wird. Der Rest dient dazu, dass sich der andere Teil im Vergleich dazu autonom, funktionierend, erfolgreich, liberal und klug fühlen kann, entlastet von eigenen destabilisierenden Ängsten und von Schuld.

4 Klinische Arbeit mit Menschen mit geistiger Behinderung unter den Bedingungen der Institution Geistigbehindertsein

Wie bei jeder anderen Klientel steht auch hier im Zentrum der Therapie die Auseinandersetzung der TherapeutIn mit den Inszenierungen, wie sie sich in der Übertragungs-Gegenübertragungsbeziehung zeigen. Indem sich die TherapeutIn verwickeln lässt und ihre Verwicklung reflektiert, bietet sich ihr die Möglichkeit, mittels des Szenischen Verstehens die bislang unbewussten Übertragungswünsche der PatientIn deutend zu benennen. Der Schlüssel dafür ist die Auseinandersetzung der TherapeutIn mit der eigenen Gegenübertragung. Auf dem Hintergrund des bisher Ausgeführten lässt es sich denken, dass diese Auseinandersetzung in der Arbeit mit geistig behinderten PatientInnen in spezifischer Weise erschwert ist.

Im Unterschied zur therapeutischen Arbeit mit nichtbehinderten PatientInnnen kommt die TherapeutIn hier in mehr oder weniger subtiler Weise mit den Auswirkungen der kollektiven Vorstellung des ›lebensunwerten Lebens‹ in Berührung. Das Phantasma stützt das Denken nichtbehinderter Menschen und sichert ihren Realitätsbezug ab. Insofern hat die unbewusste Einfühlungsverweigerung ihren Sinn. In einem auf Verstehen basierenden Verfahren kommt die TherapeutIn jedoch in Kontakt mit oft undifferenzierten Affektabkömmlingen, die den Halt der TherapeutIn im Symbolischen zu unterlaufen drohen. In diesen Abkömmlingen sind die eigenen Affekte und die des Gegenübers noch ganz vermischt. Die hier aufkommenden Gegenübertragungseinfälle können anfangs als ausschließlich im Eigenen der TherapeutIn wurzelnd erscheinen. Dieser Eindruck hat mit der phantasmatischen Wirkung zu tun. Erst darin auch die Auswirkung einer unbewussten Einfühlungsverweigerung zu verstehen und ihren Übertragungscharakter zu erkennen, ermöglichen es, sie als Folie für den Weltbezug der PatienIn zu entdecken, auf der deren Eigenes, Wünsche wie Abwehr, zum Ausdruck kommen kann. Diese transformatorischen Prozesse gehen oft mit der Anerkennung von Ohnmachtsgefühlen einher, die nun nicht mehr die therapeutische Haltung unterminieren. In entspannten Momenten kann die TherapeutIn in eine beobachtende Position geraten, mit der sich ihr die zugrunde liegende Szene im Blick auf ihr ›Wegsein‹ erschließt.

So ist der Eindruck des Seltsamen, Verwirrenden oder Unzugänglichen, den das behinderte Gegenüber in der nichtbehinderten TherapeutIn hinterlässt, ein gemeinsames Produkt des Übertragungs-Gegenübertragungsgeschehens, Ergebnis des Zusammenspiels eines schwer greifbaren Gegenübers und einer ebenso schwer greifbaren eigenen Beteiligung. Diese gemeinsame Abwehr des Beziehungsaspekts gilt der Ausblendung eines Konglomerats unverstandener, unkenntlich gemachter eigener und fremder Affektspuren bis hin zu Vernichtungsängsten und -fantasien. Das Hinnehmen und Ertragen der Gefühle von Versagen und Ohnmacht, des Nichtverstehens und Nicht-denken-Könnens ist dabei als ein ›In-der-Schwebe-Halten‹ zu verstehen. Diese Haltung kann es ermöglichen, das mit der Wahrnehmung der institutionellen Gegenübertragung – der Identifikation mit der im Phantasma nahegelegten Rolle – auch das behinderte Gegenüber mit seiner subjektiven Intentionalität verstehbar und das Übertragungsmuster erkennbar wird.

Dieser Weg soll im Folgenden nachvollzogen werden. Es wird die *Spaltungsdynamik* betrachtet, die die Übertragungsbeziehung bestimmt. Hierbei handelt es sich nicht um eine innerpsychische Spaltungsdynamik, mit der ein in der frühen Entwicklung befindliches Kind versucht, seine guten Selbstobjekte – die idealisierten Selbstobjektaspekte – vor einer als zerstörerisch erlebten Selbstobjekteinheit – den als zerstörerisch erlebten Selbstobjektaspekten – zu schützen. Im Gegensatz dazu geht hier die Spaltung unter dem Druck eines Konglomerats kollektiver und individueller Abwehrmaßnahmen von der dyadischen Mutter resp. dem nichtbehinderten Gegenüber aus. Die TherapeutIn ist somit zwangsläufig einbezogen. Im Bewusstwerden ihrer Teilhabe an dieser Dynamik wird auch die Rolle abgewehrter *Allmachts- und Ohnmachtsfantasien* resp. der Heilungsfantasien erkennbar. In der therapeutischen Beziehung kann es zu einer Neuauflage jenes *Schrecken* kommen, der der Entwicklung einer geistigen Behinderung zugrunde liegt. Die blockierte Subjektentwicklung der betroffenen Menschen mit der damit verbundenen Spaltungsdynamik hat schwerwiegende Folgen für die *Leiblichkeit des Kindes*. Das betrifft sowohl selbstbehauptende wie libidinöse Impulse. In den Verhaltensweisen, die unvermittelt mit einer angenommenen Schädigung in Verbindung gebracht werden, sind in deformierter Form selbstbehauptende wie auch libidinöse Intentionen gebunden, die vom davon betroffenen Menschen nicht wirklich angeeignet werden konnten. Sie verbleiben in einem frühkindlichen Kontext gefangen. So kann es in der Übertragungsbeziehung zu einer bedrohlich inzestuös anmutenden Inszenierung kommen, die eine vorzeitige Einführung der Subjekt-Objekt-Differenzierung erzwingt, solange dies nicht als eine Übertragungsfigur verstanden wird (vgl. Niedecken, 2008).

In stärkerem Ausmaß als in der Therapie mit nichtbehinderten PatientInnen finden hier wesentliche Verstehensvorgänge in der TherapeutIn als Auseinandersetzung mit ihrer Gegenübertragung statt. In der Reflexion des Mitagierens in der institutionellen Gegenübertragung können sich diese im Verstehen der eigenen Beteiligung an den bislang unverstandenen Inszenierungen zu Szenen komplettieren. Dies führt zu strukturellen Veränderungen der Übertragungsbeziehung. Hinter einer narzisstisch bestimmten Übertragung kann die Objektbeziehungsfigur der PatientIn auftauchen, indem sich in der TherapeutIn ein wachstumsförderlicher Raum für das behinderte Gegenüber bildet. Auf der leiblich-handelnden Ebene des Miteinanders können mittels des Szenischen Verstehens sinnlich-symbolische Interaktionsformen entstehen, die für die PatientIn Strukturgewinne ermöglichen. Sie kann sich mit ihren Wünschen behaupten und wird in der Beziehung mit ihrem Eigensein präsent.

Ein wesentlicher Teil der in diesem Buch geschilderten Fallvignetten ist die manchmal sehr detaillierte Analyse der Gegenübertragung. Sie muten den LeserInnen einiges zu, da sie den manchmal mühevollen Weg nachzeichnen, um in der Analyse der eigenen Widerstände Zugang zur PatietIn zu finden. Das Gewahrwerden der eigenen Beteiligung ist Voraussetzung, um die ›seltsamen und bizarren‹ Verhaltensweisen der behindert erscheinenden PatientIn ihrer projektiven Aufladung durch das nichtbehinderte Gegenüber zu ›entkleiden‹. Hinter der Figur des ›liebenswerten, aber leider geistig behinderten Menschen‹ kann jetzt die Szene auftauchen, in der der im Symbolischen gehaltene Weltbezug eines Menschen erkennbar wird, der sich unter widrigen Umständen zu behaupten sucht.

Die Analysen und die theoretische Einbettung der Fallvignetten fußen auf den im zweiten Teil dargestellten Konzepten. Es werden zwei verschiedene Perspektiven eingenommen: Während hier quasi aus dem Inneren der therapeutischen Beziehung auf die Verwerfungen geblickt wird, die infolge der phantasmatischen Wirkung die Übertragungs-Gegenübertragungsbeziehung bestimmt, wird in den Kapiteln des zweiten Buchteils mit dem Blick vom Außen der Theorieansätze zu erfassen versucht, wie die Verwerfungen und auch ihre Umdeutungen mit diesen Konzepten auf der theoretischen Ebene nachvollzogen werden können.

4.1 Dilemma der Spaltungsdynamik in der Psychotherapie

Psychodynamisch liegt der arretierten Subjektgenese die situative Struktur der Spaltung zugrunde (s. Kap. 3). Diese führt dazu, dass Menschen mit einer geistigen Behinderung auf ihre Kindlichkeit reduziert, als Gegenüber auf Augenhöhe jedoch ausgeschlossen und auf die irritierende und manchmal auch beunruhigend wirkende Leiblichkeit festgelegt sind. Ein eindrucksvolles Beispiel einer solchen Spaltung konnte ich in der Therapie mit Mike beobachten, dem in Kapitel 3.3 erwähnten kleinen, durch schwere Anfälle geplagten Jungen.

> In dieser Situation begleitete ich Mikes krankengymnastische Behandlung mit Klängen einer Tischharfe. Es berührte mich sehr, wie die Krankengymnastin den kleinen Jungen auf ihren Armen trug. Beide wirkten innig ineinander geschmiegt. Nichts war von seiner desolat wirkenden Leiblichkeit zu sehen. Als sie ihn jedoch auf die andere Seite nahm, sein Kopf nicht mehr links, sondern rechts bei ihr auf dem Arm lag, zerbrach das Bild. Es war verstörend. Nichts erinnerte mehr an das innige Miteinander. Nun sah es sperrig, knochig aus, wie die Krankengymnastin bemüht war, den durch Spastiken und Verwachsungen deformierten Körper Mikes zu halten. Mir schien es, als hätte sie sich beim ersten Mal so in seine sperrige Leiblichkeit hineingepasst, dass es wunderbar harmonisch wirkte, während beim anderen Mal ein solches Miteinander nicht möglich war.

Ich erinnere mich, dass ich mich damals wie getäuscht fühlte, als hätte das innig wirkende Ineinander nur als Fassade für die eigentlich bestimmende unzugängliche Leiblichkeit von Mike gedient. Dieser Eindruck spielte auch im musiktherapeutischen Prozess eine Rolle. Diese war mir aber bislang entgangen. Neben belastenden Situationen, in denen wir beide wie erstarrt schienen und ich ängstlich ein Anfallsgeschehen befürchtete, waren immer auch Situationen aufgetreten, in denen ein beglückendes vokalisierendes Miteinander im Vordergrund stand. Das innige Bild von

Mike und der Krankengymnastin hatte mich sehr berührt. Mein Schock als Reaktion auf den davon abgespaltenen Eindruck der fehlenden Passung rührte an die Angst, dass in entsprechender Weise auch das Erleben des beglückenden Miteinanders in der Therapie eine Täuschung, eine Fantasie, ein Wunschdenken meinerseits sein und daher ein auf Einfühlung basierender therapeutischer Ansatz hier ganz inadäquat sein könnte: der auf die fehlende Passung weisende Eindruck, das Bild des Sperrigen schien darauf hinzuweisen.

Auslöser für Mikes schwere Behinderung war ein Sturz im Säuglingsalter, der erst sehr spät entdeckt wurde, da die Aufsichtsperson den Vorfall den Eltern aufgrund von Schuldgefühlen verschwiegen hatte. Mike wurde gerettet, hatte jedoch ein sehr schweres Schädel-Hirn-Trauma erlitten. Auch jetzt noch – Mike war ca. sieben Jahre alt, wirkte aber wie ein Kleinkind – drohten Irritationen schwere Anfälle auszulösen. Damit verband sich die Befürchtung weiterer Folgeschäden. In der Begegnung mit ihm wurden schwer erträgliche Gedanken und Fantasien virulent: ›Warum hatte man ihn bloß reanimiert?‹ Solche schuldhaft erlebten Einfälle hatte ich anfangs den BetreuerInnen zugeschrieben, als würden sie mir Mike so präsentieren, dass bedrückende Gedanken in mir provoziert wurden: ›Der arme Kerl, warum hat man ihn überhaupt wiederbelebt, jetzt wird uns die Sorge für sein chancenloses Leben zugemutet.‹ Möglicherweise wurden hier die mit diesen Gedanken verbundenen Schuldgefühle hin- und hergeschoben. Im phantasmatischen Denken hatte die Figur der Aufsichtsperson in Mikes Geschichte konkretistisch die Bedeutung eines Sündenbocks angenommen, hatte sie doch doppelt Schuld auf sich geladen, indem sie aufgrund von Schuldgefühlen ihr Versagen verschwiegen hatte. Schuldgefühle wurden darin mit realer Schuld gleichgesetzt. Unbewusst drohte man selbst zu dieser bösen Aufsichtsperson zu werden. Denn über die bösen Gedanken durfte nicht nachgedacht werden.

Viel später wurde mir deutlich, dass die beiden aufeinander bezogenen Bilder auch zeigten, dass Mike neben allen Einschränkungen ein geliebter und liebenswerter, wenn auch schwer beeinträchtigter Junge war. Er hatte nicht nur überlebt, weil er so gut versorgt, gefördert und therapiert worden war, sondern zugleich, weil er einen starken Lebenswillen hatte, der mir in dem liebevollen innigen Bild wie auch in der bereits zuvor in Kapitel 3.3 geschilderten Szene deutlich geworden war. Dem Förderwillen liegen, das kann damit veranschaulicht werden, Omnipotenzfantasien zugrunde, mit denen das Gegenüber jedoch depotenziert wird. Hier drohte Mike mit seinem Eigenen unterzugehen in der Spaltung zwischen dem liebenswerten kleinen lebendigen Jungen und einem im Traumageschehen in einer erschreckenden Welt steckengebliebenen Jungen.

Eine Spaltung anderer Art wurde in der Musiktherapie mit Franz, einem schwerbehinderten, kindlich wirkenden Erwachsenen, wirksam. Epileptische Anfälle im Kleinkindalter waren der Auslöser einer bedrückend-destruktiven Verkettung familiärer Not und versagender stationärer Hilfsmaßnahmen, sodass Franz inzwischen nur noch mit viel Unterstützung laufen konnte. Er sprach nicht, saß vorwiegend auf Sitzsäcken und schaukelte rhythmisch hin und her. Dazu brummelte er oft vor sich hin. Das konnte sich jedoch auch zu heftigen plötzlichen Schreianfällen – wie Panikattacken – steigern, irritierend auch deshalb, weil nicht klar war, ob sie ›psychisch oder behinderungsbedingt‹ seien. Diese traten scheinbar aus dem Nichts heraus auf.

> In der Musiktherapie sang und spielte ich mit ihm Lieder. Meist machte Franz gern mit, brummelte und schaukelte dazu, spielte mit einer Rassel, warf sie weg oder legte sie auf sich ab. In diesem entspannten Miteinander trat nach und nach eine Wandlung ein. Zunehmend wurde mir die sexuelle Komponente des Geschehens deutlich. Er erregte sich im Hin- und Herschaukeln. Ich war davon unangenehm berührt, als würde ich unweigerlich in ein sexuelles Geschehen hineingezogen. In einem Therapiebericht erwähnte ich u. a. sein ›zwanghaftes Onanieren‹, ohne zu wissen, dass dieser Bericht auch von den Eltern gelesen werden würde. Diese waren entsetzt und drohten damit, die Musiktherapie abzubrechen. Ich war schockiert, aber vor allem war ich fassungslos, dass den Eltern die mir so offensichtliche sexuelle Komponente im Verhalten ihres Sohnes anscheinend gänzlich verborgen geblieben war. Sie beschrieben ihn als einen Engel, der im Gegensatz zu anderen Menschen ganz und gar unschuldig sei.
>
> Unwissentlich war ich hier zum Auslöser eines schweren Konflikts zwischen mir und den Eltern geworden. Vonseiten der Institution, die den Bericht angefordert hatte, fühlte ich mich im Stich gelassen. Denn mir war nicht mitgeteilt worden, dass die Eltern den Bericht lesen würden. Den Eltern gegenüber hatte ich natürlich den Bericht zu verantworten. Nach einem Gespräch mit ihnen waren sie nicht mehr grundsätzlich gegen die Therapie. Im therapeutischen Prozess wurde ich jedoch immer verunsicherter in meiner Wahrnehmung. Ständig drängte es mich, mich zu vergewissern, ob es sich nun wirklich um Onanie handelte, was ich da sah. Glei-

chermaßen verstärkten sich meine Schuldgefühle wie auch mein Ärger. Ich beendete die Therapie daher nach einer Weile.

In der therapeutischen Beziehung mit Franz hatte ich von Beginn an mit schwer aushaltbaren Gegenübertragungsempfindungen zu kämpfen. Mein Bemühen, mit ihm in ein gemeinsames Spiel zu kommen, war unterminiert durch Ängste vor einem seiner Schreianfälle. Oft schien er in seine Welt versunken, in die ich mich zeitweise ›einschmiegen‹ konnte. Reagierte er nicht oder zog sich zurück, löste das in mir Sorgen aus, er könnte aus dem Schlaf heraus in einen Schreianfall geraten. Sein Einschlafen weckte in mir die Fantasie, als wolle er von meinem Angebot nichts wissen. Natürlich hätte es auch nahegelegen, den Rückzug als Hinweis dafür zu sehen, dass das Angebot einer auf Introspektion basierenden Therapie für einen so schwer behinderten Mann wie Franz unangemessen sein könnte. Ich war vorsichtig bemüht, ihn am Einschlafen zu hindern. Hilflosigkeit und Scham über mein Agieren waren zugleich schwer erträglich. Gelingende Spielsituationen erleichterten mich dagegen. Schien sich darin doch die Möglichkeit zu bestätigen, mit Franz in ein gemeinsames Spiel zu geraten, um den darin verborgenen Sinn zu verstehen. Dies gab mir Zuversicht, die Situation durchzuhalten und die Therapie fortzuführen. Durch die Wahrnehmung der sexuellen Erregung von Franz geriet ich weiter unter Spannung. Es fiel mir schwer, meine Abscheu hinzunehmen, einem erwachsenen Mann beim Onanieren zusehen zu müssen. Dennoch gelang es, dieses unterschwellig bedrohliche Geschehen in der Schwebe zu halten, in der Hoffnung, dass ein vertiefendes Verstehen dessen, was sich in dieser Inszenierung verbirgt, möglich sein würde.

Konfrontiert mit der Sicht der Eltern, die die sexuelle Komponente in Franz' Verhalten ausblendeten, gelang es mir immer weniger, andrängende aggressive Affekte in der Latenz zu halten. Ich schien für die Eltern in die Rolle der Bösen zu geraten, die ihr unschuldiges Kind als Projektionsfläche für Triebhaftes zu benutzen schien. Auch die Haltung der Einrichtung verstärkte meine Schuldgefühle: Berichte, auch wenn sie nicht für Eltern bestimmt seien, würden immer an diese weitergeleitet. Mit Eltern solle vonseiten der Fachleute immer ›auf Augenhöhe‹ umgegangen werden. Natürlich nahmen auch die MitarbeiterInnen der Einrichtung das für sie unangenehme ständige Onanieren von Franz wahr. Mit Hinweis der Supervisorin verstand ich, wie sehr die Eltern Franz idealisierten. In dem Konflikt wurden die Unklarheiten des institutionellen Rahmens deutlich. Elterngespräche hatten bislang nicht stattgefunden und waren auch nicht Teil der therapeutischen Arbeit. Insofern lässt sich im Nachhinein der Schock der Eltern wie auch meine Fassungslosigkeit über ihre Reaktion verstehen, insofern dies ja die erste Begegnung zwischen uns war. Mir schien jedoch der Kontakt zu den Eltern nicht ausreichend tragend und ihre Skepsis und ihr Misstrauen der Therapie gegenüber zu groß, um sie fortsetzen zu können.

Während bei Mike das durch die Spaltung Auseinandergehaltene in gewisser Weise in der Person der Krankengymnastin doch noch miteinander in Verbindung gehalten war, sodass ich in der Szene mit dem Blick von außen beide Seiten wahrnehmen konnte, war mir dies bei Franz nicht mehr möglich. Ich war hier mitten hineingerissen in das Geschehen. Dieses blieb gefangen in der starren Grenzziehung zwischen der Sicht der Eltern auf ihr schwerbehindertes, unschuldiges Kind und meinem Blick auf die abstoßend wirkende ungehaltene Triebhaftigkeit eines behinderten Mannes. In beiden therapeutischen Prozessen war das auf der Fähigkeit, sich ihrem träumerischen Einfühlungsvermögen zu überlassen, beruhende Containing der Therapeutin überlagert durch narzisstische Szenen. Die Verstehensprozesse drohten immer auch der Absicherung der Rolle der Therapeutin zu dienen und sie vor beschämenden Versagensgefühlen zu schützen. Unter der Hand gerieten damit ihre Eingriffe in den Sog einer Allmachts-Ohnmachtsdynamik, bei der die Haltung ›Ich muss wissen, wie es geht‹ die Haltung ›Mein Gegenüber wird mir schon zeigen, was es wünscht, und ich werden es schon verstehen‹ zu unterminieren drohte. Im Prozess mit Franz konnte diese Überlagerung nicht mehr in einer Balance gehalten werden.

4.2 Allmachts- und Ohnmachtsfantasien in der Spaltungsdynamik

Allmachts- und Heilungsfantasien sowie Ohnmachtserleben seitens der PatientIn oder TherapeutIn sind in den allermeisten psychotherapeutischen Prozessen wichtige Themen. Ebenso gehört es zum professionellen Handwerk, sich mit eigenen Wiedergutmachungsfantasien wie auch denen der PatientInnen auseinanderzusetzen. Allmachtsfantasien können auf individueller wie kollektiver Ebene sowohl der Abwehr dienen, befördern jedoch auch kreative Prozesse und regen Veränderungen an. Gerade dieser Aspekt kann für das sich als geistig behindert entwickelnde Kind nicht oder nur sehr erschwert zur Geltung kommen.

In der kindlichen Entwicklung nehmen Allmachtsfantasien eine bedeutsame Rolle ein. Die Illusion der Allmacht geht »auf die Internalisierung früher Erfahrungen mit der Mutter [zurück], die für den Säugling die Illusion einer Welt schaffen konnte, die genauso ist, wie er sie haben möchte und braucht« (Ogden, 2015, S. 118). Sie ist Resultat der »Fähigkeit von Mutter und Kind [...], Formen sensorischer Erfahrung herzustellen, die das Bewußtsein um die Separatheit, die eine essentielle Komponente früher kindlicher Erfahrung darstellt [...] ›heilen‹ oder ›erträglich machen‹« (Ogden, 2000, S. 53f.). Hierdurch werden die bedrohlichen Erfahrungen des Nichtpassens in der Latenz gehalten. Diese Illusion transportiert sich in die Kontur des Übergangsraums, dem Ort des Spielens, aus dem das erste im Kind basierte vorsprachliche Sinngefüge erwächst.

Im Fall des sich als geistig behindert entwickelnden Kindes bezieht sich das ›Bewusstsein um die Separatheit‹ als situative Erfahrung des Nichtpassens seitens der Mutter jedoch auf die Befürchtung oder Wahrnehmung einer Schädigung des Kindes, mit der es der Mutter sehr erschwert wird, das Kind zu lieben. Mit der phantasmatischen Abwehr sind die Affekte, die in ihr durch die irritierend behindert erscheinende Leiblichkeit des Kindes ausgelöst werden, wie auch gewisse eigenständige Regungen des Kindes an ein körperliches Geschehen gebunden. In die davon erzwungene Spaltung zwischen den kindlichen, liebevollen Aspekten der Mutter-Kind-Dyade und den auf die Beeinträchtigung festgelegten Verhaltensweisen des Kindes sind auch Allmachtsfantasien und Idealisierung einbezogen. In der kindlich-liebevollen Seite der Mutter-Kind-Dyade werden in projektiver Identifikation hoch idealisierte Selbstobjektaspekte gelebt. Dem steht abgespalten der auf die unmittelbare Folge der organischen Schädigung festgelegte ›behinderte Körper‹ gegenüber. Infolge der unbewussten Einfühlungsverweigerung können Beobachtungen über das behinderte Kind, was es wohl brauchen könnte, was vielleicht geschädigt ist etc., nicht mehr als Fantasien verstanden werden, sondern werden als ›sachliche Gedanken, Feststellungen‹ erlebt. Omnipotenz- und Heilungsfantasien sind hier in fataler Weise hineingezogen. Im phantasmatischen Bann drohen sie sich in die Vorstellung der Herstellung und Machbarkeit des Heilseins zu verkehren. Dies dient in spezifischer Weise der Abwehr von Affekten, mit denen die nichtbehinderte Beziehungsperson befürchten muss, dem behinderten Gegenüber zu schaden. Die angemessene Behandlung des behinderten Kindes besteht nun in einer geeigneten förderlichen Haltung: ›Wie kann es gelingen, in eine für das geistig behinderte Gegenüber förderliche Haltung zu geraten?‹, ›Wie muss ich mich verhalten?‹, ›Was braucht das Gegenüber, um sich zu entwickeln?‹ Indem mittels projektiver Identifikation der ›behinderte Körper‹ zum Träger verdrängter früher Erfahrungen der nichtbehinderten Beziehungsperson werden kann, droht unter der Hand die Vorstellung von Heilsein auf Kosten derjenigen beschworen zu werden, deren Nichtheilsein nun zur Projektionsfläche des Unheilen geworden ist. Schuldgefühle werden damit im Unbewussten fixiert. Denn indem sich das nichtbehinderte Gegenüber zum Subjekt setzt, lastet auf ihm nun die zu Machbarkeit verkehrte Allmacht. Dies muss als Überforderung wahrgenommen werden, da mit dem Fördern eigene Ängste und Schuldgefühle ausgeblendet werden müssen. Diese können nur durch Spaltungen zwischen Allmacht und Ohnmacht in Schach gehalten werden.

Diese Dynamik spielt auch im psychotherapeutischen Prozess eine Rolle. Die unbewusste Wirksamkeit dieses Beziehungsmusters kann die professionelle Rolle zwar vor Ohnmachts-, Versagens- und Entwertungsgefühlen schützen. Diese müssen dann jedoch der PatientIn, den Eltern oder pädagogischen MitarbeiterInnen zugeschoben werden. So hatte ich bei Mike die ›schlimmen Gedanken‹ lange den MitarbeiterInnen zugeschoben. In der in Kapitel 3.3 dargestellten Fallvignette der Heimgruppe behinderter Jungen war die unausgebildete Kollegin strukturell in die Rolle der Bösen geraten. Genauso können natürlich auch Eltern eigenes Überfordertsein, eigene Tötungsfantasien auf Fachleute projizieren, wenn sie sich von diesen in ihrer Elternrolle entwertet erleben, so wie es möglicherweise bei Franz' Eltern der Fall gewesen sein mag.

Es ist jedoch für Eltern *wie* für professionelle TherapeutInnen eine schwere narzisstische Kränkung, sich unerträgliche Versagensgefühle und Tötungsfantasien eingestehen und diese verantworten zu müssen. Dies ist nicht individuelles Versagen oder gar Folge einer narzisstischen Pathologie. Das Dilemma zwischen Ohnmacht und Allmacht spielt sich zwar auf individueller Ebene ab. Es wird aber durch das dem kollektiven Unbewussten entstammenden Phantasma angeheizt. Dank seiner Wirkung erscheint der Eindruck, Menschen mit einer geistigen Behinderung seien einer Einfühlung nur begrenzt zugänglich, als ganz selbstverständlich und natürlich. Unbewusst bleiben Tötungsfantasien und Schuldgefühle jedoch wirksam und müssen in der Spaltungsdynamik ›verwaltet‹ werden. Während sich also bspw. die Mutter als gute Mutter oder die TherapeutIn als fähige TherapeutIn stabilisieren können, gelingt dies doch nur, indem die Ohnmacht, die Überforderung bei der jeweils anderen Seite untergebracht sind. Wenn die TherapeutIn die Ablehnung des Kindes, die sie in sich spüren könnte, umstandslos als ›Mutter-Übertragung‹ interpretiert oder schockiert zuhört, wie die Mutter im Beisein des Kindes recht unverblümt über die Ablehnung ihres Kindes spricht, dann werden der Mutter diese Versagensgefühle zugeschoben. Umgekehrt kann z. B. die Mutter/können die Eltern, wenn die TherapeutIn die ›schwierigen Bedingungen des Kindes in der Kindheit‹ anspricht, dies als böswillige oder als ›typisch professionell-überhebliche Schuldzuweisung‹ wahrnehmen und das Gespräch abbrechen. Natürlich können auch beide zusammen das Versagen im Kind unterbringen: ›Es ist eben zu schwer behindert‹ oder in der ›unfähigen Schule, die nicht bereit ist, das Kind zu integrieren‹. Die geistig behindert erscheinenden Verhaltensweisen des Gegenübers provozieren Versagensgefühle und die Befürchtung, keine gute Mutter/TherapeutIn zu sein. Diese müssen anderen zugeschoben werden, um die eigene Rolle zu stabilisieren, solange es keinen haltenden Rahmen gibt, der es ermöglicht, unbewusste Tötungsfantasien und Schuldgefühle zu reflektieren Dies muss dann als narzisstische Problematik erscheinen.

Pfeffer (1988, S. 131) weist auf die »Diskrepanz zwischen dem, was die [schwerbehinderten] Kinder und Jugendlichen an Geborgenheit und Teilhabe am Leben eigentlich notwendig hätten, und den begrenzten eigenen Möglichkeiten« hin. Diese Diskrepanz sei sehr schwer erträglich. Sie wird jedoch vor allem deshalb als Überforderung erlebt, da Menschen mit einer geistigen Behinderung das zu verkörpern scheinen, was wir in unserem eigenen Gewordensein lernen mussten zu verdrängen, um in dieser Gesellschaft zurechtzukommen. Das Erfolg versprechende Leben Einzelner im Kontext der modernen westlichen Gesellschaft beruht auf Abwehr und Verdrängung all dessen, was der auf Denkautonomie fußenden Subjektivität im Weg steht und den Glauben an subjektive Autonomie mit dem Anspruch auf Machbarkeit und dem einklagbaren Recht auf autonome Selbstbestimmung infrage stellen würde. Das dem wissenschaftlichen Fortschrittsglauben implizit innewohnende Heilsversprechen ist die Vorstellung technizistischer Machbarkeit, alles Unheile, Begrenzte, Kaputte, alles Angewiesensein und jede Hilfsbedürftigkeit ›by the long way‹ wegmachen zu können. Die hierin liegende Beruhigung schürt zugleich auf der Rückseite jene Ängste, die auf eigene Erfahrungen von Not, Angewiesensein, Versagen etc. verweisen. Geistig behinderte Menschen verkörpern als ›lebensunwertes Leben‹ einen nicht ›wegzumachenden‹ Rest wie auch einen

Gegenentwurf. In der Beziehung zu ihnen erlebt sich das nichtbehinderte Gegenüber als überfordert, da ihr Leben auf das zu verweisen scheint, was eben trotz allen Bemühens nicht wieder gutzumachen ist. Die Reflexion und Anerkennung dieser Überforderung umfasst dabei vor allem auch die Anerkennung der Übermacht des Kollektiven, der sich Einzelne gerade in der Behauptung ihrer Autonomie nicht entziehen können. Ist diese Autonomie doch selbst Folge gesellschaftlicher Anforderung und Auflösung haltender Strukturen. In dieser Einsicht liegt die Hoffnung, dass die Ausgrenzungsdynamik sich nicht mehr ungebrochen hinter dem Rücken der Beteiligten fortsetzt. Hierdurch kann das behinderte Gegenüber mit seiner Intentionalität als ein gestaltendes Subjekt deutlich werden. Während die narzisstische Beziehungsfigur auf einem Ausschluss beruht, wird die darin abgewehrte Objektbeziehungsfigur als eine Szene deutlich, in der das Weltverhältnis der PatientIn aufscheint.

Im therapeutischen Prozess kann der Versuch, sich auf die seltsamen und unverständlichen Eindrücke von PatientInnen einzulassen, in der Gegenübertragung tiefgreifende Versagensgefühle provozieren, mit denen die Rolle als TherapeutIn fraglich zu werden scheint. Diese Infragestellung wird aufgrund der unbewussten institutionellen Gegenübertragung oft nicht als Gegenübertragungsfantasie registriert. Die institutionelle Gegenübertragung als das Mitagieren in der vom Phantasma vorgezeichneten Rolle ist als Reaktion auf die bedrohlichen Affekte zu verstehen, die von diesen seltsamen Verhaltensweisen in der Therapeutin ausgelöst werden können. Im Kampf gegen die Infragestellung, die mit dem Auftauchen eigener früher Ängste im Kontext von Ohnmachtsgefühlen und Abhängigkeitsängsten wie deren Abwehr durch Abkömmlinge bislang unbewusster Wegmachfantasien und Schuldgefühle verbunden ist, droht ein narzisstisches Beziehungsmuster die Oberhand zu gewinnen. Es besteht die Gefahr, dass seitens der TherapeutIn nun unter der Hand auch die Haltung des Förderns die Haltung des träumerischen Einfühlungsvermögens unterminiert, als müsse man dem behinderten Gegenüber das Spielen, Symbolisieren und Reflektieren, das In-Beziehung-Sein beibringen. Es kann dazu führen, dass die TherapeutIn das Gelingen eines therapeutischen Prozesses daran festmacht, ob es gelingen kann, die seltsamen, behinderungsbedingt erscheinenden Verhaltensweisen des Gegenübers zum Verschwinden zu bringen, sodass es sich ›normal‹ verhält. Der verständliche und schützenswerte Wunsch, etwas möge heil werden, verkehrt sich darin in den Wunsch, die Behinderung und damit der dazugehörige Mensch möge verschwinden.[9] Denn an diese ›seltsamen, unverständlichen‹ Verhaltensweisen sind eben oft Wunsch und Selbstbehauptung der von geistiger Behinderung betroffenen PatientIn gebunden.

Die Wahrnehmung der eigenen Beteiligung als ersten Schritt ermöglicht in der TherapeutIn einen Prozess, mit dem diese Dynamik anerkannt und ihr die eigenen Allmachtsfantasien bewusst werden können. Erst jetzt können die therapeutischen Erwartungen den Möglichkeiten des Gegenübers wie den eigenen angeglichen werden, ohne dies als Scheitern erleben zu müssen. Die Anerkennung des Nicht-wieder-Gutzumachenden und die damit verbundene schmerzliche Trauer können dazu führen, dass mittels des Szenischen Verstehens der Übertragungsbeziehung die PatientIn überhaupt erst ins Spiel kommt.

> In der Therapie mit dem ca. 18-jährigen schwerbehinderten Anton war der anfängliche Prozess häufig durch beglückende ›Tondialoge‹ bestimmt. Mit der rechten Hand spielte ich auf dem Xylophon im Rhythmus seiner Atmung die Tonleiter und sang zu den einzelnen Tönen ›Hallo Anton‹. Manchmal fing er an zu tönen, Laute auszustoßen, sich zu bewegen. Ich antwortete darauf mit Tönen und Klängen. Zeitweilig entstand so ein sehr aufregender Dialog, in dem ich Anton als sehr aktiv beteiligt erlebte. In der 30. Stunde war ich so begeistert, dass ich ›das Gefühl [habe], der kleine, noch unverletzte Anton sei da, ich müsse ihn nur rufen‹ (Auszug aus der Dokumentation). Wenige Stunden später entstand in mir die Fantasie, gleich rufe Anton ›Mama‹ und dann müssten wir seine Mutter holen, eine Fantasie, die mir damals als reale Erwartung erschien. In zunehmendem

9 Wie nah Heilungsfantasien dem nationalsozialistischen Gedankengut sind, beschreibt die Historikerin Monica Black in ihrem Buch *Deutsche Dämonen* (2021). Sie beschäftigt sich darin mit dem Phänomen, dass in der unmittelbaren Nachkriegszeit apokalyptische Ängste, Hexenglaube und das Auftreten von charismatischen Heilern eine Blütezeit erlebte. Ein selbst ernannter Heiler – Bruno Gröning – brachte es zu überaus großer Bekanntheit. Massen pilgerten zu ihm in der Hoffnung auf Wunderheilungen. Als ihm der Prozess gemacht wurde, bezeichnete Alexander Mitscherlich ihn in einem Gutachten als ›Wiedergänger Hitlers‹. Im Interview mit *Die Zeit* beschreibt Black die Inszenierung seiner Auftritte: »Die Menschenmassen, Gröning im Scheinwerferlicht auf dem Balkon – verglichen mit den NS-Parteitagen war das ein Witz – aber auch Gröning verhieß Erlösung und Führerschaft. Es müssen gespenstische Szenen gewesen sein, wenn er, so kurz nach Kriegsende, die Bühne betrat und die Menge ›Heilung, Heilung‹ skandierte.« ›Heil Hitler‹, ›Sieg Heil‹ und ›Heilung‹ entstammen einer Quelle.

> Maß traten aber Einbrüche auf, die manchmal zersetzend und erschreckend wirkten. Es waren Situationen, in denen ich Wut und Verzweiflung in mir spürte. Antons immer wieder auftretenden Unruhezustände und selbstverletzenden Verhaltensweisen, wenn er sich das Ohr blutig kratzte, waren für mich schwer auszuhalten, zumal sie oft nicht intentional erschienen. Manchmal stieß er Zischlaute aus, die mir wie ein ›Weg!‹ erschienen. Dies verunsicherte mich sehr, als schicke er mich weg, als seien sie ein Beweis meines therapeutischen Versagens. Während eines sehr stimmigen tonalen Dialogs jedoch, bei dem ich statt wie sonst mit dem Xylophon nur stimmlich beteiligt war, registrierte ich erstaunt: ›Ich bin wichtig, ohne Xylophon.‹

Dieser Einfall wies darauf hin, dass ich mich auch in den stimmigen Momenten nicht wirklich von Anton angesprochen gefühlt hatte, diese also nicht als ein von uns beiden erzeugtes Zusammenspiel erlebt hatte, sondern als hätte ich den ›Dialog‹ hergestellt, hätte Töne, Melodien, rhythmische Figuren erzeugt, die bei Anton eine Wirkung haben sollten. Das Xylophon schien also für mich eine distanzierende Funktion zu haben. Die ›beglückenden Tondialoge‹ waren zugleich durch eine Angstabwehr meinerseits mitbestimmt.

> In einer der folgenden Stunden überfiel mich der Eindruck bedrückender Sinnlosigkeit, als seien Anton und ich in dieser Sinnlosigkeit gefangen. Antons schwere Behinderung würde nicht verschwinden. Ebenso wie sein Leben erschien mir auch die Therapie sinnlos, ebenso wie er sein sinnloses Leben lebte, waren wir gezwungen, die sinnlose Therapie fortzuführen. Er schien in einer ganz fremden Welt gefangen, und ich mit ihm.

Daneben begann ich jedoch langsam zu realisieren, worin ich eigentlich gefangen war. Unbewusst hatten mich Allmachtvorstellungen als Abwehr von Tötungsfantasien im Griff. Antons Leiblichkeit war sehr ergreifend. Er war mager und einer von spastischen Verzerrungen und Reflexen bestimmten Leiblichkeit ausgeliefert. Seine Bewegungen und Lautierungen erschienen wenig moduliert, eckig und kantig. Ausbrüche von ansteckender Lebendigkeit, sein unruhiges Winden oder sein plötzliches Stillwerden, sein herzliches und dann wieder beunruhigend apersonal wirkendes Lachen schienen nahe beieinander. Es war unklar, ob er etwas sehen konnte. Die MitarbeiterInnen der Einrichtung hatten sich für ihn eine Musiktherapie gewünscht, da sie sich mit ihm sehr hilflos fühlten, oft ratlos, was sie für ihn über die alltägliche Versorgung hinaus tun könnten. Heilserwartungen lasteten auf der musiktherapeutischen Behandlung. Seine Ärztin hatte mich aber gleich zu Beginn der Behandlung darauf hingewiesen, dass sie wenig Hoffnung bzgl. der Veränderung seines Zustandes hätte. Dieser entspräche nahezu einem apallischen Syndrom, das aufgrund schwerer Schädel-Hirn-Verletzungen einen funktionellen Ausfall fast aller Bereiche der Großhirnrunde zur Folge hat. Die Vermutung, dass das Leben der davon betroffenen Menschen nur noch durch vegetative Steuerungsprozesse bestimmt sei, führte bei VertreterInnen der ›neueren Euthanasiebewegung‹ zur Bezeichnung ›Blumenkohlexistenzen‹, deren Tötung nicht als Tötung von Personen aufzufassen sei.[10] Diese Darstellung sitzt einer Verkürzung und Verdichtung auf. Es ging hier um Tötungsfantasien, die mich im Zusammenhang mit dem Hinweis der Ärztin schockiert und empört hatten und von denen ich mich so distanziert hatte. So war ich eingezwängt zwischen Heilserwartungen und dem Schock, den die eigentlich fürsorgliche Mahnung der Ärztin in mir ausgelöst hatte. Ohne dass ich es mir eingestand, war ich furchtbar erschrocken und voller Trauer über Antons zerstörtes Leben. Die Tötungsfantasien, die ich anfangs, schon um überhaupt den Mut zu fassen, diese Therapie zu beginnen, der Ärztin zugeschrieben hatte, drängten sich mir zunehmend als bedrückende Fragen auf, ob sich solch ein Leben überhaupt lohne. Antons Unruhezustände und sein von mir als ein ›Weg!‹ interpretiertes Zischen schienen auf etwas Störendes zu weisen. Meine störenden Gedanken wagte ich bislang kaum zu formulieren und konnte sie so auch nicht als Teil einer Gegenübertragung verstehen. Ein solches Leben, wie Anton es führen musste, erschien mir nur dann als sinnvoll, wenn es sich verändern ließe. Entsprechend wäre die Therapie nur

10 Das ist hier sehr verkürzt ausgedrückt. Die Debatte, die durch Peter Singer, einem australischen Vertreter der neueren Euthanasiebewegung, in Deutschland ausgelöst wurde, war die Reaktion auf seinen Ansatz, dass nicht mit einem Bewusstseinszustand ausgestattete Menschen bzw. nichtpersonales menschliches Leben nicht mehr dem Geltungsbereich einer calvinistisch-utilitaristisch begründeten Ethik zugehörten. Daraus leitete er eine pragmatische Abtreibungspraxis ab, bei der Nutzen und Kosten der Gesellschaft für ein behindertes Baby gegeneinander aufgerechnet wurden (Kuhse & Singer, 1985). Die Bezeichnung ›vegetables‹ (Blumenkohlexistenzen) bezieht sich dabei auf den Zustand des bloß vegetativen Lebens. Die sehr heftige und zum Teil sehr unsachliche Debatte machte deutlich, wie wirksam noch das Gedankengut der ›alten‹ Euthanasie war (vgl. Moser & Horster, 2012).

dann sinnvoll, wenn sich das erreichen ließe, ansonsten müsste ich mir eingestehen, wie sinnlos mir sein Leben erschien und wie furchtbar traurig das war. Es war auf der Übertragungs-Gegenübertragungsebene wie ein Kampf gewesen. In der gerade erzählten Passage wurde mir allmählich klar, wie sehr ich bislang gegen das Gefühl der Hoffnungslosigkeit angekämpft hatte, als hätte das Benennen dieses Gefühls zwangsläufig den Abbruch der Therapie zur Folge.

> In einer späteren Stunde wurde mir eine Fantasie deutlich, die schon oft aufgetaucht war, ohne dass es mir aufgefallen war. In dieser hatte sich Anton großartig entwickelt. Alle Welt war daraufhin von der Bedeutung der Therapie überzeugt. Doch kurz danach überfiel mich wieder das Empfinden, dass die Therapie überflüssig sei, und damit ich. Ich wurde sehr wütend.

Therapieerfolg war für mich an das Verschwinden der Behinderung von Anton gekoppelt. Darin leugnete ich seine jetzige Lebensrealität. Anton hatte als kleines Kind einen Herzstillstand erlitten und war danach reanimiert worden. Sein Leben wurde gerettet, allerdings wurde er nie mehr ›der gesunde, nichtbehinderte Anton‹. Die intensive Sehnsucht danach war nur allzu verständlich. Ebenso hatten sicherlich die Eltern unendlich gehofft, dass etwas von ihrem kleinen, gesunden Sohn wieder lebendig werden könnte. Wenn das vielleicht auch immer wieder für Momente der Fall war, so war sein Leben, das er seit vielen Jahren führte, nun ein anderes. Das galt es anzuerkennen und darin auch Anton anzuerkennen. Es war sein Leben, er führte dieses von mir als hoffnungslos bewertete Leben. Und in dieser Hinsicht erlebte ich das Bewusstwerden der Hoffnungslosigkeit als Befreiung, als würde mir plötzlich spürbar, was mich gefangen gehalten hatte und würde mir auch darin Anton als ein Gegenüber spürbar. Mir wurde klar, dass es um das Gefühl der Hoffnungs- und Sinnlosigkeit ging. Man bricht ja auch nicht eine Therapie mit einem nichtbehinderten Patienten ab, wenn man in der Gegenübertragung Gefühle von Hoffnungslosigkeit verspürt. Allmachtsvorstellungen hatten mich als Folge einer unbewussten Einfühlungsverweigerung im Griff gehalten. Diese hatte bewirkt, dass Hoffnungslosigkeit nicht als Fantasie wahrgenommen werden konnte, die einen szenischen Kontext deutlich werden lässt. Umgedeutet als Tatsache wurde sie zu einem Faktum, das darauf hinzuweisen schien, dass die Therapie hoffnungslos und ein Einfühlen sinnlos ist.

Durch den Herzstillstand war Antons Subjektsein mit all seinen darin enthaltenen Weltbezügen auch in den neurophysiologischen Strukturen zerstört worden und er war zurückgeworfen auf eine frühe archaischen Wirkmechanismen ausgelieferte Leiblichkeit. Er war dadurch weitgehend angewiesen auf ein hilfreiches Umfeld, das sein eigenes vegetatives Sein nicht durch einen ›Blumenkohlexistenzen‹ erzeugenden Blick leugnen muss. Es ist der verzweifelte Blick einer Mutter, die immer wieder das Bild ihres verlorengegangenen Kindes beschwört, da sie im eigenen Schrecken ihr Kind und sich selbst nicht mehr zu erkennen meint und dagegen ihr Denkenkönnen setzen muss, um als Mutter zu überleben. Denn auch ihr Leben als Mutter droht zu verschwinden, ist es doch durch dieses Trauma komplett aus den Bahnen geraten. Erst die unendliche Trauer um das Kind, das es so nicht mehr gibt, könnte eine Brücke zu dem jungen Mann schaffen, der in einem gänzlich anderen Leben seinen Weg suchen muss.

Erst als ich anerkennen konnte, dass auch ich etwas nicht aushalte, und dies nicht nur als Mangel wahrnahm, konnte die Inszenierung als eine gemeinsam produzierte deutlich werden. Die Anerkennung des Mangels als Fehlen des Symbolischen erschien nun als ein gemeinsam erzeugter Ersatz eines Dritten. Erst in der Anerkennung des Mangels konnte Anton in seinem Sosein auf der leiblichen Ebene auftauchen.

> Häufig erschreckten mich Antons Bewegungen. Sie erschienen mir manchmal wie Zuckungen eines seelenlosen und doch lebenden Körpers. Doch zum ersten Mal erschien mir nun das erschreckende Lachen, die aus den Fugen zu geraten scheinende Bewegung auch als Erregung, die nicht gehalten wird und *deshalb* unaushaltbar ist.

Das Bild der ›Zuckungen eines seelenlosen Körpers‹ ist eine ganz vom Schrecken beherrschte dissoziative Fantasie. Sie kennzeichnet eine Szene, in der die Therapeutin mit der erschreckenden Abwesenheit ihres Denkenkönnens – dem Anerkennen des Scheiterns ihrer sich einfühlenden, denkerischen und fantasierenden Bemühungen – dem sich selbst überlassenen Vegetativen und damit ihrem eigenen Fehlen zuschaut und Tötungsfantasien und -ängste ununterscheidbar werden. Es muss im Kontext einer dyadischen Beziehung hochbedrohlich erscheinen – einer Beziehung, bei der das Überleben des Gegenübers ganz von der Fähigkeit der nichtbehinderten Beziehungsperson abhängig zu sein scheint, im Containment einen Raum zur Verfügung zu stellen, in dem die Bedürfnisse und die Intentionen des Gegenübers als dessen eigene verstanden werden können. Es erscheint, als läge das Überleben des behinderten Gegenübers ganz in der Hand der nichtbehinderten Beziehungsperson. Hängt es aber nicht gleichermaßen von dem in den leiblichen Regungen spürbar werdenden Lebenswillen des behinderten Gegenübers ab?

Das Übertragungs-Gegenübertragungsgeschehen ist auf der leiblichen Ebene von den im Vegetativen verankerten Regungen meines Patienten sowie meiner denkerischen Übermacht bestimmt. Als einzige Möglichkeit bewahren diese Regungen gerade in ihrer Unzugänglichkeit das Eigene des Gegenübers und stellen zugleich einen Umgang mit einem uns verbindenden Mangel dar. Diesen hinzunehmen bedeutet, die »Diskrepanz [auszuhalten] zwischen dem, was die [schwerbehinderten] Kinder und Jugendlichen an Geborgenheit und Teilhabe am Leben eigentlich notwendig hätten, und den begrenzten eigenen Möglichkeiten« (Pfeffer, 1988, S. 131). In der Anerkennung dieser Diskrepanz können die ›Zuckungen des seelenlosen Körpers als Folge einer ungehaltenen Erregung‹ als ein gemeinsam erzeugtes Konstrukt zur Beschreibung dieses Mangels und damit auf leiblicher Ebene als eine Szene deutlich werden: ›Ich fehle als ein Ich für ein Du‹, ein Ich, das sich dem Gegenüber verfügbar macht, ohne sich selbst aufzugeben. Entsprechend stellt die Mutter dem Kind ihren ›Verdauungsapparat‹ zur Verfügung. Die Umwandlung von β-Elementen, rohen Sinnesdaten, in α-Elemente, Fantasien, macht eine Beziehungsfigur deutlich, in der der Wunsch des Kindes bestimmend ist. Als eine konkretsinnliche Beziehungsfigur löst sich hier das ›Ich für ein Du‹ nicht vom sinnlich-leiblichen Kontext. Dies stützt das metaphorische Verstehen aber gegen den Rückfall ins Dyadische ab. Die Unsicherheit muss dabei ganz von der nichtbehinderten Beziehungsperson gehalten werden. Was im Kontext der Beziehung an eigenem Bedrohlichen virulent wird, muss als Eigenes verarbeitet werden. Damit entsteht zugleich Raum als Spielraum für das behinderte Gegenüber.

Im Zuge der therapeutischen Arbeit gewann Anton an einer im Leiblichen gehaltenen Bezogenheit dazu. Er wurde spürbar als ein teilnehmendes Gegenüber. Lange nach Abschluss der Therapie stellte sich bei einer zufälligen Begegnung die Vertrautheit – das ›Ich bin gemeint‹ – sofort wieder her. Anton freute sich. Wir erkannten uns. Was heißt das? Diese Bezogenheit entspricht einem im Affekt-Attunement hergestellten Muster unserer Beziehung, wie Kind und Mutter sich im Miteinander des ›Tanzes‹ wiedererkennen. Er hätte mich nicht erkannt, wenn ich einfach so ›Anton‹

gerufen hätte. Aber wir erkannten uns im Miteinander in zeitlicher Entfernung zur Therapie wie auch in räumlicher Distanz zum Ort, wo wir uns trafen, wenn ich ihn mit ›unserer Sprache‹ ansprach. Darin erhielt sich die Spur einer frühen guten Erfahrung mit der Mutter. Diese Spur hatte im Laufe der Therapie an Festigkeit gewonnen, und darin wurde Anton mit seinem Intentionalen erfahrbar. Zitat des Nachfolgetherapeuten Frank Hiesler (dem ich dafür danke) in einem anerkennend verschmitzten Tonfall: ›Anton – der hat es faustdick hinter den Ohren. Er wirkt irgendwie erwachsen.‹

4.3 Der Schrecken in der therapeutischen Beziehung

Abkömmlinge der traumatischen Ursprungssituation des ›Geistigbehindertseins‹ – die Angst, mit den eigenen Affekten (Wut, Ohnmacht, Tötungsfantasien) dem Kind möglicherweise unwiderruflich zu schaden, angesichts dessen wahrgenommener Verletzlichkeit – können auch in der professionellen Beziehung zu behinderten Menschen erlebbar werden. Ich möchte dies in zwei kleinen Vignetten anschaulich machen.

> Der körperbehinderte Herr Z besuchte mich. Ich wohnte im ersten Stock und musste ihn im Rollstuhl die Treppe hochziehen, wobei er mithalf, sonst wäre es mir nicht gelungen. Ich erschrak, als mir klar wurde, welche Verantwortung ich hatte. Wenn ich versagte, würde er möglicherweise stürzen und sich schwer verletzen. Ich sprach es aus. Herr Z machte einen Scherz über die Situation, sodass ich beruhigt war. Die Gefühle drohten mich nicht mehr zu überwältigen.
>
> In einer anderen Situation saß ich mit Jarek, dem behinderten Jungen, der mir in der ersten Begegnung wie ein Monster erschienen war (s. Kap. 1), gemeinsam in der Gondel eines Karussells. Er saß vor mir, hielt sich nirgendwo fest und schien in keiner Weise um eine mögliche Gefahr zu wissen. Er war begeistert. Aufgrund seiner mangelnden Körperspannung rutschte er immer weiter nach vorn. Ich konnte ihn nur mit Mühe festhalten. In dieser mir hochbedrohlich erscheinenden Situation hatte ich allein die Verantwortung und Angst und Schuldgefühle vor allem den unten wartenden Eltern gegenüber, hatte ich die Situation doch zugelassen. Zugleich wurde ich wütend auf Jarek: ›Warum ist er so blöd und merkt nichts

> von der Gefahr. Wieso mutet er mir das zu?‹ Eigentlicher Auslöser meiner Wut war jedoch mein Eindruck, dass er vollkommen darauf angewiesen schien, dass ich ihn hielt, und die Situation auch noch genoss. Damit zusammenhängend war meine Angst, der Halt könnte reißen, enorm.

In beiden Situationen war ich konfrontiert mit einem heftigen Schreck. In der Situation mit Herrn Z wurde mir die Abhängigkeit meines Gegenübers von mir schlagartig bewusst. Es drängten Affekte an die Oberfläche, meine mir unangenehmen Ressentiments und eine damit verbundene Unsicherheit Herrn Z als behindertem Mann gegenüber. Ich nahm ihn nicht so ernst, wie das bei einem nichtbehinderten Mann der Fall gewesen wäre. In dieser Situation ließen sich meine Ängste auf das unbewusste Ineinander früher Ängste und Impulse verstehen: zu fallen, fallengelassen zu werden, aber auch fallen zu lassen. Indem ich mit meinem Gegenüber kurz über die Angst sprechen konnte, positionierte er sich als ein ernst zu nehmender, eigenverantwortlicher Mann. Mein erwachsenes Gegenüber trug die Situation mit, hatte er mir doch diesen ›Transport‹ vorgeschlagen und war sich mit Sicherheit möglicher Gefahren bewusst. So konnten die aufdrängenden Affekte wieder in der Latenz gehalten werden.

Ganz anders gelagert war die Situation mit Jarek. Im Karussell erschrak ich, als mir überraschend klar wurde, dass er auf die Situation ohne jeglichen Schutzreflex zu reagieren schien. Dass das teilweise tatsächlich auch organisch bedingt war, wurde mir erst im Nachhinein deutlich. So hatte er aufgrund seiner Beeinträchtigungen einen sehr instabilen Halt in der körperlichen Aufrichtung. Auch hier drängten heftige Affekte in mein Bewusstsein. Es war mir ungeheuerlich, sich so unbeschwert und bar jeder Angst sich dem Schweben, Fliegen, Sausen hingeben zu können. Frühe Kinderängste, ins Bodenlose zu fallen, drohten virulent zu werden. Ein Halt könnte brechen, so als brächen die Stützen des Karussells. Im Gegensatz zur Situation mit Herrn Z speiste die Angst ihre eigentliche Wucht aus der Ursprungssituation, die im Bild ›Monster‹ aufgeschienen war: Statt um Ressentiments einem schwer körperbehinderten Mann gegenüber, der jedoch durchaus in der Lage war, mir Paroli zu bieten, ging es bei Jarek um unbewusste Tötungsfantasien und Schuldgefühle, die am Beginn einer Entwicklung zur geistigen Behinderung stehen. Im Lichte des auch in mir wirksam werdenden bedrohlichen Phantasmas des lebensunwerten Lebens hatte sich Jarek für mich in ein Monster verwandeln können. Insofern konnte die Situation als eine ›unheimliche Versuchungssituation‹ erscheinen. Niedecken (1989,

S. 55) nennt es den »kollektive Mordauftrag«, mit dem Mütter mit ihrem geistig behinderten Kind alleingelassen werden (s.a. Görres, 1994, S. 115) und der in der Spaltung verwaltet wird. Abkömmlinge unbewusster Tötungsfantasien und Schuldgefühle, vor denen ich mich sicher gewähnt hatte, drohten einzubrechen. Diese galt es in der Latenz zu halten. So hielt ich voller Angst Jarek fest und damit zugleich mich.

Ich hatte mich in meiner Rolle von Allmachtsfantasien und Überlegenheitsgefühlen den im institutionellen Rahmen arbeitenden KollegInnen gegenüber getragen gefühlt. Diese – so meine Fantasie – wollten die Entwicklungsmöglichkeiten der Kinder zwar fördern, schienen sie aber genau darin zugleich kleinzuhalten. Die implizite Botschaft der Aktion an sie, aber auch an die Eltern war: ›Schaut mal, ihr müsst nicht so viel Angst haben. Die Kinder können mehr, als ihr glaubt.‹ Im plötzlichen Einbruch der Angst, den Halt zu verlieren und damit ihn und mich einem möglicherweise tödlich ausgehenden Unglück auszuliefern, schien mich Jarek selbst als ›bessere Mutter/Vater/Therapeutin‹ entlarvt zu haben.

Jareks fehlende Schreckreaktion hätte sich durchaus mit bestimmten organischen Schädigungen in Verbindung bringen lassen können: ›Er ist doch zu behindert und darf solchen Gefahren, die er gar nicht begreifen kann, nicht ausgesetzt werden.‹ Zugleich aber brachte er sich genau darin, im Fehlen einer Schreckreaktion, mir gegenüber als ein Eigener zur Geltung. Gewissermaßen war in mir eine Leerstelle entstanden, indem meinem narzisstischen Höhenflug der Boden entzogen wurde und ich mit Versagensgefühlen zu kämpfen hatte. Meine Wut hing zugleich mit einer Irritation zusammen, die mich darauf hinwies, dass ich etwas nicht verstanden hatte. Hierdurch entstand erst die Chance, Jarek in seinem Eigensein bei allem fremd Erscheinendem wahrzunehmen. Die Situation und ihre affektiven Implikationen – Wut, Angst, Ungewissheit – mussten vorerst von mir für ihn gehalten werden. Er war dazu noch nicht in der Lage, z.B. seine Grenzen und Ängste als die seinen zu spüren und für sein Eigensein Verantwortung übernehmen zu können.

Im Bestehen auf dem Karussellbesuch hatte er sich ein herrliches Erlebnis des Fliegens verschafft, bei dem die damit verbundenen Ängste von mir gehalten werden mussten. Entsprechend hatte er sich in der früheren Situation mit seinem Bemühen, sich Zutritt zu meinem Schlafzimmer verschaffen zu wollen, mit seiner Sexualneugier gezeigt. Die Grenzen und Widerstände, die der Verwirklichung seiner Wünsche im Weg standen, konnten ihm nicht verfügbar sein. Auf diese weist der bedrückende

›Monster‹-Einfall hin. In der therapeutischen Auseinandersetzung mit geistig behinderten Menschen können sich Abkömmlinge dieser Desubjektivierung – nahm ich Jarek im Zerrbild des ›Monsters‹ doch nicht als ein Mensch wahr – in unterschiedlicher Weise in der Übertragungs-Gegenübertragungsbeziehung inszenieren. Hierin liegt für beide Seiten eine Chance, wenn es gelingt, gerade in Anerkennung der Grenzen Spielräume zu entdecken. Mit einer solchen Inszenierung kann im gelingenden Fall in Entsprechung zum »Originalvorfall« (Lorenzer, 1970, S. 169) das bislang aus der Kommunikation Ausgeschlossene in der Komplettierung einer Szene deutlich werden. Mit Originalvorfall bezeichnet Lorenzer nicht ›die‹ eine, dem unbewussten Konflikt der PatientIn zugrundeliegende Situation, sondern »die im Erlebnis des Kindes sich konstellierende Situation, die, gleichgültig inwieweit real bedingt und inwieweit phantasiert, von der Abwehr aus dem Bewußtsein ausgeschlossen wurde« (ebd.). Da es sich hier jedoch um einen durch kollektive Phantasmen angeheizten interpersonellen Konflikt handelt, geht es um ein sich auf der Übertragungs-Gegenübertragungsebene inszenierendes situatives Geschehen, mit dem das Szenische Verstehen als solches auftaucht: die sich hinter der narzisstischen Figur verbergende Objektbeziehung der PatientIn. Wenn es der TherapeutIn gelingt, Ängste und Ohnmachtsempfindungen, Selbstzweifel wie auch Versagensgefühle im Sinne eines Containings zu halten, kann der therapeutische Raum im Inneren der TherapeutIn zu einer Bühne für das Zusammenspiel zwischen den Verhaltensweisen der geistig behinderten PatientIn und den irritierten, manchmal aus der Hilflosigkeit geborenen, ungenügend erscheinen Antworten der TherapeutIn werden. Das Zusammenspiel wird als ein Inszeniertes deutlich, in dem die zugrundeliegende Übertragungsbeziehung verständlich und das geistig behinderte Gegenüber mit seinem Gestaltungswillen auftauchen kann, ohne dass dessen Fremdheit, Defizitäres und Irritierbares geleugnet werden müssen.

Das folgende Fallbeispiel kann deutlich machen, mit welchen Schwierigkeiten ein solcher Prozess konfrontiert ist. Dieser war durch zwar kurz auftauchende, jedoch über weite Strecken verleugnete bedrohliche Kontrollverlustängste gekennzeichnet.

> Mirko, ein sympathisch wirkender Heranwachsender mit Down-Syndrom, lebte mit seinen jüngeren Geschwistern noch bei seiner Mutter und kam im Zuge einer Adoleszenzkrise zur Therapie. Er inszenierte in der Öffentlichkeit Zusammenbrüche, sodass Rettungswägen gerufen wurden. Im

Krankenhaus konnte stets kein organischer Befund festgestellt werden und Mirko wurde unter Protest nach Hause geschickt.

Mirko hatte sich eine Fantasiewelt geschaffen. Ich nannte sie seine Fantasiefamilie. Er setzte diese Fantasiewelt meist in lauten Selbstgesprächen in Szene und wirkte dabei ganz absorbiert davon. In der Gegenübertragung erschien er für mich unerreichbar. Ich erlebte mich ausgegrenzt, während er in wilde Szenen verstrickt zu sein schien. Angefangen hatte sein Fantasieren nach dem Abschied von einem für ihn zuständigen Betreuer, den Mirko sehr geschätzt hatte. In der Therapie konnte ich oft nicht unterscheiden, wovon er gerade redete. Anfangs wies mich die Mutter darauf hin, dass Mirko oft von Konflikten sprach, die sich auf Fantasierte Personen bezogen. Ähnlich war es ihr in seiner frühen Kindheit ergangen. Mirko sprach als Kleinkind so unverständlich, dass sie auf die Übersetzung des zwei Jahre jüngeren Bruders angewiesen war, der ihn gut verstand. Mit ihm war Mirko sehr eng gewesen, bis er von dessen Entwicklung überholt worden war.

In der Therapie war ich ständig bemüht zu sortieren, indem ich danach fragte, ob er von der Fantasie- oder der wirklichen Welt sprach. Mirko war darüber sehr böse. Ebenso wollte er nicht, dass ich ihn als Mirko in spielerische oder musikalische Inszenierungen einbezog, z. B. in Liedern über ihn als Mirko sang. Er wollte nicht als Mirko im Mittelpunkt stehen. Manchmal ließ ich mich auf seine Durcheinandererzählungen ein, ohne unterscheiden zu können, worauf sie sich bezogen. Ich wurde meist sehr verwirrt, als würde ich meine Orientierung verlieren. Diese Verwirrung fand sich als Schwindel in der Symptomatik von Mirko, wenn ihm in der Öffentlichkeit schwindelig geworden und ein Rettungsteam herbeigerufen worden war. In der Therapie spielten wir diese Szenen nach und es zeigte sich, dass in Mirkos Fantasie die Beteiligten des Rettungsteams nicht mit Helfen und Heilen, sondern mit ständigem Sex nach dem Muster ›Liebe, Eifersucht, Kampf, Ficken‹ beschäftigt waren. Gefangen in einem mütterlich dyadischen Raum – im Rettungswagen – spielten sich hier Triebkonflikte ab, die eigentlich der Lösung aus der Dyade hätten dienen sollen. Im dramatisch mit Blaulicht sausenden Krankenwagen verbanden sich bedrohliche vitale Not und höchste sexuelle Lust: Verkehr auf höchstem Niveau. Dieser Einfall einer Intervisionskollegin weist auf die Größenfantasien hin, die in diesem Fantasiegeschehen enthalten waren.

Beide Themen – Verwirrung und Realität vs. Fantasie – tauchten auch an anderer Stelle auf. Grenzüberschreitungen seinerseits hatten hier ein heftiges Agieren meinerseits zur Folge. Mirko neigte in diesen Situationen dazu, die spielerischen Handlungen zu agieren. Das ›Als-ob‹ fehlte. Dennoch erschienen diese Handlungen bzw. vegetativen Geschehnisse (Pupsen) nicht als etwas, was ihm ›aus Versehen‹ passierte, ihm entglitt, sondern als provozierend inszeniert. Dies führte manchmal zu einem Eklat.

> So beteuerte Mirko mir am Stundenende zeitweise seine Liebe, indem er mir die Hand küsste und sie dabei leckte. Das ekelte mich und wirkte auf mich sehr ambivalent, als provoziere er meine Ablehnung. Zugleich hatte ich Schuldgefühle, da ich ja seine Beweise der Zuneigung zurückwies, also einen geistig behinderten jungen Mann nicht gern als attraktiven Liebhaber hätte. Es schien, als führe er mir mit dem Lecken vor Augen, dass es mit meiner Zuneigung zu ihm nicht so weit her sein könne, da mir ja seine ›normalen‹ Handküsse schon zu viel waren. Ich sagte ihm mehrfach, dass ich das nicht wolle. Als er es wieder einmal tat, reagierte ich sehr heftig und sagte, so ginge es nicht, so könnte ich nicht mit ihm arbeiten. Er war sehr erschrocken und sprach erstmalig von sich mit seinem eigenen Namen: ›Mirko macht immer alles kaputt.‹ Ich war sehr berührt, besonders da er sich selbst mit seinem wirklichen Namen bezeichnete. Es folgte ein Moment des Innehaltens. Die Szene fand jedoch im therapeutischen Prozess keinen unmittelbaren Anschluss. Nach einer Weile machten wir vorsichtig weiter, wie tastend, ob der Boden noch hält: ›Es war noch einmal gut gegangen.‹

Ich war zuerst beruhigt, hatte ich doch klare Grenzen gesetzt. Die Reaktion von Mirko schien dies zu bestätigen. Indem ein psychotherapeutisch zu bearbeitendes Thema deutlich zu werden schien, fühlte ich mich auch in meiner Rolle bestätigt. Dieses Thema – der Selbsthass – fand jedoch keinen Anschluss. Es gelang nicht über die Szene zu sprechen. Sie blieb zugleich ein irritierender Fremdkörper. Mit diesem fehlenden Anschluss bietet sich auch eine andere Deutung an. Ich hatte in dieser Szene in aggressiver Weise meine Grenzen ins Spiel gebracht bzw. agiert. Denn es war keine wohlüberlegte Aktion gewesen. Die Vorstellung von mir als erfahrener Therapeutin, die gegenüber geistig behinderten Menschen keine Berührungsängste hat und deren Angebote hinnehmen und mittels Szenischen Verstehens transformieren kann, hatte einen Riss bekommen. Mirko war erschrocken. Meine Wut war mir ›herausgerutscht‹. Hatte er sie quasi ›herausgeleckt‹ und sich anschließend unterworfen, indem er mir das anbot, was ich hören wollte? In dem Verwirrenden, Unklaren und Unverstandenen dieser Szene verwischten sich die Grenzen wieder, die ich doch meinte gezogen zu haben. Dies galt es hinzunehmen und nicht vorschnell zu überdecken.

Erst nachträglich verstand ich, dass die Situation als Fremdkörper für sich stehen blieb, weil ihre eigentliche Bedeutung nicht benannt worden war. Mir wurden meine anhaltenden Rechtfertigungsbemühungen für mein Agieren bewusst. Sein Verhalten, das mein Agieren ausgelöst hatte, ›sei auch wirklich unzumutbar‹. Damit wurde mir schlagartig klar: ›Unzumutbar‹ ist ein Mensch mit Down-Syndrom, der ›eklig distanzlos‹ ist, ›sich nicht beherrschen kann, dumm, ausgeliefert, bar jeder Selbstachtung, so wie man nie sein möchte‹. In dieser Szene hatte mein heftiger Affekt des ›Unzumutbar‹ zum sofortigen Rückzug, zum sofortigen Zusammenbruch jedweder vitalen Bewegung des behinderten Gegenübers geführt, dem diese Zurückweisung gilt, sodass es in vernichtender Scham zu jeder Floskel greifen muss, um sich amöbenartig unsichtbar zu machen. Dieser Zusammenprall war kurz deutlich geworden und wurde zugleich wieder unsichtbar gemacht.

Die Mutter gab an, es wäre für sie kein Problem gewesen, dass Mirko das Down-Syndrom habe. Es wäre ihr schon vor der Geburt bekannt gewesen. Ich war irritiert, als sei mir der Wind aus den Segeln genommen worden. Erst viel später fiel mir auf, wie selbstverständlich ich annahm, dass ein Kind mit Down-Syndrom nicht willkommen sein kann. Ebenso entging mir, was es aus Sicht des Kindes für eine Aussage ist, ›dass es kein Problem darstellt‹. Erst durch die Auseinandersetzung mit meinen eigenen unterschwelligen Ressentiments gegenüber Menschen mit Down-Syndrom und den damit zusammenhängenden Schuldgefühlen gewann ich eine Einfühlung für ein Kind, dessen Willkommensein sich zeigt als: ›Nicht so schlimm, dein Sosein macht mir nichts aus‹, oder ›Schon gut, ich liebe dich trotzdem‹, als hätte das Kind gerade noch einmal Glück gehabt: ›Es war noch einmal gut gegangen.‹ Oder aber: ›Ich liebe dich so sehr, dein Schwieriges will ich nicht wissen.‹ Für wen war es nun noch einmal gut gegangen?

Für Menschen mit Down-Syndrom ist das kollektive Phantasma des lebensunwerten Lebens besonders wirkmächtig. Sie werden mit gesellschaftlicher Erlaubnis abgetrieben oder aber die Mutter/Eltern ›kommen damit zurecht‹. Menschen mit Down-Syndrom steht nicht das selbstverständliche Lebensrecht eines jeden Kindes zu, sondern es ist die individuelle Entscheidung der Eltern, denen damit zugleich die ganze Verantwortung aufgebürdet wird. Das Kind wird toleriert. So ist in der mutigen und liebevollen Haltung der Mutter doch zugleich das Ungewolltsein des Lebensunwerten wie auch der damit verbundene Schmerz verborgen, der zudem nun schwerer greifbar wird. Ebenso ist die professionelle Gewissheit, mit behinderten Menschen therapeutisch arbeiten zu können, kein Garant dafür, nicht der institutionellen Gegenübertragung zu erliegen. Schuldgefühle sorgten dafür, dass ich die Zudringlichkeit von Mirko unterschwellig als ›So sind Menschen mit Down-Syndrom‹ lange Zeit hinnahm, um schließlich pädagogisch zu reagieren. Meine Verstrickung mit Schuldgefühlen und Versagensängsten, aber auch mit Omnipotenzfantasien erschwerte es mir, meine Gegenübertragungsgefühle wahrzunehmen und zu verstehen, in was für eine Szene ich hineingezogen worden war. All meine bewussten Bemühungen zum Trotz war ich unbewusst geneigt, das Anhalten der Schwierigkeiten von Mirko als Beweis meines Versagens zu nehmen. Sein Absorbiertsein in seine Fantasiegeschichten beunruhigte mich. Es aktivierte Schuldgefühle, als würde er mit seiner Form des ›Sich-als-Mirko-Wegmachens‹ auf mein ›Ihn-nicht-haben-Wollen‹ verweisen. Es wäre ein Beweis meines Versagens als gute Therapeutin, wenn durch die Therapie Mirko nicht dazu gebracht werden könnte, seine Fantastereien aufzugeben.

Es lässt sich annehmen, dass Mirko als Baby entgegen aller liebevollen Bemühungen der Eltern sehr wohl die diffus-bedrohlichen Spannungen erspüren musste, dass etwas ›mit ihm nicht stimmt‹. Der jüngere Bruder war möglicherweise wie ein rettendes Alter Ego, das ihm zumindest anfangs nicht überlegen war, also noch nicht einsozialisiert in die Verachtung des Nicht-denken-Könnens und zugleich umgeben mit dem Willkommensein. Diese identifikatorische Nähe als das selbstverständliche anfängliche Geschwisterliche des Bruders erlaubte ein Sichverstehen im Unverständlichen. Und dies verlor er noch einmal, als der geschätzte Betreuer ihn verließ. Wenn Mirko in dieser Alter-Ego-Welt nur für diesen verständlich war, war Unverständlichsein möglicherweise Schutz für Mirko, Schutz vor dem Bedrohlichen, was er in der Begegnung mit anderen spüren musste. Die mit dem Down-Syndrom einhergehende Sichtbarkeit liefert die Betroffenen einer vom nichtbehinderten Gegenüber ausgehenden Bedrohung aus, eine Bedrohungsfigur, in die auch das nichtbehinderte Gegenüber vom Phantasma hineingezwungen wird. Dessen Wirksamkeit kann nur gebrochen werden, wenn der eigene Anteil daran von diesem reflektiert und die Übermacht dieser kollektiven Ausgrenzung anerkannt und darin zugleich gebrochen werden kann. Mirkos Rückzug in seine Fantasiewelt diente ebenso wie seine Unterwerfungsgeste seinem Schutz. Mit ›Mirko macht immer alles kaputt‹ nahm er dem Gegenüber den Wind aus den Segeln und vollzog die Ausgrenzung selbst.

4.4 Leiblichkeit als Ort deformierter, selbstbehauptender und libidinöser Impulse in der Übertragung

Als geistig behindert geltende Menschen haben mit der Botschaft ›So wie ich bin, soll ich nicht sein‹ ein spezifisches leibliches Introjekt aufgenommen. In mehr oder weniger ungebrochener Weise greift dieses Introjekt ins Umfeld hinaus. In diesem reaktivieren sich kollektive Phantasmen, die um Vorstellungen von geistiger Behinderung kreisen. Ihre Leiblichkeit zeichnet sich durch Verhaltensweisen aus, die in ihrer Seltsamkeit und Unverständlichkeit den Eindruck ›Typisch geistig behindert‹ hervorrufen können, so z. B. wenn Jarek keine Schutzreflexe reaktivieren konnte oder er ungeachtet der Irritationen, die sein Erscheinen im Umfeld hervorrief, seinen Impulsen nachzugehen schien. Auch Mirko behauptete und lebte die Realität seiner Fantasiewelt, indem er in der Öffentlichkeit – laut gestikulierend – mit dieser beschäftigt die irritierten Blicke des Umfelds nicht zu bemerken schien. Die verwirrenden leiblichen Gesten, Verhaltensweisen und Äußerungen rufen in ihrer Seltsamkeit vor dem Hintergrund einer tatsächlichen oder vermuteten hirnorganischen Schädigung entsprechende Reaktionen im Gegenüber hervor: ›Aha, so ist man, wenn man geistig behindert ist.‹

Im Zusammenspiel dieser Gestik und Verhaltensweisen mit den Reaktionen des Umfelds wiederholt sich einerseits das Versagen früher Selbstobjekte.[11] Hierdurch können Selbstbestrafungstendenzen und Selbsthass – ein ›Sich-selbst-Wegmachen‹ – gelebt werden, gerade indem diese Gestik oft nicht als Ausdruck einer Intentionalität erscheint. Denn das Gegenüber fühlt sich davon oft nicht gemeint. In diesem Zusammenspiel liegt andererseits eine Chance, wenn es seitens der nichtbehinderten Beziehungsperson reflektiert werden kann. Ebenso wie aggressive, der Selbstbehauptung dienende Impulse in der Entwicklung zur geistigen Behinderung an eine behindert erscheinende Gestik gebunden sind und daher dem Kind nicht

11 Hiermit sind nicht Personen gemeint wie Mutter oder Vater, sondern die mit den Interaktionsformen leiblich aufgenommenen Entwürfe des In-der-Welt-Seins als ein Bezogensein auf stützende Objekte.

verfügbar werden können, sind auch libidinöse Strebungen in diese Problematik eingebunden.

In den frühen sinnlich-sensorischen Beziehungsmodi in der Mutter-Kind-Dyade werden die libidinösen Wünsche des Kindes in den Antworten der Mutter in ›zärtlicher Liebe‹ erwidert. In diesem Liebesspiel sind in modifizierter Form die unbewussten libidinösen Wünsche des erwachsenen Gegenübers gleichermaßen beteiligt. In diesem Miteinander liegt der Ursprung des Eigenseins des Kindes, indem es sich darin mit seinem Wunsch in der ganz spezifischen Weise als erkannt erfährt, wie es dieser Mutter-Kind-Dyade entspricht. Die Freude des sich als geistig behindert entwickelnden Kindes an aufregenden lustvollen Körpersensationen droht durch die für das Gegenüber erschreckende Gestik stillgestellt zu werden, sodass Abwehrreaktionen des Kindes diese noch verstärken. Damit wird das nichtbehinderte Gegenüber als Subjekt auf den Plan gerufen. Das Kind wird so seinem Wunsch entfremdet. Mit der wirksam werdenden Spaltung bleibt es damit in dem auf einen dyadischen Kontext bezogenen Rahmen gefangen. Entsprechend ist der sich als geistig behindert entwickelnde Mensch auf seine Kindlichkeit reduziert, während seine selbstbehauptenden wie auch libidinösen Wünsche zusammen mit der durch Projektionen der nichtbehinderten Beziehungsperson aufgeladenen beeinträchtigten Leiblichkeit ihm fremd bleiben müssen. Der in der Pubertät und Adoleszenz erfolgende Triebschub verschärft aufgrund der veränderten Körperlichkeit diese Problematik, da er eine quasi inzestuöse Atmosphäre hervorrufen muss.

Als geistig behindert geltende Menschen werden entweder oft als asexuell wahrgenommen oder als innerlich wie äußerlich einem Triebgeschehen ausgeliefert. Infolge der arretierten Subjektentwicklung konnte dessen Hemmung, Sublimierung und Regulierung nicht internalisiert werden und muss nun durch äußere Objekte erfolgen. Im gesellschaftlichen Kontext unterliegt die Sexualität geistig behinderter Menschen immer noch einem großen Tabu. Es bestehen große Ängste seitens der Eltern, dass ihre Kinder Opfer von Missbrauch werden könnten. Das ist keine grundlose Sorge. Menschen mit einer geistigen Behinderung sind deutlich häufiger als Nichtbehinderte von sexuellem Missbrauch betroffen. Ebenso wird der Kinderwunsch geistig behinderter Paare als bedrohlich wahrgenommen, teils aus der Befürchtung heraus, ihre Kinder könnten ebenfalls behindert sein, oder sie seien als Eltern nicht in der Lage für ihre Kinder zu sorgen etc. Alle diese Sorgen sind nicht von der Hand zu weisen. Doch zugleich zeigt sich das ›Wegmachen-Wollen‹ geistig behinderter Menschen sehr deutlich: ›Wenn sie schon da sind, sollen sie sich nicht auch noch vermehren.‹ Wenn auch die Praxis der Sterilisation behinderter junger Mädchen ohne deren Wissen nicht mehr Usus ist, tut sich die Gesellschaft mit dieser Thematik doch immer noch äußerst schwer. Denn das nichtbehinderte Gegenüber ist in diese Problematik involviert und verstrickt. Sich hierüber bewusst zu werden, ist ein besonders schmerzlicher Prozess, wie in den noch folgenden Fallbeispielen deutlich wird.

Ein auf Einfühlung und Reflexion basierendes psychotherapeutisches Angebot kann, auch wenn es ersehnt sein mag, von den als geistig behindert geltenden PatientInnen daher als Bedrohung erlebt werden. Das Beziehungsangebot kann libidinöse Wünsche auslösen und damit die Angst provozieren, erneut ausgestoßen, missverstanden oder abgewiesen zu werden. Im Sinne einer Versuchungssituation kann dies dazu führen, dass sich das ›behinderte Repertoire‹ verstärkt. Die Kontamination mit diesem Übertragungsangebot kann aufseiten der Therapeutin tief sitzende Ängste auslösen, die ihre Fähigkeit, sich der träumerischen Gelöstheit zu überlassen, zu unterlaufen drohen. Neben einer vielleicht eher unproblematisch erscheinenden Beziehungsaufnahme können Verhaltensweisen des Gegenübers irritieren, in denen dieses mit seiner Intentionalität kaum zu spüren ist, z. B. gänzlich in sich gefangen zu sein scheint. Es können Verhaltensweisen sein, in denen libidinöse oder sexuelle Aspekte deutlich werden, die jedoch gänzlich unangemessen wirken. Sie würden normalerweise als grenzüberschreitend empfunden und nicht toleriert werden, wenn sie nicht als ›typisch geistig behindert‹ subsumiert würden. Auch das Hineingezogenwerden in Inszenierungen, in denen durch eine anscheinend fehlende Intentionalität des Gegenübers die eigene Subjektstruktur nicht abgestützt wird, kann große Irritationen auslösen. Indem diese Verhaltensweisen als ›typisch geistig behindert‹ wahrgenommen werden, rastet eine Spaltung mit der dazugehörigen Einfühlungsverweigerung und affektiven Distanz ein. Die Verhaltensweisen werden nun vielleicht ›freundlich‹ toleriert, da die nichtbehinderte Beziehungsperson das geistig behinderte Gegenüber nicht kränken oder zurückweisen möchte, doch vielleicht auch, um eigene Schuldgefühle zu beschwichtigen. Das, was diese Verhaltensweisen in der Begegnung in einem selbst auslösen könnten, wird in Schach gehalten. Dieses Gebaren bietet sich in der Gegenübertragung geradezu zur Projektion eigener Schamängste wie auch Sehnsüchte an, z. B. die Ängste vor ungezügeltem lustvollem Ausleben eigener Begierden, also zur Projektion von allem, was dem autonom denkenden Subjektsein und der dazu notwendigen Selbstbeherrschung im Weg steht.

Das Ineinander der beeinträchtigten Leiblichkeit und des beeinträchtigten Denkens der TherapeutIn mündet in einer Übertragungs-Gegenübertragungsinszenierung, die sich einem symbolischen Verstehen geradezu zu entziehen scheint. Dies ist eben nicht Folge der mangelnden Sprachfähigkeit aufgrund organischer Beeinträchtigungen seitens der behinderten PatientIn, sondern Folge eines systematischen, gemeinsam erzeugten Ausschlusses des Symbolischen. Diese Inszenierungen sperren sich dem Verstehen und legen damit ein Agieren nahe. So ist die Beziehungsgestaltung oftmals durch ein narzisstisches Beziehungsmuster geprägt. Die manchmal heftigen Affekte und Gedanken, die in der TherapeutIn ausgelöst werden, werden nicht als Fantasien wahrgenommen. Fantasien aber sind, wie Lorenzer (1970, S. 142) schreibt, »imaginierte Objektbeziehungen, szenische Arrangements, in denen bestimmte Interaktionsmuster ausgelegt werden«. Den in der Gegenübertragung ausgelösten Affekten ist daher eine Tendenz zum Agieren inhärent. Dies gilt es als Potenz zu begreifen, denn das leiblich-sinnliche Feld kann ein Agieren wie auch ein darstellendes Inszenieren ermöglichen, das auf sinnlich-symbolischer Ebene auf die zugrunde liegende Objektbeziehung verweisen kann. Voraussetzung ist, dass es der TherapeutIn nach und nach gelingt, ihre eigene Beteiligung an der Inszenierung zu verstehen.

Die Therapie mit Franz (s. Kap. 4.1) hatte ich vorzeitig beenden müssen. Ich blieb jedoch mit bohrenden Fragen nach meinem Anteil daran zurück. In der Spaltung wurden zwei konträre Seiten auseinandergehaltenen. Aus Sicht der Eltern war ich die Böse, die etwas Schmutziges in ihr unschuldiges Kind hineinprojizierte. Aus meiner Sicht aber war es eigentlich unmöglich, Franz' sexualisiertes Verhalten nicht wahrzunehmen. Einen ersten Zugang zum Geschehen bekam ich mit dem Einfall eines Bachchorals aus der *Matthäus-Passion*: »Herzliebster Jesu, was hast du verbrochen, / dass man ein solch hart' Urteil hat gesprochen? / Was ist die Schuld, in was für Missetaten / bist du geraten?« In mir tauchten beim Hören dieses Chorals schmerzliche Affekte auf: Traurigkeit, Ohnmacht, Hilflosigkeit. Ich fühlte mich getröstet. Bach stellt in seiner Passion im Rahmen einer dramatisch-musikalischen Inszenierung die Gefangennahme, Verurteilung und den Tod Christi dar. Die hier eingestreuten Choräle richten sich an das Kirchenvolk, um ihm zu verdeutlichen, was es aus dem jeweiligen aktuellen Geschehen für sich an Trost und Mahnung mitnehmen kann. Der zitierte

Choral beschreibt, wie Jesus unschuldig in eine schwere Schuld gerät, die unumgänglich die Todesstrafe nach sich zieht. Das Kirchenvolk kennt sicherlich das Gefühl, wie es ist, unschuldig in eine Schuld zu geraten. Ihm wird in den weiteren Strophen nahelegt, im Vertrauen darauf, dass Jesus für sie unschuldig die Schuld auf sich genommen hat, sich eigener Missetaten bewusst zu werden. Musikalisch ist diese Botschaft in einer harmonisch schlüssigen, tröstenden Musik gehalten. Schuldängste werden hierin modifiziert zu Schuldgefühlen, die wiedergutgemacht werden können. Identifiziert mit der Formel ›In eine Schuld geraten‹ wurde es mir jetzt möglich, über meinen Anteil nachzudenken. Doch während ich mich identifiziert mit Jesus ›unschuldig in eine Schuld geraten‹ erlebte, sahen die Eltern Franz als das ›unschuldige Opferlamm‹, das unschuldig ein schweres Schicksal tragen musste. Idealisierung und Größenfantasien spielten auf beiden Seiten eine Rolle, Schuldgefühle wurden hin- und hergeschoben wurden. Dahinter verschwand Franz mit seinem eigenen Wünschen und Wollen. Um welche Schuld ging es hier? Was verdichtet sich in der Formel ›In eine Schuld geraten‹?

Der Konflikt, der zu diesem Eklat geführt hatte, hatte sich an der Benennung ›Zwangsonanie‹ von Franz im Therapiebericht entzündet. Weder konnte ich wissen, dass der Bericht den Eltern vorgelegt werden würde, noch dass sie den sexuellen Aspekt im Verhalten ihres Sohnes so vollkommen leugnen würden. Ich konnte aber nicht ausschließen, dass in der Gestaltung des Berichts meine eigene Abwehr eine Rolle gespielt haben könnte und ich so unbewusst den Eklat mitprovoziert hatte. Im Zusammenspiel mit einem institutionellen Mitagieren war eine bislang unbewusste Spaltung aufgetaucht, die nun nicht mehr zu übersehen war. Unbewusst hatte ich ein Tabu benannt, sodass nun das damit Abgewehrte zum Vorschein kam. Mehr, als mir lieb war, war ich in ein sexuelles Geschehen ›geraten‹. Denn mein rhythmisch-melodisches Spiel hatte Franz ebenso stimuliert wie seine rhythmisiert schaukelnden Bewegungen mich. Auf der Ebene der vorsubjektiven leiblichen Bezogenheit, die in der Beziehung zum als abhängig erlebten geistig behinderten Gegenüber zur primären wird (s. Kap. 8 & 10), kann nicht unterschieden werden, wer was initiiert hat. Seine Leiblichkeit und meine unbewussten Fantasien sind auf dieser Ebene ineinander verwoben. Mein unweigerliches Affiziertsein wurde in der Wahrnehmung der Erregt-Erregenden von Franz spürbar. Mein Versuch der Unterdrückung dieses Geschehens war der Versuch, mittels projektiver Mechanismen eine TäterIn-Opfer-Dynamik einzuführen, um entsprechend einer Unterwerfungsszenerie Distanz hineinzubringen. Unbewusst war ich in eine inzestuös anmutende bedrohliche Dynamik geraten, als sei ich in ein inzestuöses Geschehen hineinzogen, bei dem sich in der Erregung die Grenzen zwischen Täter und Opfer verwischen. Ebenso wurde damit sein Wegdämmern beunruhigend, da es unbewusst die Bedeutung des Ihn-Wegmachens annahm. Die sich in den Inszenierungen in der therapeutischen Beziehung bislang nur latent auseinandergehaltenen Bereiche des schönen Spielens und des sexualisierten Geschehens schienen zu kollabieren. Es war, als sei in ein unschuldig lustvolles Kinderspiel unmodifizierte erwachsene Erregung eingebrochen. Diese musste das ›schöne Spiel‹ zerstören: als hätten meine Bemühungen, mit ihm in einen ›schönen gemeinsamen Rhythmus‹ zu kommen, für ihn den Charakter der Aufforderung zum Beischlaf und als wäre ich selbst damit als ›sexuelles Monster‹ entlarvt. Hierauf schien die Reaktion der Eltern zu weisen, mit der ich zur Bösen wurde.

Diese Gefahr wurde jedoch durch mein unbewusstes Mitagieren auf der Ebene der Spaltung heraufbeschworen. Reduziert auf seine ansprechende ›brummelige Kindlichkeit‹ wollte ich mit Franz ›schöne Kinderlieder‹ singen, in denen der Einbruch der Wahrnehmung seiner Triebhaftigkeit – war er doch ein erwachsener Mann – zur Bedrohung wurde. Hierin war mein eigenes ›Ihn-so-nicht-haben-Wollen‹ mit hineinverwoben: angesichts eines erwachsenen Menschen, dessen schwaches Ich der Wucht seiner erregten Leiblichkeit nicht gewachsen war, die nun in Wiederholungszwängen eingeklemmt zu sein schien. In der Gegenübertragung entsprach das Mitagieren in der Spaltung dem Mitagieren in der institutionellen Gegenübertragung. Das musikalische Ineinander im therapeutischen Geschehen erschien als verführerische Bedrohung, als eine inzestuöse Gefahr, die Scham- und Schuldgefühle provozieren musste. Ich war unbemerkt in die Übertragungsfigur einer bedürftigen Mutter geraten, die im Zusammenbruch der Hoffnung auf einen wunderbaren Sohn mit der Wahrnehmung irritierender Eindrücke den Halt zu verlieren droht. Meine eigenen, aus der inzestuösen Atmosphäre herrührenden Schamängste konnte ich daher nicht als Teil einer Gegenübertragung im Zusammenhang mit einer Spaltung wahrnehmen. Diese Wahrnehmung hätte mich vielleicht die Position der Eltern verstehen lassen, die unter allen Umständen das heile Bild von ihrem Sohn aufrechterhalten mussten, um das ›Wegwünschen‹ in Schach zu halten. Die Spaltung war hier zugleich ein Halt. Gerade indem das zwanghafte Onanieren geschah, scheinbar ohne seine Beteiligung, lag darin ein Versuch sich als existent wahrzunehmen und sich zugleich wegzumachen: Das »infantile Muster quasi-inzestuöser Schuldverstrickung sorgt dafür, dass das Aufkeimen von Hoffnung jeweils schuldhaft erlebt und abgebrochen wird« (Niedecken, 2008, S. 197). Auch in der Therapie mit Franz war Hoffnung aufgekeimt.

> Anfangs hatten über einen längeren Zeitraum das Spielen und Singen rhythmischer Kinderlieder eine von Angst bestimmte Atmosphäre begleitet. Momente gemeinsamer Begeisterung hatten sich mit irritierenden Pausen und Rückzügen abgewechselt. In diesen schimmerten bedrohliche Fantasien auf. Sie hatten jedoch in der Latenz gehalten werden können. So waren im therapeutischen Prozess zarte protosymbolische Gebilde entstanden. Liedgeschichten von einer Maus und einem Bären hatten die Inszenierungen im therapeutischen Prozess aufnehmen können: protosymbolisch insofern, als hier die Möglichkeit des Metaphorisierens aufschien. Indem mir die sexuelle Komponente in Franz' Verhalten deutlicher wurde, war es für mich schwieriger geworden. Nach anfänglicher Zurückhaltung meinerseits als Reaktion auf diese Eindrücke spürte ich, wie schlecht es Franz in diesem Zeitraum ging, und ich war besorgt um ihn. Mir wurden meine auf Franz bezogenen aggressiven Fantasien spürbar und ich gewann zu ihnen Distanz. Das hatte mich erleichtert. In einer der darauffolgenden Stunden nahm Franz mir den Schellenkranz aus der Hand und legte ihn wie einen Ring um seinen Penis. Darauf legte er die Rassel. Ich war überrascht und berührt. Es erschien mir wie eine klare und deutliche Aussage, deren Inhalt mir rätselhaft und verborgen war. Meine Assoziationen waren: ›Du hast richtig gesehen. Ich habe einen Penis‹, aber auch: ›Das ist meins‹ und ›Verletze mich da nicht‹ (Auszug aus dem Stundenprotokoll). Franz onanierte in dieser Szene nicht. Auf der Handlungsebene war etwas ›angedeutet‹ worden. Im weiteren Verlauf erschien es mir manchmal, als setzte Franz sein Onanieren gegen mich, gegen mein eindringendes und unterschwellig entwertendes Verstehen-Wollen, so wie ich die Lieder als Abstandshalter empfunden hatte. Die Entwertung war hier wie ein unverstandener Abstandshalter, ebenso wie auch das Onanieren möglicherweise dazu diente, sich in einer bedrohlichen Beziehung als existent zu erleben. Die Szene mit dem Schellenkranz hatte mir Hoffnung gegeben. In seinem Brummen meinte ich nun manchmal Liedanfänge zu entdecken. Zum roten Tau, mit dem Franz so gern spielte, fiel mir ›Nabelschnur‹ ein. Auch wenn Franz immer noch Angstanfälle bekam, gelang es besser, ihn körper-

lich zu halten und ihn zu beruhigen. Manchmal genoss er dann entspannt die körperliche Nähe.

In diese Entwicklung brach mit der Benennung der Sexualität der eruptionsartig losgetretene Konflikt ein. In der Folge erlebte ich mich in der Rolle einer hilflosen Mutter gefangen, die panisch auf die irritierenden und beunruhigenden triebhaften Bewegungen ihres geliebten Sohnes starrt und sich damit in die Rolle der bösen Verführerin gedrängt sieht: ›von aller Welt angeklagt‹. Die Benennung eines Tabus, ohne zu verstehen, welche Funktion es in einem auf geistige Behinderung zentrierten Beziehungssystem innehat, muss dazu führen, dass die benennende Person nun in die Rolle des Außen-vor gerät. Das Tabu ist der im Phantasma unbewusst gemachte bröckelige Boden, auf dem das ›Ich denke‹ des autonomen Subjekts aufsitzt. In der Beziehung zum abhängigen, als geistig behindert geltenden Menschen kann die nichtbehinderte Beziehungsperson mit der Wahrnehmung der sexuellen Komponente in größte Bedrängnis geraten. Hierdurch wird die bislang unbewusste, unterhalb der Subjekt-Objekt-Unterscheidung fungierende leibliche Bezogenheit spürbar. Dies kann erlebt werden, als sei mit dem Hineingezogenwerden in ein inzestuöses Geschehen das eigene Subjektsein in Gefahr. Es lässt sich nicht mehr unterscheiden, um wessen Triebhaftigkeit es geht, wer TäterIn und wer Opfer ist. Dies ist jedoch Folge der vom Phantasma erzwungenen Spaltung, mit der der als abhängig erlebte geistig behinderte Mensch zugleich auf seine Kindlichkeit und damit auf seine Abhängigkeit festgelegt ist. Das Mitagieren in der Spaltung führt damit zur Verwechslung der »Angewiesenheit auf Betreuung [...] mit familialer Abhängigkeit [...]« (Niedecken, 2010, S. 203f.). Mit der damit auf den Plan gerufenen »Ausschlussfigur der Urszene wird die Subjekt-Objekt-Hierarchie festgeschrieben. Die Möglichkeit, sich auf das Gegenüber in seiner Fremdheit und Andersheit einzulassen, wird abgeschnitten« (ebd.). Urszene lässt sich als eine die ödipale Phase kennzeichnende Konfliktfigur verstehen. In der Beobachtung oder Fantasie der sexuellen elterlichen Beziehung ist das Kind im erregt-erregenden Zuschauen einerseits eingeschlossen – wurde es doch so gezeugt – und andererseits durch das einsetzende Inzestverbot mit der Kastrationsdrohung ausgeschlossen. Darin erwirbt sich das Kind das ›Ich denke‹. Die Reaktivierung dieser Ausschlussfigur und der dadurch eingeführten Subjekt-Objekt-Hierarchie hatte im vorliegenden Kontext dazu geführt, dass ich diagnostisch das Symptom benannt hatte, statt es in seiner ›Fremdheit und Andersheit‹

hinnehmen zu können. Das hätte zur Voraussetzung gehabt, die Funktion zu verstehen, die das Symptom für Franz im Rahmen seines ihn haltendes Beziehungssystem innehat. Mit dem von mir so entwertend benannten Zwangsonanieren war ich auch bemüht, mir eine Verwicklung vom Leib zu halten, in der die Innen- und Außengrenzen aufgehoben waren und in der sich nicht unterscheiden ließ, wer was initiiert.

Die Fähigkeit, mit dem ›Ich denke‹ das Ausgeschlossensein zu ertragen, basiert auf den ersten Nein-Gesten des Kindes, auf dem Vermögen der frühen Mutter-Kind-Beziehung, diese Gesten aufzunehmen. Als es mir möglich war, die Not von Franz als Reaktion auf meinen Rückzug wahrzunehmen, war mit der Szene des Schellenkranzes Hoffnung entstanden. Es war jedoch eine Hoffnung im Kontext eines äußerst fragilen Beziehungssystems: die Idealisierung durch die Eltern und das zwanghafte Onanieren von Franz. In diesem Beziehungssystem musste die entstehende Hoffnung zur Bedrohung werden. Mit dem fragilen System wurden aggressive Impulse in Schach gehalten, die mit jedem Eingriff ins Destruktive umschlagen konnte, so wie die in der Pubertät des als geistig behindert geltenden Jugendlichen einbrechenden sexuellen Impulse für Mutter und Kind als Bedrohung empfunden werden können. Mit der inzestuösen Atmosphäre im therapeutischen Geschehen war eine solche Bedrohungssituation entstanden. Das Nichtverstehen dieses Geschehens als Folge einer Übertragungsfigur musste dazu führen, als ob Hoffnung ein katastrofisches Geschehen aufdecken sollte. Dieses löste eine Wendung ins Aktive aus, mit der ich dieses Geschehen als ›Zwangsonanie‹ benannte. Im Zusammenspiel mit dem institutionellen Mitagieren wurde die Spaltung aus der Latenz geholt. Die Spaltung diente den Eltern dazu, sich als gute Eltern fühlen zu können, ebenso wie mir die Bestätigung als Therapeutin dazu diente, mir beunruhigende Affekte vom Leib zu halten, ebenso wie Franz bemüht war, seine Lebensimpulse im Wiederholungszwang stillzustellen. Sein zwanghaftes Onanieren galt dem Versuch, sein Eigenes zu retten und seine schwachen Grenzen zu sichern. Während die Idealisierung möglicherweise für die Eltern ein notwendiger Schutz war, den Einbruch destruktiver Fantasien in Schach zu halten, so erschien der Zwang als eine letzte Bastion zur Abwendung eines psychischen Zusammenbruches. In der Idealisierung ist die Mutter ›mutterseelenallein‹ in der Spaltung gefangen, da sie versucht, ihr Kind – vor sich – zu schützen. In der scheinbaren Bedeutungslosigkeit seiner Abwehrgesten schützt das Kind zugleich die Mutter, indem es sich wegmacht. Im Mitagieren auf der institutionellen Ebene musste das potenziell Sinnhafte des Spiels zerstört werden.

Mit dieser Fallgeschichte wird deutlich, welche destruktive Kraft die sexuelle Komponente in der therapeutischen wie auch pflegerischen Beziehung zum schwermehrfachbehinderten Menschen entfalten kann. Diese Arbeit basiert auf einem leib-sinnlichen Bezogensein, dem Ineinander der Leiblichkeit der schwerbehinderten PatienIn und den unbewussten Fantasien der TherapeutIn/PflegerIn/PädagogIn. Hierbei spielt die Ebene des Sinnlich-Erotischen, mit der sich der Lebensimpuls des Menschen verwirklicht, eine Rolle. Das Verstehen meines Mitagierens in der Reduktion des Gegenübers auf seine Kindlichkeit hätte mich vielleicht in den in mir auftauchenden heftigen Affekten erkennen lassen, was Mutter und Franz bedrohte und was von einem haltenden Umfeld hätte gehalten werden müssen, sodass »in Überwindung der Scham und der Anerkennung des eigenen Ausgleitens« (ebd., S. 204), des ›Passierens‹, die Erfahrung des Lebendigseins in einer Beziehung für den als geistig behindert geltenden Menschen zur bestimmenden hätte werden können.

Im Gegensatz zur therapeutischen Arbeit mit Franz gelang es mir im Prozess mit Mirko (s. Kap. 4.3) zunehmend, meine eigenen Abwehrbewegungen zu verstehen. Das war nicht nur dem Umstand geschuldet, dass anders als bei Franz die Spaltungsdynamik nicht so tief in Mirkos Subjektstruktur eingegraben war. Mirko standen deutlich mehr Möglichkeiten des Selbstausdrucks zur Verfügung. Er zog auf eigenen Wunsch von zu Hause aus in eine betreute Wohngruppe. Die Therapie fand nicht in einer Einrichtung statt, sondern in meiner eigenen Praxis als normale Kassenpsychotherapie. Indem ich Zugang zu meinem Mitagieren in der Übertragung fand, verstand ich allmählich, dass es ähnlich wie bei Franz um die Übertragung einer inzestuösen Familienatmosphäre ging. Durch die Auseinandersetzung mit dieser Übertragungsfigur entstanden sinnlich-symbolische Interaktionsformen. Mirko konnte sich als ein junger Mann positionieren, der unter schwierigen Bedingungen bemüht war, in seiner Männlichkeit Bestätigung zu finden.

Neben musikalischen Improvisationen spielten wir mit den von mir eingeführten Puppen. Ebenso wie seine Fantasiefiguren wollten die Puppen häufig Sex machen, ›Po-Loch-Ficken‹. Es entfaltete sich eine mit ödipalen Themen durchsetzte sadomasochistische Szenerie. Während Mirko mit der Jungenpuppe agierte, vertrat ich die Mädchenpuppe. Sie/Ich wurde in oft provozierender Weise mit Kot überschüttet oder mit Sexszenen gequält.

Meine Puppe wehrte sich, so gut es ging. Zugleich war Mirko die ganze Szenerie oft ›oberpeinlich‹, und er versicherte mir immer wieder seine Liebe. Dieser an verschiedenen Stellen bei ihm wie mir auftauchende Schamaffekt wies auf narzisstische Aspekte hin. Mirko schien sich/seine Figuren und Puppen in diesen Spielen als ein Triebmonster in Szene zu setzen, das ihm zwar zunehmend peinlich wurde, das er aber trotzdem nicht lassen konnte. Später waren es häufig die Puppen, die das peinliche Chaos anrichteten, während Mirko sich distanzierte. Auch ich schämte mich für Mirko, wenn ich ihn vom Praxisfenster aus schon von Weitem sah und hörte, wie er kreischend mit seinen Fantasiefiguren beschäftigt war. Ich schämte mich auch dafür, dass ich mich für Mirko schämte. Der Schamaffekt hatte auch mit dem inzestuösen Tabu zu tun. In den Spielen war ich gleichzeitig die haltende und schützende wie auch die verführerische Mutter, die ihn zum ›Triebmonster‹ zu machen schien.

Anfangs wurde die Frauenpuppe deshalb so attackiert, weil sie schwach sei. Später war sie die böse, verführerische Frau: ›Nur Frauen ficken, Männer werden davon krank.‹ Ausgeschlossensein konnte Mirko nicht ertragen. Wenn er mit Menschen zusammen war, die er nicht verstand, die sich nicht um ihn kümmerten, wurden seine Selbstgespräche heftiger und lauter. In der Praxis schimpften die Puppen besonders heftig, wenn Mirko hatte warten müssen. Es konnte aber auch passieren, dass er direkt eingriff oder auch zu früh kommende PatientInnen zurechtwies. War Mirko in seiner Fantasiewelt absorbiert, fühlte ich mich ausgeschlossen. In den Spielen, bei denen er Taschentuchpackungen oft mit Krawumm durch den Raum warf – gegen mich, ins Schlagzeug, gegen meinen Hintern, um mich zu erschrecken –, empfand ich Ohnmacht, Wut und Hilflosigkeit, da sich mir die Inszenierungen nicht erschlossen. Der inmitten von Getöse auftauchende Klang einer seiner gegen die Tür donnernden Taschentuchpackung – wie ein verhaltender Paukenschlag – überraschte mich, ›als ginge es darum, zu prüfen, ob der therapeutische Raum wirklich ein haltender im Sinne eines Containers ist.‹ Der Paukenklang war wie ein musikalischer Einwurf in einem akustisch-unverständlichen Durcheinander, ein musikalisches Einsprengsel in einer sinnlos erscheinenden Geräuschkulisse. Es war die Erinnerung an den haltenden Rahmen der Musik. Ebenso tauchen in manchen experimentellen Musikstücken, in denen aufgrund ihrer Kompositionsweise kein musikalischer Zusammenhang zu hören ist, musikalische Melodiefragmente auf und verschwinden wieder. Hier liegt der musikalische Halt im Negativen. Der Eindruck des Zusammenhanglosen entsteht in Auseinandersetzung mit unseren Hörerwartungen. Die melodiösen Einsprengsel sind wie ferne Verweise, die mit der Sehnsucht nach musikalischem Halt dessen Fehlen thematisieren und aushaltbar machen. Auch hier in dieser therapeutisch-musikalischen Inszenierung lag der Halt im Negativen. Der Paukenklang verwies auf einen Sinn, auf das ›Es-wird-schon-seinen-Sinn-Entfalten‹. Indirekt wurde der Eindruck, in etwas Sinnlos-Unverständlichem gefangen zu sein und darin selbst zu etwas Sinnlos-Unverständlichem zu werden, relativiert und als Folge einer noch unerkannten Übertragungs-Gegenübertragungsinszenierung verstehbar. Für einen Moment schien Mirko mit seiner Suche nach einem mütterlich haltenden Raum in mir aufgetaucht.

Dass dies ein gemeinsames Produkt war, das mit einer mir schwer zugänglichen Einfühlungsverweigerung zusammenhing, zeigte sich, als ich wahrzunehmen begann, unter welchem Druck ich stand. Es schien mir, als sei ich gänzlich für Mirkos Wohl und Wehe verantwortlich, als müsste ich dafür sorgen, dass seine Ohnmachtsanfälle, seine lautstarken Selbstgespräche aufhörten und er quasi zu einem umgänglichen, pflegeleichten behinderten jungen Mann würde. Auch hier saß ich einer institutionellen Gegenübertragung auf. Wenn ich seine Absonderlichkeiten schon nicht als Folge seines Geistigbehindertseins sähe, dann müsste ich beweisen, dass sie durch eine Psychotherapie verschwänden. Es ging also nicht nur darum, dass Mirko sich mit seinem Behindertsein auseinandersetzte, sondern vor allem auch darum, dass ich auch in mir die Realität und Wirkmächtigkeit der Phantasmen anerkannte: das wie eine Zwangsjacke wirkende Muster des ›Ihn-so-wie-er-ist, nicht-haben-Wollens‹. In der Folge wurde ich traurig, wenn ich sah, wie schwer er es mit seiner Form der Selbstbehauptung hatte angesichts der Entwertung, der er immer wieder ausgesetzt war. Ich begann hinter seinen hysterisch-dramatischen musikalischen Improvisationen sein ›Wie-aus-der-Welt-gefallen-Sein‹ zu spüren, eine mich ergreifende Not.

Ich bemerkte, dass nach weichen oder zärtlichen Momenten häufig besonders heftige provozierende pornografische Inszenierungen folgten. Nach konstruktiverem Miteinander inszenierten sich heftige Vernichtungsschlachten. Das Weiche war bedrohlich. Zugleich zermürbten mich diese ständigen Wechsel. Meine Sicherheit und damit meine Allmachtsfantasien begannen zu bröckeln.

> Als ich wieder einmal versuchte, Fantasie und Realität zu sortieren, erschien es mir, als stelle ich die falschen Fragen und kann es doch nicht lassen, sie

> zu stellen. Ich realisierte ein pausenloses Denken- und Verstehen-Müssen, damit es endlich gut wird. Überraschend traten wieder hoffnungsvolle Momente auf. Mirko sprach hier tatsächlich über seinen Ärger in der Wohngruppe infolge eines Streits mit Mitbewohnern. In einer anderen Situation betonte er, er wolle mich ›aber nicht knutschen‹. Als sein Agieren danach wieder heftiger wurde, spürte ich während einer musikalischen Improvisation mit ihm, bei der ich am Klavier spielte und Mirko seine Fantasiewelt besang, erschreckende Hassgefühle, heftige Wut auf ihn, was mich mein Nichtverstehen unausweichlich fühlen ließ und mir Ohnmachtsgefühle zumutete. Es schien alles wieder schlimmer zu werden. In der Wohngruppe hatte Mirko Verhaltensregeln für seine Selbstgespräche bekommen. Ich sagte ihm, ich würde mir Sorgen um ihn machen. Ich war ärgerlich und zunehmend besorgt, ob er überhaupt noch den Kontakt zur Realität finden würde. Bei den Spielen fühlte ich wenig Lust mitzuspielen und hatte stattdessen eher die Sorge, ob mein Mitspielen nicht alles noch schlimmer machen würde. In dieser Situation drängte ich ihn, mir die Namen seiner Mitbewohner zu nennen, was er nach einigem Hin und Her auch tat. Danach ging wieder alles um sein Fantasiereich. Ich war zwar beruhigt, aber auch beschämt, hatte ich ihn quasi gezwungen, sich auf eine mir wichtig scheinende Frage einzulassen. Am Stundenende verabschiedeten wir uns und Mirko sagte zu mir: ›Keine Angst, Maria, ich habe dich doch auch lieb, auch wenn ich dich mit Sabinchen [einer Fantasiefigur] betrogen habe.‹ Ich war baff – so hatte er es also erlebt, als sei ich eine eifersüchtige Mutter, die es nicht aushält, dass ihr Sohn sich anderen zuwendet? Ich war verwirrt und irritiert, war es nicht eigentlich meine Rolle, zu deuten? Ich freute mich auch. Er hatte es mir gegeben. Wir waren quitt. Ich war beruhigt, hatte ich doch Ängste gehabt, durch meinen ›Übergriff‹ etwas Zerstörerisches in die therapeutische Beziehung gebracht zu haben. Zugleich verwirrte mich seine Antwort. Die Übertragung einer ›eifersüchtigen Mutter‹ erschien mir als ein stimmiger Teil seiner Fantasiewelt. Etwas schien mir darin ganz verdreht. Mich und meine Bemühungen der Realitätsklärung erlebte er als Teil seiner von mir so bezeichneten Fantasiewelt.

Mirkos Antwort machte jedoch nur Sinn im Kontext der Übertragung einer inzestuösen Familienatmosphäre: Die Bedrohung des Kindes durch das Erspüren der Bedürftigkeit der Mutter, das Affiziertsein der Mutter durch die erotisierende/erotisierte Leiblichkeit des Kindes vor dem Hintergrund der noch weitgehenden Ungetrenntheit von Mutter und Kind. Hierdurch wurden Nähe und Weichheit in der Übertragung bedrohlich. Ebenso wurde verständlich, warum mein Mitspielen – wiewohl notwendig – als ein Mitagieren in der Inszenierung deren Bedrohlichkeit noch mehr anheizen musste, solange sich mir die dahinterstehende Übertragungsfigur nicht erschloss. Mein Bemühen um ›Sortieren‹ musste zwangsläufig zur Abwehr dagegen geraten, in etwas beängstigend Verwirrendes hineingezogen zu werden. In dieser Szene waren Mirkos Spiel und mein Sortieren ineinander geraten und zugleich war dies Ineinander deutlich geworden. Ich hatte mich in etwas Verwirrendes hineinziehen lassen. Ich war zu einem Teil von seinem Spiel geworden und blieb zugleich außerhalb. Als in der nächsten Stunde wieder so ein Durcheinander herrschte und ich nach Fantasie und Wirklichkeit fragte, antwortete er mit der Gegenfrage, was das sei. Ich kam mir ganz erbärmlich vor, hilflos, als hätte ich seine eigentliche Not bislang nicht verstanden: die aus Hilflosigkeit geborene Behauptung einer fantasierten Wirklichkeit in einer bedrohlich unverständlichen Welt.

Das war ein zentraler Moment für die Therapie. Es war ja so gewesen, dass ich etwas Wesentliches nicht verstanden hatte – die Bedeutung eines inzestuösen Übertragungsgeschehens infolge der Ungetrenntheit von der Mutter. Und so war ich ja tatsächlich in die Rolle der ›eifersüchtigen Mutter‹ geraten. Auch hier geht es nicht um ein in der Pathologie der Eltern wurzelndes Inzestgeschehen, schon gar nicht um ein manifestes Inzestgeschehen, sondern um inzestuöse Fantasien im Kontext der durch die Spaltung erzwungenen Verkopplung von Mutter und Kind. Die in der arretierten Subjektentwicklung erzwungene Bindung des sich als geistig behindert entwickelnden Kindes an die Mutter hat zur Folge, dass die frühen Lustäußerungen des Kindes nicht durch die modifizierende Antwort der Eltern in zärtlicher Fürsorge aufgefangen werden, sondern abgespalten und angstvoll verbunden mit als behinderungsspezifisch erscheinenden Verhaltensweisen gekoppelt sind. Ebenso wie die aggressiven Affekte stehen sie nicht für die Entwicklung einer sexuellen Identität zur Verfügung. Erst hierdurch entsteht in der Pubertät und Adoleszenz mit der körperlichen Reifung die Gefahr einer inzestuösen Atmosphäre, die sich im Übrigen in zahlreichen Pflegeeinrichtung als Neuauflage zu wiederholen droht.

Mit ›erbärmlich‹ wird deutlich, wie schwer das Eingeständnis des Nichtverstehens sowohl für Mirko wie für mich war. Ich musste Allmachtsfantasien aufgeben und damit die Wirksamkeit des Phantasmas auch in mir anerkennen. Das Behindertsein war Mirkos Lebensrealität. Er musste seinen ›Heldenstatus bei der Mutter‹, den ›Verkehr auf höchstem Niveau‹

loslassen und konnte hoffentlich die ›kreischende Mädchenpuppe‹, die nie nachgab, als innere Kraftquelle mitnehmen.

Denn im letzten Drittel war es die Frauenpuppe, die schrie, immer Scheiß machte, störte, alles Gute durcheinanderbrachte. Sie wurde manchmal in meiner Kammer eingesperrt, als sollte ich zwischen den Stunden auf sie aufpassen. Sie erschien mir nun tapfer kämpfend, ausgeschlossen eingeschlossen, sich nicht kleinkriegen lassend. Hier fing die Frauenpuppe an, für einen Selbstobjektaspekt von Mirko zu stehen, der sich mit seinen lauten Fantastereien gegen die Scham, aber auch gegen das Ausgeschlossensein zu behaupten suchte. Sie schrie und schimpfte, wenn die Stunde zu Ende war, aber nahm es hin, dass ich sie verwahrte, geliebt und gehasst.

> Da es kurz vor Weihnachten war, spielten wir *Kling, Glöckchen, klingelingeling*. Bei der Zeile ›Lasst mich ein, ihr Kinder, ist so kalt der Winter‹ berührte mich die Not des Dazugehören-Wollens sehr. Darum war es gegangen. Als er das nächste Mal wieder pupste, fragte ich ihn – ganz im schnodderigen Ton seiner Fantasiespiele –, ob sich eigentlich ›Behinderte wie Sau‹ benehmen dürften? Manchmal wurde es nun wirklich ein Spiel, bspw. als er ein Liebeslied an Laura sang und ich spüren konnte, dass ich gemeint war.
>
> In der Abschiedsstunde wirkte Mirko klar sortiert, weich und zugleich auf seiner Männlichkeit bestehend. Auf meine Frage, wie es denn Mirko ginge, antwortete er, dem ginge es besser.

In diesen theoretisch-klinischen Analysen zeigt sich die Bedeutung der Anerkennung der eigenen Beteiligung und deren Verständnis nicht ausschließlich als Zeichen eigener Schwäche. Darin auch die Wirkung der institutionellen Gegenübertragung zu erkennen, macht es erst möglich, als TherapeutIn mit der Container-Funktion so fungieren zu können, dass sich das kreative Potenzial des therapeutischen Prozesses entfalten kann und für die PatientIn nutzbar wird. Die Einsicht in die eigene Beteiligung an den Inszenierungen vollzieht sich im Sinne des Szenischen Verstehens.

4.5 Dahlia: Eine tiefenpsychologisch fundierte Kinder-Psychotherapie

Die hier beschriebene Psychotherapie wurde als tiefenpsychologisch fundierte Psychotherapie in einer Sonderform unter Einbeziehung musiktherapeutischer Methoden durchgeführt. Es fanden 50 Sitzungen sowie zusätzlich begleitende Gespräche mit der Mutter statt. Der Gutachter bewilligte nach Durchführung einer Probetherapie von 25 Stunden eine Verlängerung um weitere 25 Stunden, allerdings mit der Empfehlung, danach auf pädagogische Fördermaßnahmen zurückzugreifen. Einerseits war es im Rahmen des Gutachterwesens durchaus nicht selbstverständlich, dass diesem Antrag auf Psychotherapie stattgegeben wurde. Andererseits zeigt die Empfehlung natürlich, dass die Anerkennung von Psychotherapie für Menschen mit einer schweren geistigen Behinderung eine Ausnahme war.

Grundsätzlich wird bei der hier vertretenen Musiktherapie im Sinne der sog. aktiven Musiktherapie gearbeitet.[12] Im Wechsel zwischen Sprechen und Spielen finden freie Improvisationen zwischen PatientIn und TherapeutIn statt. Bei Kindern ist entsprechend der psychotherapeutischen Arbeit mit Kindern die therapeutische Beziehung durch einen fließenden Wechsel von Spielen und Sprechen, also von sprachlichen, spielerischen und musikalischen Interventionen charakterisiert. In der Arbeit mit Menschen, bei denen nicht von einem Sprachverständnis bzw. einer Sprachfähigkeit im engeren Sinne ausgegangen werden kann und deren Handlungen darüber hinaus nicht intentional gestaltet erscheinen, werden alle Äußerungen und Äußerungsmöglichkeiten einbezogen. Lautierungen, gestische und mimische Verhaltensformen, Hantieren mit Instrumenten etc. werden als Angebote verstanden, die zu laut-klanglichen und rhythmischen Äußerungen und Gestaltungen einladen. Auf diese kann die TherapeutIn auf der gleichen Ebene antworten. Ihre Antworten erfolgen spiegelnd und greifen dabei die in ihr evozierten affektiven Spannungen auf. Das hieraus entstehende klanglich-rhythmische Miteinander ist dabei Folie des Übertragungs-Gegenübertragungsgeschehen. Es ist Produkt/Abkömmling des Ineinanders der lautlich-akustischen Äußerungen der PatientIn und des Unbewussten der TherapeutIn. Der Musikbegriff ist hier sehr weit gefasst. Neben der Stimme bezieht er im weitesten Sinne alle akustischen, klangrhythmischen Phänomene mit ein: in etwa wie das auch in der experimentellen Musik der Fall ist.

In der Therapie mit Dahlia waren neben den im Hintergrund stehenden großen Instrumenten wie Xylophon, Klavier, Trommeln und Becken etc. auf dem Boden kleine hängende Klangstäbe, geknüdeltes Zeitungspapier, kleine Handtrommeln etc. verteilt. Die Mutter war in fast allen Stunden

12 Zur ausführlichen Erläuterung der musiktherapeutischen Arbeit s. Kap. 9.

der Therapie anwesend. Dabei wechselten sich Situation, in denen ich ganz in die spielerische Beziehung mit Dahlia involviert war, mit solchen ab, in denen ich mit der Mutter sprach, wenn Dahlia bei ihr war. Dahlia schien sich dann auszuruhen oder wurde von ihrer Mutter beruhigt.

> Die Mutter brachte die fünfjährige Dahlia zur Therapie und schilderte, dass Dahlia kaum Kontakt aufzunehmen schien. Sie zeige autoaggressives Verhalten, schlage sich, mache keine Ansätze zu sprechen und nehme von ihrer Umgebung keine Notiz. Durch krankengymnastische Behandlung habe sie viel dazugelernt. Man habe eine Musiktherapie empfohlen, damit sie lernt, auf akustische Reize zu reagieren.
>
> Dahlia musste nach einer Frühgeburt sechs Monate lang beatmet werden und ihr erstes Lebensjahr im Krankenhaus verbringen. Sie hat eine Mikrozephalie und eine Cerebralparese. Cerebralanfälle seien aufgetreten. Es bestünden Essprobleme (Sondenernährung) und eine starke Entwicklungsverzögerung, berichtet ihre Mutter. Inzwischen könne Dahlia allein sitzen und ziehe sich zum Stehen hoch. Sie sei aufmerksam und verfolge Dinge mit den Augen. Sie lautiere und zeige deutlich, wenn sie etwas freut oder ärgert. Sie habe aber nichts allein gelernt. Man habe mit ihr ›alles erarbeiten‹ müssen. Anfangs habe sie – die Mutter – gehofft, dass sich Dahlias Schwierigkeiten von allein geben würden. Man habe ihr auch gesagt, Dahlia könne trotz der Behinderung sprechen und laufen lernen. Sie sei sich aber nicht mehr so sicher. Jetzt wünsche sie sich für ihre Tochter, dass sie einmal ohne fremde Hilfe zurechtkommt und zumindest noch laufen lernt. Ihr Mann komme mit ihr nicht zurecht, sie sei in der Familie allein für Dahlia zuständig.
>
> Die Diagnose war atypischer Autismus auf dem Hintergrund einer Mehrfachbehinderung: Mikrozephalie, Cerebralparese, allgemeine und Sprachentwicklungsverzögerung.

Im Nachhinein breitete sich beim Notieren und Lesen dieser Befunde, Schwierigkeiten und Diagnosen großer Schrecken und Niedergeschlagenheit in mir aus. Welche Chancen wird Dahlia haben? Lohnt sich ein solches Leben? Diese bedrückenden, mit Schuldgefühlen verbundenen, entwertenden Fantasien – Abkömmlingen unbewusster Tötungsfantasien – lassen sich als Reflex auf diesen traumatischen Lebensanfang verstehen.

In der Trauer konnte ich sicherlich auch die Trauer der Mutter spüren. Mütter von Kindern mit einem so traumatischen Lebensanfang, der das

Zurückbleiben einer schweren Beeinträchtigungen zumindest befürchten lässt, klammern sich manchmal an die Hoffnung, dass sich das Kind, wenn es erst einmal wieder bei ihnen zu Hause ist, mithilfe ihrer mütterlichen Bemühungen doch zu einem möglichst normalen Kind wird entwickeln können: als könnten die Schwierigkeiten und damit alle Verzweiflung, alles Erschrecken, alle Trauer, die sie von ihrem erwünschten Kind entfernen, zum Verschwinden gebracht werden, fast als suchten sie Trost beim Kind. Darin liegt aber vor allem auch die manchmal verzweifelte Suche nach der Verbindung zu ihrem Kind, so wie es bei Dahlias Mutter der Fall war.

Es musste eine große Verzweiflung, aber auch eine große Kraft hinter ›mit Dahlia alles erarbeiten müssen‹ gestanden haben. Denn zugleich wurde deutlich: Man kann Dahlia Einiges beibringen, aber damit verwandelt sie sich nicht in einen eigenständigen Menschen. Das ist kein Ersatz für das Vertrauen in sich und in Dahlia. Und es zeigte auch die Kraft von Dahlia, die einen so schwierigen Lebensanfang ja irgendwie gemeistert hat.

> Ganz anders dagegen gestaltete sich die erste Begegnung: Dahlia war mir gleich sympathisch und es schien auch sofort ein Kontakt zu entstehen. Kleine Geräusche erweckten ihre Neugier. Sie reagierte neugierig auf hängende Klangstäbe, beklopfte unterschiedliche Materialien, schien zu erschrecken, wenn ihre manchmal gezielt wirkenden Aktionen eine Reaktion hervorriefen. Daneben spürte ich oft sehr schmerzliche Empfindungen. Ihre Stereotypien ließen sich zwar meist unterbrechen und ihr Quengeln und ihre Unruhe aufgreifen. Das Quengeln, die Unruhe, manchmal auch ihr Kopfschlagen riefen jedoch in mir heftigen Druck hervor, als dürfe das nicht allzu lange dauern, bis dass die Mutter eingreifen, gehen und die Behandlung abbrechen würde. Die Mutter war ja in den Stunden anwesend.

Den Arbeitsauftrag – Dahlia solle lernen, auf akustische Reize zu reagieren – hatte ich als Anregung aufgenommen, mit Dahlia in eine akustisch-musikalisch gestaltete Beziehung zu geraten. Dabei wurde ich von großer Zuversicht getragen, sodass ich der Mutter meine Überzeugung mitteilen konnte, dass Dahlia von der Therapie würde profitieren können. Daneben standen jedoch die bedrückenden, von Verzweiflung und Tötungsfantasien gekennzeichneten Empfindungen, die ja auch das Notieren der traumatischen Geschehnisse in Dahlias Leben in mir ausgelöst hatten. Wie sollte es Dahlia jemals gelingen, diesen Schrecken zumindest ansatzweise zu verdauen? Infolge dieser ›Bedrückung‹ geriet ich mit meiner zuversichtlichen

Bestätigung sofort unter Druck, ohne diesem Druck Ausdruck verleihen zu können. Diese bedrückenden Empfindungen drohten im Aussprechen zur Besiegelung der Hoffnungslosigkeit zu werden.

> Nach den Probestunden berichtete die Mutter, Dahlia sei ruhiger und entspannter, sie selbst habe eine ›ganz andere Dahlia‹ kennengelernt. Wie zuvor im Erstgespräch betonte sie noch einmal, dass sie sich diese Therapie für ihr Kind nur wünsche, wenn ich eindeutig glaube, dass Dahlia von der Therapie profitieren würde. Hier wurde mir der enorme Druck spürbar, unter dem die Mutter stand, als könnte sie kein weiteres Scheitern ertragen. Indem ich ihr das bestätigte, geriet ich selbst unter diesen Druck, als müsste ich die Mutter und Dahlia vor Enttäuschungen bewahren und ihnen die Hoffnung garantieren, aber auch als müsste es jetzt wirklich um Dahlia gehen. Natürlich wurde auch deutlich, unter welchem Druck Dahlia stehen musste, einem Druck, dem sie ja in gar keiner Weise gerecht werden konnte, so als hinge von ihren Entwicklungsschritten das Wohlergehen der Mutter ab. Dieser Druck musste den potenziellen Raum als Möglichkeitsraum (Ogden, 1997, mit Bezug auf Winnicott) zwischen Mutter und Kind schwer belasten.

Die Konfrontation mit einer möglichen schweren Behinderung ist für Eltern ein immenser Schock. Es ist für sie anfangs oft undenkbar, dass ihr Kind auch damit lebensfroh und mit seinen eigenen Intentionen für sie als Mutter und auch für andere Menschen spürbar sein kann. Es muss für die Eltern darum gehen, wie es möglich sein kann, zugleich mit dem Sosein des Kindes ein eigenes, möglichst gutes Leben zu leben. Es war eine große Chance und sprach für die Kraft von Dahlias Mutter, dass sie sich zu diesem Zeitpunkt um eine Form von Hilfe für ihr Kind bemüht hatte, die nicht eine weitere Form der Förderung war. Ihre Frage, ob es denn wirklich auch Dahlia guttue, bezog sich – so denke ich – auch darauf, ob wirklich Dahlia gemeint sei.

Das Vertrauen der Mutter zum Entwicklungspotenzial des Kindes wie auch zu ihren eigenen Fähigkeiten als Mutter waren unterminiert. Zugleich durfte sie sich diesen Sorgen nicht überlassen. Sie musste unbedingt an dem Bild eines nichtbehinderten Kindes festhalten, um als Mutter überhaupt funktionieren zu können. Denn mit dem Bild eines nichtbehinderten Kindes war ja die Vorstellung einer guten Mutter verbunden, die ihr Kind versteht und auf seinem Weg in die Eigenständigkeit begleiten kann. So schwankte sie zwischen Heilserwartungen und schuldbesetzten Ängsten, ein so schwerbehindertes Kind zu haben, das aus sich selbst heraus nichts zu können schien, dem man alles beibringen musste, das sie nur so schwer lieben konnte – eine Vorstellung, die für sie unerträglich sein musste.

Das, was sich im therapeutischen Kontext zwischen mir und Dahlia auf sinnlich-musikalischer Ebene inszeniert hatte, verstand ich als ein gemeinsam produziertes Geschehen, als Inszenierung eines Übertragungs-Gegenübertragungsgeschehens, das durch beglückende Klangdialoge und spannungsvolle Situationen im Zusammenhang mit Dahlias Quengeln, Sichschlagen, Stereotypien gekennzeichnet war. Beide Seiten standen sich weitgehend unverbunden gegenüber. Sie wiesen auf ein glückliches Miteinander von Mutter und Kind hin, in das die Frühgeburt mit ihren traumatischen Folgen eingebrochen war. Mutter und Kind hatten sich im Kontext dieses erschreckenden Geschehens nicht wieder finden können, worauf die Bemerkung ›Dahlia nimmt ihre Umgebung nicht wahr‹ hinzuweisen schien. Damit Dahlia in ihrem Tun und Handeln Freiheitsgrade gewinnen konnte, musste in der Therapie der noch ganz in ein frühes Beziehungsgeschehen eingebundene unvorstellbare Schrecken auf der Ebene der Inszenierung Kontur gewinnen. Dahlia erschien mir als ein kleines Kind, das mit vorsichtigen, neugierigen Suchbewegungen in zerbrechlicher Weise sich und seine Welt zu erforschen schien. Jederzeit schien ein Unglück hereinbrechen zu können. Als Therapeutin war ich mit schwer greifbaren Ängsten und Abbruchfantasien konfrontiert, die es vorerst auszuhalten galt. Es ließ sich erst im Nachhinein als ein fernes Vibrieren der Frühgeburt verstehen.

Der Eintritt der Behinderung (das, was die Frühgeburt erzwang) und die dadurch notwendig werdenden Behandlungen stellen ein schwer traumatisches Geschehen dar. Entgegen Dahlias Angewiesensein auf eine haltende und emotional schwingungsfähige Umgebung musste sie sich auf ein ihr Überleben sicherndes, teilweise apersonales Umfeld einstellen, auf das sie nur bedingt Einflussmöglichkeiten hatte. Sie wurde notwendigerweise frustriert in ihrer Erwartung an eine spiegelnde und im Sinne des Affekt-Attunements haltende Umgebung, sodass es ihr nicht gelingen konnte, ein klares Gewahrsein ihrer Selbst zu entwickeln. Dies zeigte sich in Schwierigkeiten der Selbstregulation wie sich zu entspannen bzw. sich aus dem Kontakt zurückzuziehen sowie in einer mangelnden, jedoch noch nicht als Mangel fixierten Erwartung an eine spiegelnde und im Sinne des Affekt-Attunements haltende Umgebung. Diese Schwierigkeiten resultierten nicht unmittelbar aus beschädigten hirnorganischen Strukturen, sondern daraus, dass die Mutter-

Kind-Beziehung – das dyadische Beziehungsfeld – durch den traumatischen Einbruch mit etwas Unverdaulichen konfrontiert war. Es konnte der Mutter nicht bzw. kaum gelingen, in entspannter und spielerischer Weise Kontakt zu ihrem Kind zu finden. Sie stand lange Zeit unter dem Druck extrem großer Ängste um das Überleben ihres Kindes. In der Folge bezogen sich die Ängste darauf, ob sie ihm die nötige Unterstützung würde geben können, damit Dahlia ein eigenes Leben würde führen können. Sie musste sich als überfordert und versagend erleben und war gezwungen, aggressive Affekte und daraus resultierend Schuldgefühle weitgehend zu verdrängen.

Der Zeitpunkt des Wunsches nach einer Musiktherapie entsprang einer Krise im Sinne einer Entwicklungschance. Dahlia war in ihren Vitalfunktionen ausreichen stabilisiert. Eine vorübergehende Krise ausgelöst durch epileptische Anfälle konnte medikamentös eingestellt werden. Die Mutter hatte begonnen, sich auf die Schwere der Behinderung der Tochter einzustellen. Der auf der Ebene des Selbstobjektmilieus angesiedelte Konflikt lässt sich folgendermaßen formulieren: Inwieweit kann Dahlia mit ihrer Umgebung in einen lebendigen Austausch gelangen, in dem sie sich als gestaltend und zugleich die Umgebung sich als fähig erleben kann, Dahlias innere Zustände aufzunehmen und sie als Person darin zu bestätigen. Dem stand das drohende Misslingen eines solchen Zusammenspiels gegenüber. Das hätte zur Folge gehabt, dass sich Stereotypien als Ausdruck einer Resignation verfestigen und zu einem strukturell als Organdefizit erscheinenden Defizit zu werden drohten.

Ziel der Therapie war es, Dahlia in ihren Kontaktversuchen, Bemühungen um Selbstwahrnehmung und selbstbehauptenden Aktivitäten bestätigend zu stützen. Sie benötigte Angebote, die sie in ihren selbstgesteuerten Ausdrucks-, Spiel- und Entlastungsbemühungen wahrnehmen und unterstützen sollten. Dahlia sollte so ihr bestehendes Entwicklungspotenzial verfügbar werden, sodass sie von pädagogischen Maßnahmen profitieren und eine Fixierung der in Ansätzen schon eingetretenen kompensatorischen Stereotypien verhindert werden kann. In der begleitenden Elternarbeit sollte die Mutter entlastet werden. Ihr sollte Raum für ihre schwierigen Gefühle geboten werden, damit diese nicht im Unbewussten fixiert werden müssen. Sie sollte unterstützt werden, der eigenen Wahrnehmung bzgl. Dahlias Äußerungen, Schwierigkeiten und Wünsche zu trauen, um der Mutter-Kind-Beziehung Halt zu geben. Ziel war es, dass sie mögliche Einschränkungen ihrer Tochter hinnehmen und soweit es geht annehmen konnte, ohne zugleich die Hoffnung auf eigenständige Einwicklung und

Lebensführung im Rahmen eines haltenden, die Empfindlichkeit und Verletzbarkeit von Dahlia berücksichtigenden Umfelds aufzugeben.

Die therapeutische Beziehung hatte vorwiegend stützenden Selbstobjektcharakter, insofern ich als Therapeutin als Hilfs-Ich fungierte. Dahlia sollte emotional auf klanglicher und leiblicher Ebene im Sinne eines Affekt-Attunements gespiegelt werden. Dabei galt es, die Gegenübertragung zu beachten, inwieweit bspw. mit dem Eindruck ›Es lohnt sich nicht, Dahlia ist zu schwer behindert‹ eigene Ängste, Versagensgefühle und schmerzhafte Emotionen und Enttäuschungen abgewehrt zu werden drohten. Maßgebend dabei war, Dahlia intentional wahrzunehmen und zu bestätigen und die Eingriffe, angebotenen Materialien und emotionalen Erwiderungen so auf sie auszurichten, dass sich eine Erwartung einstellen konnte, innerhalb der es zu einem spielerischen Austausch kommen kann und sich spielstrukturierende Eingriffe als implizite Deutungen verstehen lassen (s. Kap. 9).

> Im Therapieraum saßen Dahlia und ich auf dem Fußboden und die Mutter im Sessel dabei. Wir hatten einige kleine Klang- und Geräuschmaterialien zur Verfügung, Glockenspiele, Zeitungen, kleine Handtrommeln etc. Anfangs begann oft ich das Spiel, indem ich Dahlia ansprach und zugleich vorsichtig sparsam Klänge/Geräusche von mir gab. Dahlia war immer aufmerksam auf das Klangmaterial bezogen und griff meist schnell aktiv ein. Ihre kleinen Bemühungen lösten sowohl freudige Erwartungen (bei mir) wie auch Zweifel und Resignation (bei der Mutter) aus. Im Gespräch mit der Mutter kamen ihre vielen früheren Enttäuschungen zur Sprache. Es quälte sie, dass sie ihrer Wahrnehmung kaum trauen konnte, wenn es ihr so schien, als bemühte sich Dahlia, sie zu erreichen. Immer drohte die Bewegung in ›behinderungsbedingten Stereotypien‹ zu entgleisen, als wäre es doch behinderungsbedingt und Dahlia viel zu behindert, um sich beziehen zu können.

Wie anfangs beschrieben inszenierten sich im therapeutischen Miteinander neben den beglückenden klanglich-rhythmischen Beziehungsformen immer wieder bedrohliche, schwer aushaltbare Situationen, wenn Dahlia unruhig wurde, quengelte oder sich den Kopf schlug. Ihre Stereotypien lösten bei mir Ängste aus. Diese plötzlichen Stimmungseinbrüche, wenn sie weinte und sich nur schwer beruhigen ließ, führten bei mir sofort zu immenser Anspannung. Ich erlebte es, als wäre ich nicht gut genug, und befürchtete, die Mutter könnte Dahlias Weinen nicht aushalten. Schuldgefühle kamen auf. In diesen Situationen erschien mir Dahlia unerreichbar.

> In der fünften Sitzung kam es zu einer Krise. Die Mutter verließ am Stundenende, als Dahlia weinte, mit dieser fluchtartig den Raum und sagte auch die nächste Stunde ab. Hier passierte das, was ich als Schreckensszenario befürchtet hatte. Ich verstand dies als Infragestellung, ob bei mir wirklich ein guter Ort sei, auch wenn Schrecken und Schmerzliches auftauchten. Beide kamen jedoch wieder und wir setzten die Therapie fort.
>
> In einer späteren Stunde brach in ein stimmiges Miteinander eine Missstimmung Dahlias ein. Sie wirkte sehr unglücklich, robbte durch den Raum und zog sich am Klavier hoch. Ich unterstützte sie von hinten, schaukelte ein wenig hin und her und griff dies zugleich im Klavierspiel und vokal auf. Dahlia beruhigte sich etwas. Nach einer Weile entdeckte sie eine Knistertüte und spielte längere Zeit mit ihr. Ich war erleichtert und empfand zugleich die Sorge, ob es wohl halten würde. Was war damit gemeint? Das Hin und Her am Klavier erinnerte an das Fragment eines tröstenden Wiegenliedes. Es vermochte nicht wirklich zu trösten, denn eine Bedrohung diffuser Art – die Sorge, ob es wohl halten würde – war ja geblieben.
>
> Was da einzubrechen drohte, blitzte in einer der folgenden Stunden auf. Dahlia spielte hier mit ihrer Zunge, bewegte sie hin und her. Anfangs wirkte es auf mich wie der spielerische Versuch, den Mund als Erforschungsorgan für die Welt zu entdecken. Plötzlich erschienen mir ihre Bewegungen als befremdlich behinderungsbedingt.

Das in dieser Situation auftauchende Erinnerungsbild an Menschen mit heraushängender Zunge hatte mich ebenso erschreckt, wie mich damals – im Rahmen meiner Arbeit in den 1960ern – die Begegnung mit Menschen mit Down-Syndrom ›mit heraushängender Zunge‹ schockiert hatte. In der aktuellen Situation wirkte der Einbruch dieses Bildes auf mich, als hätte ich mich getäuscht, als wäre hinter dem Bild ›Dahlia, die ihren Mund erforscht‹ ein ›seelenloser Zombi‹ aufgetaucht. Im Bild ›seelenloser Zombi‹ hatte sich in mir etwas primärprozesshaft verdichtet. Das Ineinander von Dahlias Bewegungen und meinem Erinnerungsbild hatte eine Szene aufblitzen lassen. In dieser fand ich mich einerseits im Griff der kollektiven Übermacht. Denn mit dem Einfall ›behinderte Menschen mit heraushängender Zunge‹ war das kollektiv Verdrängte aufgetaucht. Diese Bilder sind ein Relikt aus der Nachkriegszeit, in der die Praxis der Euthanasie noch in guter Erinnerung war. Andererseits befand ich mich mit den gleichzeitig darauf bezogenen dissoziativen Fantasien – ›seelenloser Zombi‹ – in der Rolle eines sehr kleinen Kindes, das angsterfüllt das vertraute Gesicht der Mutter und damit sich nicht mehr finden kann. In dieser Szene war ein interaktiv hergestellter Schrecken bei mir angekommen und markiert worden, auch wenn er sofort wieder verschwand. Das Auftauchen von Hoffnung hatte en passant Ängste auf den Plan gerufen.

> In der Folgezeit entstand mehr Raum zwischen Dahlia, der Mutter und mir. Etwas mehr Entspannung und trennende Impulse wurden möglich. So fuhr die Mutter für ein paar Tage erstmals allein in den Urlaub.
>
> Bei der Frage der Verlängerung nach 25 Stunden berichtete sie, Dahlia sei insgesamt aktiver und wacher geworden, beobachte mehr, spiele manchmal allein für sich, habe in ihrer Entwicklung ›einen Schub‹ gemacht. Es sei wohl ein ›glückliches Zusammentreffen‹ gewesen, die Therapie habe zum richtigen Zeitpunkt eingesetzt. Dahlias Offenheit sei nicht nur dem Arzt aufgefallen, auch bei der Krankengymnastik sei sie offener, versuche zu krabbeln und sich fortzubewegen. Im Kindergarten sei sie schwankend, könne sich manchmal recht lange allein beschäftigen, sei dann wieder quengelig. Insgesamt sei es eine Entwicklung mit kleinen Schritten. Krankheiten würden Dahlia immer noch sehr zurückwerfen.
>
> Sie selbst sei ruhiger geworden und stünde nicht mehr so unter Druck, mit Dahlia immer etwas tun zu müssen. Der Urlaub allein habe ihr sogar gutgetan. Ihre Schuldgefühle der nichtbehinderten Schwester gegenüber hätten nachgelassen. Sie habe aber immer noch Angst, ob sie Dahlia richtig verstehe, ob sie Dahlia in ihren Empfindungen richtig wahrnehme oder etwas in sie hineinlege.
>
> Die gewonnenen Veränderungen im Kontakt schienen noch unsicher und drohten immer wieder zu zerfallen. Dies zeigte sich auch eindrucksvoll, als die Mutter am Schluss des Gesprächs trotz der recht positiven Entwicklung und des guten Kontakts zwischen uns fragte, ob ich denn mit Dahlia weiterarbeiten wolle und ob ich denn Sinn darin sähe. Sie wünsche, die Therapie fortzusetzen unter der Bedingung, dass ich sicher sei, dass Dahlia von der Therapie profitiert. Ich war etwas schockiert. Hinter den Worten der Mutter wurde ihre Enttäuschung über die ›kleinen Schritte‹ deutlich. Denn die Behinderung des Kindes bestand ja weiter.

Sicherlich war ich auch enttäuscht, dass die Mutter mich als ›gute Therapeutin‹ nicht anerkannte, dass es nicht gelungen war, ihr Sicherheit zu vermitteln. Es zeigte sich, wie dringend die Mutter es brauchte, in ihrer Hoffnung und Wahrnehmung gestützt zu werden, ebenso wie ich es brauchte, als ›gute Therapeutin‹ gestützt zu werden. Darin lag auch verborgen, dass ich die kleinen Schritte, das nur begrenzt Erreichbare schwer aushalten und mir nur mühsam eingestehen konnte, dass auch ich möglicherweise eine enttäuschende und unverständlich bleibende Dahlia loswerden wollte. Lag also der Sinn der Therapie darin, ›die Behinderung loswerden, ungeschehen machen zu wollen‹? Doch weder liegt es in unserer Macht, die Folgen der schweren Schädigungen rückgängig zu machen, noch stehen wir außerhalb der Wirksamkeit kollektiver Mechanismen. Erst deren Reflexion kann diese infrage stellen, sodass Dahlias Reaktionen und Agieren als Teil eines Beziehungskontextes deutlich werden können.

Im Nachhinein wurde mir mit der entscheidenden Szene deutlich, welch ›schwer verdauliche Brocken‹ sich in Dahlias Stimmungseinbrüchen verbargen. In der Auseinandersetzung mit ihnen wurden unbewusst wirksame heftige Affekte spürbar. Hierin wurzelt die Angst, ich/die Mutter könne versagen, der Halt als Durchhalten der Haltung der träumerischen Gelöstheit könne brechen angesichts der darin eingeschlossenen Tötungsfantasien des nichtbehinderten Gegenübers und der »namenlosen Angst« (Bion, 1990, S. 232) des kleinen Kindes. Dahlias Rückzug in Fremdheit mochte möglicherweise ein Schutz vor der Anspannung sein.[13]

Der therapeutische Prozess ereignete sich weiter als Ringen um ein ›Matching‹, als Möglichkeit eines glücklichen Sichtreffens einer Mutter-Kind-Dyade in der Auseinandersetzung mit der Inkorporation einer destruktiven und zugleich das Überleben sichernden Beziehungsform, nämlich angesichts enormer Verletzlichkeit mithilfe eines fremden Willens – Apparate, Sondenernährung etc. Diese fand ihre Fortsetzung in der partiellen Einfühlungsverweigerung, dass ›mit Dahlia jeder Entwicklungsschritt hart erarbeitet werden muss‹. Dieses Konstrukt, verquickt mit Ängsten, Frustrationen, Enttäuschungen und drohender Hoffnungslosigkeit des Umfelds drohte als Wiederholungszwang jeden Entwicklungsraum für Dahlia zu blockieren. Sie hatte etwas Fremdes, Unverdauliches in ihr leibliches Sosein aufnehmen müssen, als ob sie nicht damit rechnen konnte, ›in ihrem Bedürfnis erkannt zu werden‹ bzw. als sei die Wandlung vom organismischen Bedarf zum erlebbaren Bedürfnis blockiert. Dieses Introjekt droht die Bemühungen um ein lebendiges, die Mutter-Kind-Beziehung gestaltendes

13 In Kap. 10 wird deutlich, dass auf einer tieferen Ebene Dahlias Rückzug und die damit zusammenhängende Spannung im nichtbehinderten Gegenüber als zwei Seiten einer Medaille zu verstehen sind.

Körperselbst zu unterminieren, eines Körperselbst, das die leiblichen Interaktionen als intentionale kennzeichnet und zur Folge hätte, dass Dahlia sich in ihnen als lebendig erfahren kann. Die schmerzliche Wahrnehmung dieser Fremdheit und der darin zum Ausdruck kommenden enormen Störanfälligkeit von Dahlias intentionaler Bemühungen durch ihre Eingriffe stellte für die Mutter eine große Verunsicherung dar. Aufgrund ihrer großen Sensibilität und eigenen Verletzbarkeit nahm sie mit Genauigkeit wahr, inwieweit auch ihr Druck und die Heftigkeit ihrer Empfindungen, die durch die Wahrnehmung der Schwierigkeiten ihres Kindes ausgelöst wurden, es diesem häufig (bzw. ihnen beiden) zusätzlich schwer machten.

Im weiteren Verlauf nahmen die reaktiven Aktivitäten im therapeutischen Setting ab. Dahlia initiierte überwiegend den Kontakt und die Aktivitäten selbst. Es wurde zugleich immer spürbarer, wie schnell sie von Reaktionen oder zusätzlichen Aktivitäten überwältigt war und diese zu Verwirrung und Verweigerung führten. Insgesamt war sie offener geworden. Der Einbruch ihrer Verstimmungen erfolgte häufig immer noch plötzlich, sie waren jedoch moderater und konnten besser begleitet werden bzw. es gelang, auch zusammen mit der Mutter darüber nachzudenken. Ich fragte mich, was so anstrengend war, wiewohl ich immer wieder auch Abkömmlinge von Tötungsfantasien bei mir wahrnahm. Aber ich brachte diese schrecklichen Fantasien nicht mit dem Druck in Verbindung. Auch wurde die Mutter etwas aktiver. Sie fragte, ob sie auch mal mitmachen könne oder auch mal weggehen.

Dahlia war nun zunehmend mehr auf die Mutter bezogen, fand darin Halt und entwickelte daraus auch Angst. Sie reagierte deutlich auf ihre Mutter, verfolgte sie, wenn sie den Raum verlies und wiederkam. Bei mir tauchten Eifersuchts- und Rivalitätsgefühle auf. Ich merkte, dass ›zu viel Willen im Raum ist‹, als fiele es mir nicht leicht, ›in die zweite Reihe zu treten‹ und der Mutter Raum zu lassen. Diese sprach darüber, dass sie nicht wisse, was Dahlia wirklich mag. Darin klang mehr eine offene Frage an als grundlegende Zweifel. Es entstand nun vorsichtig und störanfällig etwas mehr Bewegungsraum. So gab es eine Situation zu dritt, in der ich die schmerzlichen Empfindungen im Raum im Gitarrenspiel aufnehmen und begleiten konnte. Indem die Mutter über Dahlia fantasieren konnte, ohne gleich in Ängste zu geraten, schien auch zwischen ›Dahlia in der Mutter‹ mehr Raum zu sein.

Gegen Ende der Therapie war Dahlia sicherer im Kontakt geworden, sowohl als Gegenüber spürbar wie in ihren intentionalen Aktivitäten. Sie hatte an Vertrauen und Bewegungsspielraum gewonnen. Auch wenn immer wieder heftige Empfindungen von Enttäuschung und Vernichtungswut bei mir auftauchten, spürte ich erstaunt, dass Dahlia sich im ihr nun mehr vertrauten Raum freute, da zu sein. Die Mutter hatte parallel zum Prozess des Kindes eine innere Krise durchlebt, in der sie sich mit ihrer Versagensangst, ihren Schuldgefühlen und ihren Ansprüchen an Dahlia auseinandergesetzt hatte. Ihre Enttäuschung und ihre Wut konnte sie leben und erleben, indem sie sich für kurze Zeit in konstruktiver Weise aus der Familie zurückzog. Sie war offener geworden, konnte von ihren Ängsten und Schwierigkeiten im Kontakt mit Dahlia berichten. Zweifel waren dennoch wieder spürbar und drohten im Kontext der Irritationen oder Schwierigkeiten des Kindes, den Kontakt zu infrage zu stellen.

Die Beendigung der Therapie hinterließ bei mir ein Gefühl von Vorzeitigkeit. Der Gutachter hatte signalisiert, dass seines Erachtens nun pädagogische Unterstützung angebracht sei. Die Mutter wollte die Therapie nicht mehr verlängern. Ich respektierte das und blieb trotz aller erfreulicher Entwicklung mit einem unaufgelösten Unbehagen zurück, als sei der Abschied verfrüht gewesen und habe sich die Frühgeburt Dahlias darin wiederholt. Dahlias immer wieder auftauchenden Einbrüche waren nicht verschwunden. In der Nachbearbeitung dieses Prozesses verstand ich jedoch, dass die engen Grenzen Dahlias auch mit den Grenzen meiner/unserer ›Verdauungsmöglichkeiten‹ korrespondierten. In der entscheidenden Situation hatte sich das Ineinander heftiger Affekte des Wegwünschens und dissoziativer früher Ängste zu einer schwer verdaulichen Szene verdichtet. Der hier entstandene Übergangsraum war wie ein Raum, in dem über Erschreckendes und Rätselhaftes nachgedacht werden konnte, auch wenn Dahlias Eindrücke, Phänomene und Verhaltensweisen weiterhin befremdlich wirkten. Dahlias oft schwer verständlich wirkenden Rückzüge markierten eine Grenze – ein Zuviel –, wenn sie vom haltenden Umfeld hingenommen, betrauert und anerkannt werden konnten. Entsprangen sie doch Dahlias Bemühen, sich im Rahmen ihrer Möglichkeiten zu schützen und darin ihre Unverfügbarkeit, ihr Eigensein zu bewahren. Mit der Freude, Dahlia begegnet zu sein, aber auch mit dem Schmerz und der Trauer blieb ich zurück.

II
Hilfreiche theoretisch-methodische Konzepte

5 Therapeutische Haltung

Grundsätzlich unterscheidet sich die therapeutische Haltung in der psychoanalytischen Psychotherapie mit geistig behinderten Menschen nicht von der Arbeit mit nichtbehinderten Menschen. Hier wie dort sind der Wunsch, zu verstehen, sowie der Wunsch, verstanden zu werden, die Basis der Arbeit. Dennoch birgt die Arbeit mit geistig behinderten Menschen besondere Anforderungen und Herausforderungen. Die therapeutische Haltung fußt auf dem träumerischen Einfühlungsvermögen der TherapeutIn und der immanenten Annahme, ›auch wenn ich es nicht verstehe, der Sinn wird sich schon zeigen‹. Indem sich die TherapeutIn verwickeln lässt, entsteht die Übertragungs-Gegenübertragungsbeziehung. Im zweiten Schritt gilt es, in reflektierender Distanz in den hier deutlich werdenden Inszenierungen den Wunsch und den dazugehörenden Konflikt der PatientIn zu benennen, und sei es nur im Inneren der TherapeutIn als eine Probeannahme oder eine stille Deutung. Mit der Aufnahme einer psychoanalytischen Behandlung mit einer als geistig behindert geltenden PatientIn gerät die TherapeutIn jedoch in ein Dilemma. Sie wird in dieser Arbeit einerseits stärker verwickelt und ist andererseits mit der beschriebenen unbewussten Einfühlungsverweigerung als Widerstand in sich konfrontiert. Denn wie schon mehrfach darauf hingewiesen können sich in der TherapeutIn als spontane Reaktion auf die verwirrenden, skurrilen, als ›typisch geistig behindert‹ erscheinenden Gesten und Verhaltensweisen der von geistiger Behinderung betroffenen PatientIn Vorstellungen aufdrängen, die ihr den Eindruck nahelegen, der PatientIn sei mit einer auf Einfühlung basierenden Psychotherapie nicht zu helfen. Lässt sich die TherapeutIn dennoch darauf ein, können diese verwirrenden Verhaltensweisen in ihr ein manchmal tiefes Ausmaß an Hilflosigkeit und Ohnmacht hervorrufen, zumal wenn das ganze Repertoire therapeutisch-hilfreicher Konzepte, der ganze

›Werkzeugkasten‹, unangemessen und kein Verstehen zu ermöglichen scheint. Ihre Fähigkeit zum träumerischen Einfühlungsvermögen erscheint eingeschränkt. Wenn sinnhaftes Verstehen doch gelingt, kann es zur dringend benötigten narzisstischen Bestätigung für die TherapeutIn geraten.

Diese Schwierigkeiten sind vielleicht sehr schwer auszuhalten, aber sie sind kein Indiz dafür, dass etwas falsch läuft. Sie sind in der psychoanalytischen Arbeit mit als geistig behindert geltenden Menschen oft unvermeidlich. Das alles kann sich oft neben einer freundlich-produktiven Beziehung abspielen, ähnlich einer milden Übertragungsbeziehung im Prozess mit nichtbehinderten PatientInnen. Nur: Es scheint sich nichts zu ereignen, kein Verstehen, keine Deutung scheint die PatientIn zu erreichen.

Das hier wirksame kollektive Phantasma – im ersten Teil schon in vielfachen Facetten beleuchtet – organisiert in der asymmetrischen Beziehung zum geistig behinderten Menschen eine Abwehrfigur, mit der das Denkenkönnen der nichtbehinderten Beziehungsperson abgestützt wird. Affekte und Fantasien, die das Subjektsein der TherapeutIn und dessen Basis im autonomen Denkenkönnen gefährden könnten, werden mittels der Einfühlungsverweigerung im Unbewussten gehalten. Darin mitenthalten sind die potenziell sinnhaften Verhaltensweisen der PatientIn, die nun auf ihre organische Beeinträchtigung festgelegt zu sein scheint. Dieses so unbewusst gemachte Konglomerat behält aber seinen drängenden Charakter. Dessen Drängendes ist wie in einer ausgeblendeten ›Rumpelkammer‹ eingeschlossen, in der es rumort, und deren Rumoren die Stützen des Hauses zu gefährden scheinen. Die in der TherapeutIn auftauchenden Affekte, Ängste und Fantasien scheinen vielleicht ausschließlich auf ihr eigenes Schwierige hinzudeuten – ist ihr das Vorhandensein dieser Rumpelkammer ja nicht bewusst. Gerade hierdurch konnte sie sich sicher fühlen. Das in ihr als eigene Schwäche erscheinende Aufgetauchte ist Abkömmling dieses Rumorens. Im Rumoren enthalten sind aber gleichermaßen die Hoffnungen und Verstehenswünsche der PatientIn wie auch deren Abwehrbewegungen. Sie drängen auf ein Verstehen. In der Therapie geht es darum, diese ›Rumpelkammer‹ zu modifizieren und ihr eine Kontur zu verleihen, sodass ihre Wände zu einer durchlässigen Membran werden können, so wie am Ende des Prozesses mit Mirko die konkrete Rumpelkammer im Therapieraum die ›geliebte und gehasste, aber immer widerständige Mädchenpuppe‹ aufnehmen konnte (s. Kap. 4.4). Denn »das kann man beobachten, dass der Mensch nie, sofern er überlebt hat, nie aufhört, vielleicht doch zu hoffen« (Zitat eines Therapeuten in einer Einrichtung für schwerbehinderte Menschen; Badura, 2018, S. 277).

Der eigentliche Verstehensprozess im Sinne eines Deutungsprozesses spielt sich stärker als in der Therapie mit nichtbehinderten PatientInnen häufig auf der interaktiven Ebene ab. Denn die verwirrend und seltsam wirkenden Verhaltensweisen des geistig behinderten Gegenübers sind Abkömmlinge unverfügbar gemachter Interaktionsformen des Nicht-Passens und transportieren das Scheitern von Verstehen und Verstandenwerden. Damit sich dieses Scheitern nicht einfach wiederholt, müssen diese Interaktionsformen auf der Übertragungsebene bestimmend und erlebbar werden. Das Scheitern des Verstehens und Verstandenwerdens bezieht dann das Ich der TherapeutIn mit ein. Verstehensprozesse bedürfen daher der vertieften Analyse der Gegenübertragung der TherapeutIn und finden oft auf der leiblich-handelnde Ebene statt. Indem die TherapeutIn in die beobachtende Position gerät, wird ihr zunehmend auch die eigene Beteiligung, die eigene Reaktion auf die Seltsamkeiten der PatientIn zugänglich. Damit können die unverständlichen Seltsamkeiten als verkappte Ausdrucksgesten in ihrem szenischen Gehalt deutlich werden, sodass nun der intentionale Weltbezug der PatientIn zum Ausdruck kommt. An diesem Prozess ist gleichermaßen die geistig behinderte PatientIn beteiligt, sodass sie als Subjekt dieses Prozesses erscheinen kann. So lassen sich die Verhaltensweisen, die den Eindruck erzeugen, dass es da nichts zu verstehen gibt, als eine verkappte Form des ›Sich-selbst-Wegmachens‹ verstehen, als Reaktion auf die bedrohliche Zurückweisung ihres Soseins. In einem solchen Therapieansatz liegen daher für beide Seiten Zumutungen.

Die erste Kontaktaufnahme erfolgt meist über Angehörige oder BetreuerInnen. Auch das Erstgespräch findet häufig in Anwesenheit einer Vertrauensperson der geistig behinderten PatientIn statt. Wie in jeder Therapie geht es in den ersten Sitzungen darum, ob eine Arbeitsbeziehung entsteht, also eine gemeinsame Vorstellung davon, worum es in der Therapie gehen könnte. Das vermittelt sich i. d. R. nicht auf sprachlicher Ebene, sondern auf der des Spielens und Handelns im Sinne eines interaktiven Prozesses, bei dem es sich zeigt, ob die PatientIn sich verstanden und mit ihren Ängsten und Widerständen als wahrgenommen erleben kann (s. nachfolgend das Fallbeispiel mit Herrn K).

Mangelndes Sprachverständnis der PatientIn bedeutet natürlich nicht, dass nicht gesprochen wird. Das Benennen dessen, was die TherapeutIn in den Inszenierungen wahrnimmt, fühlt und verstanden hat, ist selbst bei sehr schwer beeinträchtigten PatientInnen wichtig. Auch wenn sie damit scheinbar auf kaum Resonanz beim Gegenüber zu stoßen scheint, muss es nicht heißen, dass nichts ankommt. Sprache und Sprechen reichen tief ins leiblich-sinnliche Erleben des Gegenübers hinein. Der Vergleich mit Prozessen bei nichtbehinderten PatientInnen ist manchmal hilfreich. Auch hier kommt es dazu, dass Hinweise und Rückmeldungen der TherapeutIn bei der PatientIn scheinbar kaum Wirkung zeigen. Allein das Wissen um die organische Beeinträchtigung kann als Auswirkung des Phantasmas dazu führen, dass die anscheinend fehlende Resonanz mit der organischen Beeinträchtigung in Verbindung gebracht wird.

Manchmal wechseln sich Sprechen und Spielen im therapeutischen Prozess ab. Ähnlich wie in Kindertherapien können jegliche Art von Spielangeboten hilfreich sein, seien es Brettspiele, kleine oder große Musikinstrumente, die eigene Stimme, Tischtennisbälle, Luftballons, Puppen und Tierfiguren etc., die sich zum Metaphorisieren und zum unaufdringlichen Interagieren eignen. Besonderheiten können sich auch auf das Setting beziehen. So können Stundenanfang wie -ende durch ein Agieren seitens der PatientInnen gekennzeichnet sein. Dies ist keineswegs umstandslos deren Einschränkungen zuzuschreiben. Das Bemühen seitens der TherapeutIn, diese Situationen zu regulieren, kann im Sinne eines Handlungsdialogs sehr produktiv erfolgen (s. Falldarstellung Frau S, Kap. 8) oder aber auch der Abwehr seitens der TherapeutIn dienen.

> In der Therapie mit der schwerbehinderten Thea holte ich diese oft aus dem Gruppenraum ab und brachte sie (sie konnte nicht laufen) in den Therapieraum, um dort mit ihr zu arbeiten. Als ich sie wieder einmal holen wollte, blickte sie mich an. Plötzlich wurde mir bewusst, dass ich beim ›Abholen‹ in keiner Weise auf ihre kleinen feinen Zeichen achtete, mir nicht Zeit nahm, sie zu begrüßen und auf ihre Erwiderung zu warten. Im Gegensatz dazu war ich im Therapieraum sehr bemüht, ihre Zeichen und Reaktion wahrzunehmen und mit ihr in ein gestisch-musikalischen Ineinander zu geraten. Im Sinne eines Spaltungsmodus hatte es etwas von: ›Aus den Augen aus dem Sinn‹, ›Vor und nach der Therapie kennen wir uns nicht mehr‹. Mit ihrem Blick hatte Thea mich erreicht und darauf hingewiesen.

Der therapeutische Raum entsteht in der psychoanalytischen Psychotherapie in der Aufforderung zum freien Assoziieren seitens der PatientIn sowie aufseiten der Therapeutin in der gleichschwebenden Aufmerksamkeit. In der Therapie mit der geistig behinderten PatientIn erwächst dieser Raum aus einer ganz spezifischen therapeutischen Haltung. Mit dieser werden alle Äußerungen, Mimik, Gestik, Verhaltensweisen der PatientIn bis hin zu reflektorischen Reaktionen oder Stereotypien als Beziehungsangebote betrachtet. Korrespondierend dazu gilt es, vermittels der gleichschwebenden Aufmerksamkeit die ausgelösten Gegenübertragungsempfindungen und auch -reaktionen wahrzunehmen.

In der psychoanalytischen Therapie mit geistig behinderten Menschen steht das Miteinander des Handelns, Spielens und Agierens, das sonst oft den Hintergrund der therapeutischen Beziehung darstellt, im Vordergrund: im Sinne eines Enactments bzw. eines Agierens auf der leib-sinnlich-handelnden Ebene. Hier sind Konzepte hilfreich, die diese interaktive Ebene fokussiert einbeziehen und mittels eines entsprechenden Theorieverständnisses der Reflexion zugänglich machen. Das ihnen zugrunde liegende Theorieverständnis fasst das autonome Subjekt, die Fähigkeit des Individuums, sich als Subjekt in Bezug auf innere und äußere Objekte behaupten zu können, als Folge eines langen Prozesses im Kontext hilfreicher Beziehungen. In der Aneignung der Fähigkeit der Einzelnen, ihre subjektive Identität in linearer Zeitlichkeit durchhalten zu können, mussten Subjektzustände in Vergessenheit geraten, die sich dieser Geschlossenheit und Konsistenz nicht fügten. Dieser Umstand wird in der Arbeit mit geistig behinderten Menschen bedeutsam. Denn dieses Vergessene kann in der Gegenübertragung auch in der TherapeutIn auftauchen. Insofern ermöglichen die hier angeführten Konzepte der TherapeutIn einen reflektierenden Zugang zu diesem verunsichernden Erleben, sodass hilfreiche und transformative Eingriffe möglich werden, diese theoretisch eingebettet und darin gesichert werden können. Hierbei stehen nichtsprachliche Deutungen im Mittelpunkt, die die Aufnahmefähigkeit der PatientIn berücksichtigen.

Das Szenische Verstehen, das Konzept der projektiven Identifikation sowie die Theorie des Denkens nach Bion sind hier einander ergänzende Herangehensweisen. Das Szenische Verstehen und das Konzept der sinnlich-symbolischen sowie sprachsymbolischen Interaktionsformen zeichnen den Weg nach, mit dem ein Kind lernt, sich als ein Subjekt gegenüber einem von ihm getrennten Objekt zu behaupten. Symbolische Interaktionsformen weisen für das Kind auf die kulturellen Symbolsysteme wie Musik und Sprache.

Bions Modelle beschäftigen sich mit den frühen, kommunikativen Prozessen, die Voraussetzung für die Entstehung der Fähigkeit zum Denken sind. Im therapeutischen Raum kann das interaktive leiblich-handelnde Ineinander von PatientIn und TherapeutIn in der krisenhaften Zuspitzung

Situationen hervorbringen, in denen die Eingriffe der TherapeutIn und die Antworten der PatientIn eine sinnlich-symbolische Qualität annehmen. Spielstrukturierende Eingriffe fungieren dabei als ungesättigte (Ferro, 2002) bzw. präsentativ-symbolische Deutungen (Niedecken, 2010b).

Die psychoanalytisch orientierte Musiktherapie wie auch der Handlungsdialog stellen unterhalb der Sprachfähigkeit der PatientInnen auf der Ebene der sinnlich-symbolischen Interaktionsformen einen reflexiven Bezugsrahmen her. Im musikalischen Miteinander wie auf der Handlungsebene können intensionsloses Agieren wie auch Ausdrucksphänomene aufgegriffen und zur Folie des Übertragungs-Gegenübertragungsgeschehens werden. Hierin kann der beschriebene Konflikt des geistig behinderten Patienten bestimmend werden, sodass das Ineinander der Maskierungen der PatientIn und der Hemmung und Denkblockaden der TherapeutIn metaphorisch transformiert werden können.

> Herr K, ein 36-jähriger Mann mit Down-Syndrom, war vor vier Jahren in eine Wohngruppe für Behinderte gezogen. Er hatte eine sehr enge Bindung an die Mutter, die auch nach dem Umzug in fast allen Bereichen des täglichen Lebens für ihn sorgte. Zu den MitarbeiterInnen und BewohnerInnen nahm er kaum Kontakt auf. Er lebt dort eher unauffällig und zurückgezogen. Doch zu einer Mitbewohnerin, deren Fürsorge ihn die Mutter zeitweilig anvertraut hatte, entwickelte Herr K nach und nach eine fantasierte Liebesbeziehung, deren mangelnder Realitätsbezug von ihm völlig ignoriert wurde. Die Mutter wie auch die MitarbeiterInnen wurden darüber in zunehmendem Maß besorgt. Die Auseinandersetzungen darüber führten zu einem krassen Bruch in der Beziehung zur Mutter und zeitweilig auch zu heftigen aggressiven Durchbrüchen Herrn Ks den MitbewohnerInnen gegenüber. Zugleich öffnete sich Herr K nun mehr und mehr den MitarbeiterInnen, indem er sie an seinen Fantasien teilnehmen ließ. Diese bezogen sich nicht nur auf die wunscherfüllende Fantasie betreffs der Mitbewohnerin, sondern auch auf bedrohliche und sehr beängstigende Inhalte sich selbst gegenüber. Auf der Realitätsebene traten Schwierigkeiten auf: Auseinandersetzungen in der Wohngruppe mit BewohnerInnen und MitarbeiterInnen vor allem über die Regelung der Körperpflege, Teilnahme am gemeinsamen Leben etc. und Schwierigkeiten auch in der Werkstatt, sodass ein Wechsel der Arbeitsstätte durchgeführt wurde, jedoch ohne nennenswerte Verhaltensänderungen. In dieser Situation wurde eine musiktherapeutische Behandlung in Erwägung gezogen.

In der ersten Begegnung machte Herr K auf mich den Eindruck einer sehr eigenwilligen Persönlichkeit. Er wirkte streng und zurückgezogen. Auf Kontaktangebote und Ansprache ging er entweder sehr freundlich, höflich und zuvorkommend ein oder ignorierte sie völlig. Als ich mich vorstellte, reagierte er nicht und verzog keine Miene, als habe er mich nicht gehört. Mein erster Einfall war: ›Glaub nicht, dass ich dich für dumm halte, du versteckst dich dahinter.‹ Mit dem Angebot der Musiktherapie ging er jedoch zielgerichtet und klar um, fragte nach dem Grund wie auch danach, was wir machen würden. Beim gemeinsamen Anhören seiner Lieblingslieder war er sehr in sich versunken, geradezu verzückt. Er zeigte mir auch das Foto seiner ›Freundin‹.

In der Musiktherapie stand anfangs das gemeinsame begeisterte Singen von Wander- und Seemannsliedern im Mittelpunkt. Wir hatten ein reichhaltiges Perkussionsinstrumentarium. Es wurde zu Beginn jeder Sitzung von uns beiden sorgfältig aufgebaut. Irgendwann stellte ich verblüfft fest, dass die Instrumente zwischen uns wie ein Sichtschutz wirkten. Das Instrumentarium fungierte als ein Abstandhalter. Hier hatte sich etwas inszeniert. Dass auch ich Herrn K möglicherweise auf Abstand halten wollte, kam mir allerdings nicht in den Sinn. Ich verstand es als ›Herr K will mich von sich fernhalten‹. Ich war irritiert.

Neben dem Singen erzählte Herr K stets von einer Frau, die er gefunden habe, die mit ihm singe. Als ich das auf uns bzw. mich bezog, bestritt er es. Es sei eine Rollstuhlfahrerin aus der Werkstatt, nicht ›Annettchen‹ (seine fantasierte Freundin). Ich fühlte mich nun wie eine eifersüchtige Mutter, die sich dazwischendrängt. Vielleicht hatte er meine Deutung als eindringend erlebt. In der vierten Sitzung kam Herr K nicht an. Er hatte sich verlaufen. Es schloss sich eine Unterbrechung wegen eines Urlaubs von ihm an. Auch danach fiel eine Sitzung aus. Ich wurde nun sehr beunruhigt und besorgt, ob er aus der Distanzierung wieder herausfinden würde. Ich fühlte mich recht machtlos. Im Telefongespräch mit ihm sprach ich Trauer und Enttäuschung an. Herr K kam wieder. Im Stundenprotokoll notierte ich: »Kann seitdem auf den instrumentalen ›Sichtschutz‹ zwischen uns verzichten, da die Fortsetzung der Therapie seine freiwillige Entscheidung ist.«

Mein Einfall in der ersten Begegnung ›Glaub nicht, dass ich dich für dumm halte, du versteckst dich dahinter‹ zeugte von der Haltung der Überlegenen, als sei ich sicher, dass wir schon zueinander finden würden. Damit überspielte ich das für mich Verwirrende an der Situation. Herr K hatte mich ›im Regen stehen gelassen‹. Es war unklar, ob und wie er meine Vorstellung und meine ersten Fragen verstanden hatte, oder ob er nichts von mir wissen wollte. Hatte ich mich hinter der Haltung der Überlegenen selbst versteckt und meine Kränkung überspielt, als Reaktion darauf, dass ich mir dumm vorkam? Der wie eine Kontaktschranke wirkende Instrumentenaufbau hatte mich verblüfft. Mit der Idee ›Herr K will mich von sich fernhalten‹ konnte ich die Abwehr noch ganz bei ihm lassen. Wiewohl die Distanzierung mich irritierte, beruhigte es mich, dass es möglich war, etwas zu verstehen, dass also eine psychoanalytisch orientierte Musiktherapie und damit ich als Therapeutin doch nicht so verkehrt sein könnten. Erst durch Herrn Ks Rückzug geriet ich in Sorge, dass er die Therapie abrechen könnte. Dadurch bekam mein Gefühl der Überlegenheit einen Bruch, in dem Herr K sich mit etwas noch nicht Verstandenen, möglicherweise seinen Ängsten vor Vereinnahmung, zur Geltung gebracht hatte. Er war bei mir angekommen. Die Funktion des Abstandhalters war nicht mehr nötig. Als konkretistischer Ersatz einer Leerstelle hatte er für etwas Unverstandenes gestanden, das zugleich etwas Undurchschaubares erzeugt hatte. In der therapeutischen Beziehung inszenierte sich stattdessen das Thema der ›eindringenden eifersüchtigen Mutter‹, die Herr K von sich fernhielt. Mit dieser war ich projektiv identifiziert (Fortsetzung in Kap. 7).

6 Szenisches Verstehen und Symbolbildung

Alfred Lorenzers Konzept des Szenischen Verstehens steht in engem Zusammenhang mit seiner Interaktions- und Symboltheorie. Szenisches Verstehen ist für ihn nicht eine weitere psychoanalytische Methode, sondern er legt darin den Kern des psychoanalytischen Transformationsprozesses frei.

Wie in Kapitel 3 beschrieben ist die treibende Kraft, mit der sich ein Kind aus dem Angewiesensein auf ein haltendes Umfeld heraus zu einem eigenständigen Menschen entwickelt, ein interaktives, in Szenen strukturiertes prozesshaftes Geschehen, das in der Aneignung symbolvermittelter Formen des Erlebens (Spielen) und Denkens (Sprechen) mündet. Hierdurch findet das Kind Anschluss an kollektive Symbolsysteme wie Sprache, aber auch Körperausdruck, Spiel, Kunst, Musik, Theater etc. Das Kind hat damit auf verschiedenen Ebenen – der leiblich-sinnlichen wie sprachlichen – die Fähigkeit verinnerlicht, sich ausdrücken und in Auseinandersetzung mit hilfreichen Beziehungen sein Leben selbst gestalten zu können. In diesem Prozess kann es aus vielerlei Gründen zu Schwierigkeiten kommen, sei es, dass allzu spannungsreiche Erfahrungen nicht in die Symbolvermittlung aufgenommen werden konnten oder aber die schon ausgebildeten Reflexionsmöglichkeiten des Kindes durch Konflikte überfordert wurden und Abwehrformen erzwangen. In jedem Fall verbleiben Spuren einer beschädigten Subjektivität. Erlebensbereiche mussten ausgeblendet werden oder unterlagen der Verdrängung und wurden so dem Bewusstsein entzogen. Diese Spuren können im späteren Leben z. B. in Schwellensituationen, in szenischen Konfigurationen mit einem je spezifischen situativen Auslösereiz virulent werden und mittels eines weiteren Abwehrprozesses in psychischen Erkrankungen münden. Psychoanalytische Behandlung hat zum Ziel, die dem Leiden zugrunde liegenden ausgeblendeten Erlebensbereiche wieder so in einen verstehenden Zusammenhang zu holen, dass die PatientIn sie in veränderter Form integrieren kann. Diese veränderten Umgangsweisen sollen sie befähigen, für die Schwierigkeiten in ihrem Leben Wege zu finden, auf denen das frühe Scheitern sich nicht wiederholen muss.

Lorenzer grenzt das Szenische Verstehen vom logischen als auch psychologischen Verstehen ab. Während sich das logische Verstehen auf den Inhalt des Sprechens, den sprachlich ausgedrückten Sachverhalt, und das psychologische Verstehen als Einfühlung auf die Affektlage der PatientIn richtet, überschreitet das Szenische Verstehen beide Ebenen. Es richtet sich auf Inszenierungen, die im Übertragungs-Gegenübertragungsgeschehen auf sprachlicher Ebene, aber auch auf der leiblichen Ebene als gestisch-mimisches Zusammenspiel und auf der Handlungs- oder musikalischen Ebene Kontur gewinnen. Diese Inszenierungen versteht Lorenzer als Verdichtung jener szenischen Konfigurationen, die dem Leiden der PatientIn zugrunde liegen: wie sie sich im Alltag in bewusstseinsferner Art als Neuauflage frühkindlicher und in spezifischer Weise deformierter Szenen ereignen.

Szenisch bezieht sich hierbei nicht einfach auf das dramatisch Entfaltete. Die Inszenierungen sind durch eine je spezifische situative Struktur gekennzeichnet, durch das »der Inszenierung zugrunde liegende ›Interaktionsmuster‹, das ›Modell der Beziehungslage‹« (Lorenzer, 1970, S. 171). Dieses Muster kann sich nur in sinnlich-konkreten Szenen realisieren. In ihrer je spezifischen Form als eine zwischen einem Subjekt- und Objektpol aufgespannte affektiv-intentionale Beziehung sowie deren sinnlich-gestischem Gepräge wird die situative Struktur zum Kristallisationspunkt verschiedener Inszenierungen und macht darin eine Szene deutlich. Szene bezieht sich damit auf »eine dramatische Realität, die als sinnvolle Realität begriffen wird« (ebd.). Im Verstehen der Inszenierung als Szene gewinnt die Inszenierung einen Bühnencharakter. Darin werden Entwürfe menschlicher Umgangsweisen mit der Welt und mit anderen Menschen deutlich. Es geht um Objektbeziehungen, wie sie im leiblich-kollektiven Bezügen entstanden sind und deren Kern in der frühen Mutter-Kind-Dyade liegt, um frühe unbewusste Fantasien.

Die Aufmerksamkeit der TherapeutIn richtet sich beim Szenischen Verstehen auf die Inszenierungen im Übertragungsgeschehen, die als eine ›Gesamtsituation zu zweit‹ zu betrachten sind, als eine Koproduktion von TherapeutIn und PatientIn. Mit einer oszillierenden Bewegung im Inneren der TherapeutIn wird der Wechsel zwischen dem koinästhetischen Modus – der Regression im Dienste des Ich (Kris, 1977) –, also dem träumerischen

Einfühlungsvermögen und dem diakritischen Verstehen als reflektierender Haltung vollzogen.

Der koinästhetische Modus lässt sich als eine Art ganzheitliche Wahrnehmung verstehen. Es geht darum, sich dem zu überlassen, was das Gegenüber in der TherapeutIn auslöst und was an Derivaten aus ihrem eigenen Unbewussten aufsteigt. Dem entspricht die Haltung der träumerischen Gelöstheit als ihrem Vermögen, sich passager von den Szenen ergreifen zu lassen. Indem sie sich verwickeln lässt, identifiziert sie sich mit den ihr darin zugewiesen Rollenpositionen. Im Wechsel zum diakritischen Verstehen mittels der Analyse ihrer Gegenübertragung richtet sich ihr Blick auf die auftauchenden Inszenierungen. Sie nimmt darin eine exzentrische Position ein, sie schaut von außerhalb auf ein Geschehen. Vermittels der Auseinandersetzung mit ihrer Gegenübertragung kann sie probeweise lebenspraktische Vorannahmen formulieren. Um hier nicht einem Kurzschluss zu erliegen – ›Das sagt mir meine Gegenübertragung‹ – fungiert ihre eigene Selbsterfahrung, ihr theoretisches Wissen sowie auch ihr Bezug zur Kollegenschaft als eine Art haltender Rahmen und Hintergrundwissen. Im gelingenden Fall kann sie sich im Verlauf des therapeutischen Prozesses mit der Subjekt- wie der Objektposition einer Szene identifizieren, und so deren situative Struktur, die Szene als ein Gesamterleben erfassen, als eine Erlebnisfigur, als Objektbeziehungsformel. Das Verstehen der Szene in der Deutung, mittels derer die Szene einen Namen erhält, entsteht nicht aufgrund theoretischer Konzepte oder Hypothesen. Es ist das Erfassen eines Sinnzusammenhangs, »der im Verstehensvorgang selbst sich bildet« (Lorenzer, 1970, S. 147). Die Deutung geht daher auf beiden Seiten mit einem Evidenzerleben einher. Sie wird als stimmig erlebt und gesichert in den Veränderungen in der therapeutischen Beziehung wie auch im Alltagsleben der PatientIn.

Szenisches Verstehen vollzieht sich in einem Prozess, bei dem zunehmend verschiedene Aspekte der verdrängten Konfliktlage deutlich werden. Im gelingenden Fall kann in Entsprechung zum ›Originalvorfall‹ (ebd., S. 168) das bislang aus der Kommunikation Ausgeschlossene in der Komplettierung eine Szene deutlich werden. Indem die beschädigten, verdrängten Interaktionsformen, die dem Leiden der PatientIn zugrunde liegen, im Kontext einer Beziehung benannt werden, d. h. das Leiden wie auch die Abwehr dagegen einen sprachlichen Ausdruck finden, kann sich die Einzelne aus dem Wiederholungszwang befreien. Sie ist nicht mehr den in der jeweiligen situativen Struktur liegenden Auslösereizen ausgeliefert.

Hilde, ein ca. 16-jähriges lernbehindertes Mädchen, war seit einer Weile bei mir in psychotherapeutischer Behandlung. Ihre Eltern machten sich Sorgen. Hilde hatte große Schwierigkeiten in der Schule. Zu ihren MitschülerInnen hatte sie kaum Kontakt. Sie wirkte ängstlich, angepasst, brav und schien in einer Traumwelt zu leben. Als großer Fan der Kelly Family beschäftigte sie sich in exzessiver Weise mit dieser Gruppe. Sie hörte ihre Musik, verfolgte alle ihre Auftritte und verfolgte alles, was über sie veröffentlicht wurde. Ihr größter Wunsch war es, dazuzugehören, eine der ihren zu sein. Sie wähnte sich als Intimfreundin eines der Bandmitglieder.

In den Stunden hörten wir gemeinsam auf dem Boden sitzend die Musik der Band. Hilde erzählte ausführlich von den neuesten Episoden der Bandmitglieder, berichtete, wo sie aufgetreten waren bzw. auftreten würden und was inzwischen geschehen war. Sie zeigte mir Bilder aus Zeitschriften, die sie gesammelt hatte, und erklärte mir alles. Ich war interessiert, Hilde brachte ja viel Material mit zum Verstehen. Ihre Begeisterung war ansteckend, aber auch ermüdend, da ich kaum verstand, was diese Musik und diese Band für Hilde bedeuteten und ich mit ihr auch kaum darüber sprechen konnte. Ich hoffte und wartete, dass es doch möglich werden könnte, den Sinn zu verstehen, der hinter Hildes Begeisterung steckte. Doch es war ein ambivalentes Interesse. Es war die Teilhabe an einer Welt, die mir mehr oder weniger verschlossen schien. Ich bekam aus der zweiten Reihe mit, wie ›die Jugend so tickt‹, als erkunde ich einen exotischen Kontinent. Es faszinierte mich und stieß mich gleichzeitig ein wenig ab, wie man sich nur so leidenschaftlich in eine Band ›hineinwerfen‹ konnte. Vielleicht spielte auch etwas Neid auf meiner Seite mit.

Daneben stand ich unter Druck, als sei es meine Aufgabe, Hilde von ihrem übertriebenen Interesse abzubringen, das sie daran hinderte, sich in der Schule auf den Lernstoff wie auch auf ihre MitschülerInnen einzulassen – als müsse sie ›gefördert‹ werden. Als Hilde nun noch konkret zu überlegen begann, wie sie es anstellen könne, um bei einem Auftritt dabei sein zu können, und wie es zu bewerkstelligen sei, dass die Bandmitglieder auf sie aufmerksam würden, wurde ich zunehmend alarmiert. Sie plante, sich mit Mitgliedern der Kelly Family zu treffen, in voller Überzeugung, auf Gegenliebe zu stoßen. Ich war bemüht, sie auf das Fragliche dieser Erwartung hinzuweisen, und fürchtete, Hilde könne sich so verrennen, dass alles in einer Katastrophe münden würde. Wenn sie tatsächlich hinter den Auftritten der Band herführe, könnte sie in Situationen geraten, die sie völlig überfordern. Sie könnte z. B. das Scheitern ihrer Vorstellungen und Hoffnungen als furchtbar beschämend erleben und zusammenbrechen oder gar einen Wahn entwickeln.

Vor einer dieser Stunden, als ich im Therapieraum auf sie wartete, sah ich Hilde durchs Fenster, wie sie zur Praxistür eilte. In dem Moment wurde mir plötzlich meine Haltung bewusst. Ich hatte gar keine Lust auf die Stunde mit ihr, in etwa nach dem Motto: ›Oh je, die schon wieder, die sich sowieso nur mit den Kellys beschäftigt, und ich sitze daneben und kann eh nichts tun.‹ Ich bemerkte meinen Wunsch, die Stunde möge schnell vorübergehen. Als mir das bewusst wurde, stellte ich mir zugleich vor, wie es für Hilde sein muss, so von ihrer Therapeutin erwartet zu werden, die gar keine Lust auf das Zusammensein mit ihr hat und mit ihr nichts zu tun haben will. Ich war schockiert. Möglicherweise schützte sie sich genau durch ihre Fixierung auf die Kellys vor dem Gewahrwerden einer solchen Ablehnung wie meiner. Mir fielen die Eltern ein. Beide waren schon älter. Sie waren sehr bemüht und besorgt um ihre Tochter. Sie wirkten hilflos und kamen dankbar regelmäßig zu den verabredeten Elterngesprächen. Sie hofften, dass Hilde im Bereich Hauswirtschaft eine vereinfachte Ausbildung würde machen können, damit sie in diesem Bereich einen unterstützten Arbeitsplatz findet. Sie schienen sich damit abgefunden zu haben, dass Hilde in ihrem Leben nur sehr eingeschränkte Möglichkeiten würde haben können. Ich stellte mir jetzt vor, wie viel Mühe die Mutter mit Hilde möglicherweise von Beginn an gehabt hatte. Dieses Kind hatte, so lässt sich denken, gar nicht ihren Wunschfantasien entsprochen und auf unbewusster Ebene Enttäuschung, Ablehnung und Entwertung hervorgerufen. Das verbarg sich hinter ihrer Besorgnis und ihrem Bemühen, Hilde zu unterstützen, sodass sie in bescheidenem Maße doch ein selbstständiges Leben würde führen können. Welche narzisstische Kränkung verbarg sich dahinter für alle Beteiligten. Ich war anscheinend mit dieser Seite der Mutter unbewusst identifiziert. Als mir die Szene des Nicht-willkommen-Seins von Hilde bewusst wurde, veränderte sich mein Gefühl ihr gegenüber sofort. Ich freute mich. Noch beim Schreiben des Stundenprotokolls konnte ich spüren, wie erleichtert ich war.

Das Bewusstwerden der Szene, in der ich mit Hilde gefangen war, war sehr befreiend. Es war die Bestätigung, dass es hier wirklich etwas zu verstehen gibt, dass das psychotherapeutische Angebot doch sinnvoll ist. Ich verstand auch, dass ich im Versuch, sie zu drängen statt sie zu verstehen, unbewusst nicht nur sie, sondern auch unsere Arbeit entwertet hatte, als tauche sie als denkender Mensch in ihrem Ängstlich-Angepassten und ihrer Schwärmerei gar nicht auf, weil ich es ihr nicht zutraue. Das Drängen entsprach einem Agieren der Gegenübertragung.

Die Szene, die hier aufgetaucht war, war die eines Kindes, das sich als enttäuschend und unerwünscht für die Mutter erlebt und entwertenden Gedanken ausgesetzt ist. Zugleich schien es damit eingerichtet zu sein, als rechnete es nicht mit einem Verstehen, ebenso wie die Mutter keine Einfühlung für ihre Empfindungen dem Kind gegenüber hatte.

Hilde kam freudig zur Therapie. In der Gegenübertragung war kein Ärger zu spüren. Sie schien sich zu freuen, dass sich endlich jemand auch für die Kellys zu interessieren schien und nicht versuchte, sie davon abzubringen. So hatten vermutlich meine Fragen, was ihr denn die Kellys bedeuten oder warum sie sich für sie interessiert, so gewirkt, als wolle ich sie damit von ihrem Interesse abbringen. Ebenso wie mir meine Ablehnung nicht bewusst gewesen war, hatte sie in ihrer Angepasstheit darüber hinweggesehen. Dass hinter der Angepasstheit ein schwer greifbarer Schutz lag, wurde mir erst mit der zuvor geschilderten Szene deutlich.

Dieser Schutz ähnelt so verstanden der Figur, die Hoven-Buchholz (2002) als ›Tarnkappe‹ beschrieben hat: ›Tarnkappe‹ als Reaktion auf eine »institutionalisierte Taubheit«, also auf eine Einfühlungsverweigerung. ›Tarnkappe‹ bezieht sich auf ›Dummheit‹ als Schutz, »um die anderen und sich selbst vor Ausmaß und Folgen des Schreckens ihrer Existenz zu verschonen« (ebd., S. 114). Das Außen-vor-Sein von Hilde im Klassenverband wie auch ihre Fixierung auf die Kelly Family hätten auch als selbstverständliche Folge ihrer geistigen Einschränkung interpretiert werden können. Mit der ›Tarnkappe‹ als Anpassung an den Blick der Anderen wurde die Bedrohung dieses entwertenden Blicks ausgeblendet und zugleich gelebt. Hilde machte sich darin unsichtbar. Diese Einfühlungsverweigerung als Folge der unbewussten Identifikation mit der phantasmatischen Rolle – der Verachtung der Dummen – zeigte sich darin, dass mir der in der Beschäftigung mit der Band zum Ausdruck kommende Wunsch, dazugehören zu wollen, quasi in eine so tolle Familie einzuheiraten, bislang in keiner Weise zugänglich gewesen war.

Im Fallbeispiel mit Hilde wurde mittels des Szenischen Verstehens von mir innerlich etwas benannt. Ich hatte aber nicht mit Hilde darüber gesprochen, was ich verstanden hatte. Trotzdem veränderte sich dadurch etwas. Von der Reise zu den Kellys war nicht mehr die Rede und meine Anteilnahme am gemeinsamen Geschehen geändert. Ich fühlte mich nicht mehr außen vor. Um diesen Vorgang als Szenisches Verstehen zu kennzeichnen, wird nachfolgend die Veränderung in ein symboltheoretisches Verständnis eingebettet werden.

Exkurs: Symboltheorie

Symbole stellen für Lorenzer Verbindungen her zwischen frühen unbewussten szenisch strukturierten Erfahrungen im Individuum einerseits und öffentlichen Ausdruckformen andererseits. So finden sich bspw. im Kuckucksspiel frühe Erfahrungen mit der Mutter ein: In den Gesten des Hand-vor-den-Augen sind die Erfahrungen des ›Wegseins‹ und ›Daseins‹ von Mama aufgehoben, während mit dem Kuckucksrufen diejenigen Erfahrungen angesprochen werden, in denen das Kind bei den frühen modulierenden mütterlichen Begrüßungen im Tonfall des Kuckucksrufs der kleinen abfallenden Rufterz freudig mitspielt. Das Spiel kann die Angst des Wegseins und das Glück des Sichfindens aus verschiedenen Positionen heraus erlebbar machen. Der Kuckuckslockruf war in den frühen Szenen noch ganz Teil der Situation, die er zu gestalten half. Im Spiel des Kindes mit dem Lockruf wie mit den Gesten kann es deren Gestaltungsmöglichkeiten erproben und sich diese ganz zu eigen machen. Gestik wie auch das musikalische Idiom des Lockrufs weisen zugleich weit über die Spielsituation hinaus in kulturelle Formenbildungen wie Gestisches, Tanz, Theater, Musik etc. Der Lockruf ist in der Musik als Rufterz zu einem musikalischen Idiom gefasst. Es findet sich nicht nur in vielen Kinderliedern. Hierin weist das Spiel hinaus auf Bedeutungsfelder, die sich das Kind später erschließen kann. Dies ist ein Beispiel einer sinnlich-symbolische Interaktionsform, mit der das Kind Anschluss finden kann an präsentativ strukturierte Symbolsysteme wie Musik, Kunst, Gegenstandswelt.

Im Unterschied dazu stellen sprachsymbolische Interaktionsformen die Verbindung zu diskursiven Symbolsysteme wie Sprache, Mathematik etc. her. Sie entstehen, wenn frühe Szenen einen Namen bekommen. Die Unterscheidung präsentativer und diskursiver Symbolbildung bezieht sich auf das von Langer (1984) mit Bezug auf Cassirer (2010 [1923]) herausgearbeitete Symbolverständnis. Langer beschreibt zwei verschiedene Modi der Symbolbildung: den präsentativen und den diskursiven Modus.

Beim präsentativen Modus, so wie er in Kunst, Musik aber auch Mythos und Ritus zur Geltung kommt, bezieht sich das Symbol wie beim Kinderspiel auf ein Gesamt. Die einzelnen Teile haben keine feststehende Bedeutung. So können bspw. die Rufterz wie aber auch Pausen in der Musik als Momente der Stille sehr unterschiedliche Wirkungen entfalten: im Nachklingen, als Generalpause, als Verbindungsstück zwischen unterschiedlichen Formelementen etc. Ihre jeweilige Funktion im musikalischen Werk ist jedoch nur aus dem Gesamt heraus erfahrbar (s. Kap. 9). Präsentative Symbole sind szenisch strukturiert. Mit ihnen wird die Ebene des Sinnlichen nicht verlassen. Eine sinnlich symbolische Form steht hier für eine sinnlich unmittelbare Form, in dem sie deren situative Struktur aufgreift. Die situative Struktur des Kuckucksspiels – ›Ich verstecke mich, ich suche dich/ich locke dich, ich höre dich‹ – greift die situative Struktur von An- und Abwesenheit der Mutter vom Spiel mit dem Locken und Gelocktwerden auf. Wir müssen uns daher beim präsentativen Symbol in Szenen hineinziehen, uns von den musikalischen Werken, den Spielen, Bildern etc. berühren lassen, uns auf Musik, Kunst, Spiel einlassen, um das, was mit ihnen als Ausdruck erlebbar wird, durch ihre Wirkung hindurch verstehen zu können. »Sie ›wirken‹ als Ganzheiten, weil sie aus ganzen Situationen, aus Szenen hervorgehen und Entwürfe für szenisch entfaltete Lebenspraxis sind« (Lorenzer, 1984, S. 31). Sie erfassen ein ›Wie‹ als Ausdruck eines Weltbezugs. Im präsentativen Modus wird die Dynamik der frühen dyadischen Beziehung aufgegriffen. In dieser führt das »szenische Ineinander […] als eine Art Binnenregulierung dazu, dass sich das Kind in die Subjekt-Position der Szene einfädeln kann und so mit seiner Intentionalität bestimmend wird, wiewohl es über sie noch nicht aktiv verfügen kann« (Niedecken, 2002, S. 927). Hier führt die ausgelöste Wendung ins Aktive dazu, dass das Kind in die Subjektposition der Szene gerät. Im Spiel mit Gegenständen wie dem Mobile, mit der Spule im Fort-Da-Spiel oder mit Gesten wie im Kuckucksspiel führt die Wendung ins Aktive dazu, dass das Kind zunehmend Handlungsdominanz gewinnt, indem es sich von seinen darin angesprochenen frühen Erfahrungen leiten lässt und diese in veränderter Form im Spiel findet und in Eigenregie erforschen kann.

Präsentative Symbolik ist, da sie auf der sinnlichen Ebene verbleibt, leibnäher. Ihr Bedeutung liegt darin, dass sie einerseits Vermittlungsfunktion für die Ausbildung sprachsinnlicher Interaktionsformen hat. Zum anderen verkoppelt sie das Individuum mit dem umgebenden kulturellen Gesamt. Anders ist es beim diskursiven Modus. Hier haben die einzelnen Teile – die Worte – eine konventionell festgelegte Bedeutung. Sie benennen denotativ, d. h. ihren begrifflichen Inhalt. Die Wortreihenfolge eines Satzes, die feststehenden grammatikalischen Regeln folgt, führt dazu, dass der Satz zu einer sinnvollen Aussage wird, einen Sachverhalt benennt. Die Worte behalten ihre Bedeutung in Sätzen mit sehr unterschiedlichen Aussagen. Die Sätze ›Das Haus ist auf Sand gebaut‹ und ›In unserem Haus fühle ich mich sicher‹ enthalten sehr unterschiedliche Aussagen. Das Wort Haus behält aber stets seine feststehende Bedeutung. Das, was in den unterschiedlichen Aussagen mitklingen kann, sind die sinnlichen frühen Erfahrungen. Erst in der Verbindung mit ihnen wird Sprache zu einem Symbol. In der Aneignung sprachsymbolischer Interaktionsformen verbinden sich im Kind seine frühen Erfahrungen mit dem diskursiv organisierten System der Sprache. Die Szenen bekommen in den Formulierungen einen Namen. Hier wird die Ebene des Sinnlichen verlassen. Damit ist jener Abstraktionsgrad erreicht, der zu einem reizautonomen Vorstellungsvermögen führt. Die Szene wird hier sprachlich aufgegliedert in Subjekt und Objekt und es bilden sich Subjekt- und Objektrepräsentanzen. Der diskursive Modus erfasst ein ›Was‹. Das Kind kann denkend und sprechend dem nachgehen, was die Sätze vom sicheren Haus und vom auf Sand gebauten Haus in ihm anrühren. Das im Innen zentrierte denkende Subjekt steht der inneren oder äußeren Objektwelt gegenüber. Dies ist mit einem entscheidenden Freiheitsgewinn verbunden. Mit ihm ist Sprache als Probehandeln möglich. Ich kann den Gefühlen, die das auf Sand gebaute Haus in mir wachruft, im Denken und Fühlen nachgehen. Sie durchdeklinieren oder auch sprachliche Umformulierungsmöglichkeiten erproben. Indem bei den sprachsymbolischen Interaktionsformen Interaktionsszenen mit Sprachfiguren verknüpft ist, werden sie bewusstseinsfähig.

Beide Symbolformen treten immer zusammen auf (vgl. Niedecken, 1988). So wird Sprache immer präsentiert, z. B. in der Artikulation, Intonation und dem Klanghaften des Sprechens. Sage ich beim Vorlesen eines Essays den Satz, das Haus ist auf Sand gebaut, mit zitternder und stockender Stimme, als ob sie mir zu brechen scheint, so kann das darin Präsentierte zum Vordergrund werden, indem darin eine Szene aufscheint. Sage ich es im Zusammenhang mit einer Bauprüfung tritt der Sachverhalt als solcher in den Vordergrund. Ebenso kann Musik nur durch das Diskursive hindurch, als Gesamt ihrer Formen, Stilmittel und Idiomatik – zum präsentativen Ausdruck werden. Die Pausen im Kinderspiel sind vielleicht kleine Momente erwartungsvoller Stille. Werden diese länger oder kürzer oder kommt der Kuckucksruf nicht erwartungsgemäß, können sie zum Spiel mit der Spannung werden. Sie sind in das Spiel eingebunden. In der Musik sind sie als musikalische Stilmittel im Gesamt der Komposition bedeutsam, mit ihnen kann z. B. die musikalische Gliederung erfahrbar werden, sie können als Anfangs- und Endpunkte von Spannungsbögen Bewegungsgestalten musikalisch formulieren helfen oder als Unterbrechung melodischer Verläufe Erlebensformen z. B. der Irritation, Angst- oder Erwartungsspannung spürbar machen. Im komponierten Ineinander des Widerstreits der musikalischen Idiomatik und der damit verbundenen Hörerwartungen kann das musikalische Werk neuen unerwarteten Empfindungen zum Ausdruck verhelfen.

Auf beiden Ebenen kann es zu Verwerfungen kommen, wenn das, was mit der Sprache oder dem Spiel zum Ausdruck kommen soll – die frühen sinnlichen Erfahrungen –, zu konfliktreich ist. Sprache übt mit dem Anspruch auf widerspruchsfreie Formulierung einen Konsensdruck aus. Konfliktsituationen, die sich diesem Druck nicht fügen, können zur Desymbolisierung führen. Lorenzer (1984, S. 112, 168ff.) unterscheidet als Folge klischeebestimmte Verhaltensweisen bzw. eine zeichenhafte Sprache. Diese sei eine Art Privatsprache, bei der die im Sprachsymbol benannte sinnliche Erfahrung von Sprache abgetrennt und auf andere Objektrepräsentanzen verschoben wird.

In keiner Biografie werden alle Beziehungserfahrungen in die Leiblichkeit als Gesamt leiblich-sinnlicher Symbole, als leibliches Fundament der Sinnlichkeit und Kreativität aufgenommen. Insbesondere Erfahrungen, die durch ein zu großes Spannungsmoment gekennzeichnet sind: Beziehungsformen, die in sich widersprüchlich sind, und Frustrationen, die nicht in tröstenden Formen aufgefangen werden konnten, bleiben als ein quasi unverdauter, aber virulenter Rest zurück. Das hat den Ausfall ganzer Bedeutungsfelder im leiblich-kreativen Sinnerleben zur Folge. »Die Defizienz der Bildung sinnlich-symbolischer Interaktionsformen [ist] durch eine Verkürzung von Erlebnisbereichen gekennzeichnet« (ebd., S. 168). Diese Verkürzung ist als Erlebnis- oder ästhetische Schablonen unkenntlich gemacht (ebd.) und verbleibt im Unbewussten.

Wiederum kann der Sprung zur Bildung sprachsymbolischer Interaktionsformen durch einen ›vorauseilenden Widerstand‹ (Merlau-Ponty, 1994) verhindert werden, wenn durch die fehlende Verinnerlichung haltender früher Objekte die Bildung sinnlich-symbolischer Interaktionsformen nicht gelungen ist, mit der ja erst die Grundlage des Symbolbildungsvermögens im Kind zentriert wird. »Ideen werden wirksam, wenn sie Motive für eine Bewußtwerdung werden oder wenn sie diese verhindern« (ebd.,

S. 296). Ideen entsprechen dem Namen, den eine Situation in der Deutung, im Szenischen Verstehen erhält, die Fantasie, mit der die ›szenisch entfaltete Lebenspraxis‹ in der Erlebnisfigur deutlich wird. So wurde im Fallbeispiel Herr K (s. Kap. 5) mit der Idee ›Abstandshalter‹ die ausgrenzende Figur zwischen uns benannt.

Bedeutung des szenischen Verstehens und der Symboltheorie für das Verständnis der geistigen Behinderung

Im Falle des behinderten Menschen ist mit der unbewussten Einfühlungsverweigerung der nichtbehinderten Beziehungsperson ihr von der Sprache abgetrenntes sinnliches Erleben auf die behindert erscheinende Gestik des behinderten Menschen verschoben. Hierdurch gewinnt ihre Sprache Zeichencharakter. Der ›vorauseilende Widerstand‹ wird von der so aufgeladenen Gestik des als geistig behindert geltenden Menschen und der ihr inhärierenden unbewussten Idee des Lebensunwerten in Gang gesetzt. Die projektiv aufgeladene Gestik verweigert sich der Bildung sinnlich-symbolischen Interaktionsformen, solange das Wirken dieser unbewussten Idee nicht interaktiv aufgehoben werden kann. Die Möglichkeit des Denkenkönnens des von geistiger Behinderung betroffenen Menschen wird so verhindert.

Bei der Entwicklung zur geistigen Behinderung sorgt ein Spaltungsvorgang dafür, dass schon auf der Ebene sinnlich-symbolischer Interaktionsformen die Herausbildung der Subjektivität des Kindes erschwert ist. Die Gestik löst, wenn sie nicht zum Ausgangspunkt für Fördermaßnahmen genommen wird, Beunruhigungen aus: das Gegenteil eines haltenden Umfelds. Der Ausfall auf der leiblich-sinnlichen Ebene betrifft vorwiegend jene Bereiche, die das Funktionieren des Gegenübers als ein autonomes Subjekt gefährden würden: Angewiesensein, Ungebärdigsein, Hingegebensein, Verletzlichkeit. Diese Bereiche, mit denen für das nichtbehinderte Gegenüber spürbar werden könnte, dass das Selbsterleben als autonomes Subjekt weder ein Erstes noch ein stets verfügbares Vermögen ist – ›Das Haus ist auf Sand gebaut‹ –, werden ausgeblendet, indem sie auf die Gestik und Mimik des geistig behinderten Menschen projiziert werden, die deren Unvermögen nun zu beweisen scheint. Die unbewusste Einfühlungsverweigerung und die in Reaktion darauf erfolgenden archaischen Abwehrmaßnahmen des Kindes geben dieser Gestik ein zwangsläufig sinnlos erscheinendes

Gepräge, sodass sie nur erschwert zum Ausgangspunkt für ein potenziell sinnvolles Spiel werden können. Als Klischee dienen sie der Ausblendung katastrofischer Befürchtungen vor dem Einbruch eines haltenden Umfelds.

Bei dem auf seine Kindlichkeit reduzierten geistig behinderten Menschen zeigt sich der Ausfall der Bereiche, die aufgrund ihrer Deformation nicht spielerisch angeeignet werden konnten, z. B. in der Vorliebe der längst schon erwachsenen Betroffenen wie auch ihres Umfelds für das Singen von Volks- oder auch Kinderliedern. Deren Ausdruckspotenzial richtet sich in der Regel auf die Prozesse, in denen sich das Kind aus der Dyade mit der Mutter hinaus und zu einem eigenständigen Menschen entwickelt. Es sind oft Lieder, in denen eine heile Welt besungen wird. Hiermit können sich die Singenden der frühen dyadischen Verbundenheit mit der Mutter versichern. Hier jedoch fungiert der musikalische Ausdruck als Erlebnisschablone, mit der eine Lücke, das Unpassende (s. Lorenzer, 1984, S. 168ff.) ausgeblendet werden soll. Auch dies ist als eine Inszenierung zu zweit zu verstehen. Denn statt des haltenden Umfelds, mit dem das Unpassende dieser Lieder und die darin sich oft verbergende Verniedlichung des geistig behinderten Menschen zumindest ins Gespür käme, ist das Denken des Gegenübers beeinträchtigt. Seine Sprache gewinnt Zeichencharakter. Es kann sich nicht der träumerischen Gelöstheit überlassen, ist vielleicht erleichtert, dass das Singen so schön klappt. Das Heile wird darin beschworen. Beide Seiten halten sich damit ›Schwieriges vom Leib‹. Es ist dem Leibsein des geistig behinderten Menschen eingeschrieben als Schutz vor katastrophischen Ängsten.

Szenisches Verstehen setzt an den auf beiden Ebenen auftretenden Brüchen und Verwerfungen an. Das Nichtverstandene, Ausgeblendete, aus der Kommunikation wieder Ausgeschlossene taucht auf unbewusster Ebene im Übertragungsgeschehen auf und zieht die TherapeutIn mit ihrer respondierenden Gegenübertragung in die Inszenierung hinein. Das Changieren im Zustand der träumerischen Gelöstheit hin zum reflexiven Verstehen ermöglicht es ihr, im Sinne eines Probehandelns lebenspraktische Vorannahmen zu formulieren: ›So könnte es gewesen sein‹, ›So könnte es zu verstehen sein.‹

Im therapeutischen Prozess mit Hilde nahm ihre Beschäftigung mit den Kellys trotz meiner angestrengten Bemühungen für mich keinen Ausdruckscharakter an. Der Sinn ihres Spiels erschloss sich mir nicht. Den Eindruck des Ausgeschlossensein verband ich zwar mit eigenen früheren Erfahrungen. Da ich sie aber nicht als Teil einer Gegentragung verstand, blieben sie unverständlich. Hildes Erzählungen über die Kelly Family entsprachen einem Klischee. Ihr Sinn wurde mir erst zugänglich, als mir mein Mitagieren in der institutionellen Gegenübertragung in der beschriebenen Szene spürbar geworden war. Indem die mit dem Klischee ausgeblendeten katastrophischen Befürchtungen zunehmend spürbarer wurden und mich in die Inszenierung hineinzogen, fing ich an, mir Sorgen zu machen. Diese Sorge um sie hatte in mir etwas aufgerufen, so dass ich in der entscheidenden Situation in der Position des Kindes geraten konnte, um im Blick auf die sich abwendende Mutter mein gesellschaftskonformes Agieren zu finden. Der Einfall ›Sie ist mir nicht willkommen‹ wurde auf der Ebene des Sinnlich-Symbolischen zum Motiv für die Bewusstwerdung, mit dem ausdrucksvolles Spielen möglich wurde. Meine Denkschwierigkeiten führten dazu, dass mir lange Zeit die spezifische Art des Empfangenwerdens von Hilde durch mich entgangen war, als sei die Entwertung lernbehinderter Menschen selbstverständlich. Der Zeichencharakter meines Denkens und Sprechens diente der Abwehr von Schuldgefühlen, Ängsten und Entwertungsgedanken. Der Eindruck ›Ich verstehe nichts‹ in der Beziehung zu einem als lern- bzw. geistig behindert geltenden Menschen kann, wenn er nicht zum Schluss führt, dass es hier eben nichts zu verstehen gibt, die Angst vor Ansteckung ins Gefühl bringen, als sei man selbst (genauso) dumm und von Entwertung und Ausschluss bedroht. In der therapeutischen Beziehung kann das als drohender Einbruch eines inneren Halts erscheinen, als sei die Durchführung der Therapie nun durch den Einbruch von eigenen Schamängsten gefährdet. Entsprechend erschien es mir als beschämender Beweis therapeutischer Inkompetenz, dass mir erst im Nachhinein auffiel, wie Hilde mich am eigenen Leib hatte spüren lassen, wie sie sich wohl oft gefühlt hatte. So hatte ich mich bei ihren begeisterten Schilderungen oft außen vor gefühlt, begriffsstutzig wie eine minderbemittelte Therapeutin, die wenig verstand. Damit hatte sie mir möglicherweise zu verstehen gegeben, wie sie sich vielleicht Gleichaltrigen gegenüber fühlen musste. Mit dem Bewusstwerden der Scham tauchten eigene frühe beschämende Situationen auf, mein eigenes Erleben als Außen-vor. So hatte ich nie für ein Idol geglüht, während um mich herum sich viele Freundinnen begeistert in Discos stürzten. Diese Gegenübertragungsabwehr galt dem Bewusstwerden eigener Schwäche und der damit einhergehenden Scham und Versagensgefühlen. Dies war so schwierig, da sie mir nicht als Teil der institutionellen Gegenübertragung deutlich geworden waren, als Mitagieren in einer Rolle.

Mir wurde nun unmittelbar Hildes großer Wunsch einsichtig, nämlich dazugehören zu wollen. Er schien bedrohlich zu sein. Denn was mich eigentlich daran gehindert hatte, ihn zu unterstützen, waren Fremdschamängste gewesen: Mein entwertender Blick auf jemanden, der kaum etwas zu verstehen schien, den ich nicht haben wollte, und mit dem ich nicht in Verbindung gebracht werden wollte. Mein Wunsch, die Stunde solle schnell vorübergehen, wies darauf hin, in welch schwer erträgliche Affektzustände ich hineingezogen wurde, die mit der entwertenden Haltung abgewehrt werden mussten. Dem entsprach die Maske des ›angepassten Dummchens‹, hinter der sich Hilde verbarg. Mit ihrer ›naiven‹ Begeisterung für die Kellys machte sie ihr Eigenes – z. B. wie sehr es sie kränken musste, so empfangen zu werden – unsichtbar und schützte sich vor vernichtender Scham. Meine Besorgnis um Hilde hatte mich mit dieser gemeinsamen Abwehr in Bedrängnis gebracht. Der scheinbar einzige Wunsch Hildes – ihre Begeisterung für die Kellys, die sie mit ihrer ganzen Libido besetzte – drohte in einer Katastrophe zu enden.

Die TherapeutIn greift immer auch auf Eigenes zurück, mit dem sie sich verwickeln lässt und das ihr zugleich ermöglicht, lebenspraktische Vorannahmen zu formulieren. Im Falle geistig behinderter PatientInnen ist dies jedoch mit einem Tabu belegt. Der Schamaffekt weist auf die narzisstischen Aspekte. Der darin liegende Zwang in der nichtbehinderten TherapeutIn, als Subjekt über ihre Autonomie verfügen zu wollen und zu müssen, sorgt zusammen mit dem Phantasma vom lebensunwerten Leben dafür, dass wir am geistig behinderten Gegenüber sehen, in welches Außen-vor man geraten kann, wenn man dem Druck nicht standhält. Das Verstehen der Übertragung als Hildes Erleben, das ich in seiner Tiefe am eigenen Leib spüren konnte, zeigt, dass es um stellvertretende Prozesse geht, die die Bereitschaft erfordern, sich mit seinem Ich zur Verfügung zu stellen, um im Loslassen der eigenen Omnipotenzfantasien den Halt wiederzugewinnen. Hierdurch können diese erst wieder dem behinderten Gegenüber verfügbar werden.

In der beschriebenen Situation war mit der veränderten Begrüßung als Willkommensszene eine sinnlich-symbolische Interaktionsform entstanden. Mit der veränderten Haltung entspannte sich die therapeutische Beziehung. Mir wurde es möglich, mich mit Hildes Themen zu beschäftigen, ohne den Zwang, sie sofort verstehen zu müssen. Es ist davon auszugehen, dass mir die gewisse Unlust in Bezug auf die Therapie mit Hilde nicht gänzlich entgangen war. Sie war aber bislang in der direkten Situation der

Begrüßung Hildes zurückgedrängt worden. Hier hatte sofort wieder mein Bemühen gegriffen, im Sinne einer ›guten Therapeutin‹ für Hilde offen sein und sie als Gegenüber willkommen heißen zu müssen. Hierdurch war diese Unlust aufgrund der unbewussten Schuldgefühle meinerseits als nicht zur Situation gehörig zurückgedrängt worden. Die Empfangsszene tauchte in mir auf, als ich Hilde kommen sehend im Therapieraum auf sie wartete. Im Blick von außen auf die bevorstehende konkrete Begegnung konnte mir im entspannten Zustand meine Unlust auffallen und von mir als bedeutsam wahrgenommen werden. Die Empfangsszene, in der Hilde in der Rolle des Außen-vor war, war mit der Szene des Musikhörens, als ich in der Rolle des Außen-vor war, zu einer Einheit geronnen. Damit entstand in mir eine Distanz dazu, eine Leerstelle. Ich war nicht mehr identifiziert mit der Rolle der Ablehnenden und konnte mich probeweise mit der Rolle der Abgelehnten identifizieren. Hierdurch in der Prägnanz des situativen Musters komplettierte sich die Szene und ließ mich etwas von Hildes Schwierigkeiten verstehen. In diesem Sinn entsprach der Einfall ›Hilde ist nicht willkommen bei ihrer Therapeutin‹ einer lebenspraktischen Vorannahme. Der Inszenierung lag eine Verdichtung der aktualen Szene mit Szenen im Schulalltag Hildes und einer frühkindlichen, unverstanden gebliebenen Interaktionsform zugrunde. Die therapeutische Beziehung hatte trotz aller Begrenzungen haltenden Charakter im Sinne eines Containments gewonnen. Sie hatte sich entspannt.

Die Kelly Family setzte in romantisierter Form eine ›heile Familien‹-Idylle in Szene, eine Familie, die sich vordergründig dem Mainstream verweigert und in die Welt reist. Sie verkörpern den Aufbruch aus der Familie in die Welt wie zugleich den Halt in einer idealisierten Familie, während man die eigene entwerten oder zur Not zurücklassen oder hinnehmen kann. Dieses idealisierte Heile spiegelt sich im Glatten, Bruchlosen der Musik wider. Für die jugendlichen Fans liegt hierin die Chance, ihre libidinösen Sehnsüchte nach einer bedingungslosen Hingabe, nach dem Dazugehören und Gesehen-werden-Wollen jenseits aller Selbstkontrolle in ungefährdeter Weise und gehalten in der Peergroup leben zu können. Dieser gegenüber musste sich Hilde möglicherweise als außen vor und wenig gehalten erleben. Für sie war der Schritt weg von der Familie ungleich schwieriger. Ihre Omnipotenzfantasien waren in der Festlegung auf die Rolle der Dummen arretiert. Die Schwärmerei für die Kellys war einerseits der Versuch der Aneignung ihrer Wünsche, selbstbehauptender und libidinöser Fantasien, für den sie dringend Unterstützung und Anerkennung benötigte.

Zugleich war er mit Ängsten und Gefahren verbunden, die es zu erkunden galt. Mit dem Verstehen der Empfangsszene bekam der haltende Raum insofern ein Fundament, als Hildes Schwärmerei für die Kelly Family überhaupt erst als potenziell bedeutsam anerkannt werden konnten. Bei all ihrem ängstlich Angepassten war es ihr gelungen, bei mir anzukommen, etwas zu produzieren, mit dem sie sich bemerkbar machen konnte. In der damit verbundenen Erleichterung zeigt sich auch der enorme Druck, der von der Angst ausgeht, man könnte als behinderter Mensch abgestempelt zu den Aussortierten gehören.

7 Projektive Identifikation

Der Begriff stammt von Melanie Klein, die Projektive Identifikation als »Prototyp der aggressiven Objektbeziehung« (Trauth, 2003, S. 326) verstand. Seitdem ist der Begriff vielfach differenziert, erweitert und auch in andere theoretische Zusammenhänge übertragen worden. Insbesondere wurde der interpersonelle Aspekt mehr in den Mittelpunkt gerückt. Ursprünglich bezieht sich projektive Identifikation auf ein komplexes intra- und interpersonelles Geschehen, bei dem Anteile einer abgewehrten Beziehung zwischen Selbst- und Objektrepräsentanzen durch subtiles oder auch manipulatives Verhalten in eine äußere Objektbeziehung hinein verlagert werden. Ziel ist es, dass das Gegenüber sich entsprechend der Projektionen erlebt und verhält. Es wird darin mit diesen identifiziert und zugleich kontrolliert. Inzwischen hat das Konzept eine enorme Erweiterung gefunden, sodass es als Kommunikationsform und Modus der Objektbeziehung aufzufassen ist. Nonverbale Interaktionen und Interaktionen auf der Handlungsebene im therapeutischen Prozess können mit diesem Konzept verständlich werden. In der Verbindung mit Interaktionstheorien wird die Bedeutung der Gegenübertragungsempfindungen und -reaktionen bei der Projektiven Identifikation fokussiert (vgl. ebd., S. 326–333).

Winfried Bion, ein Schüler Kleins, griff das Konzept der Projektiven Identifikation in seinem Container-Contained-Modell auf und erweiterte es zu einer Theorie des Denkens. Daneben waren für Bion zwei weitere Modelle entscheidend zum Verständnis transformatorischer Prozesse: der Wechsel zwischen der depressiven und der paranoid-schizoiden Position sowie die Unterscheidung von Liebe, Hass und Wissen als Grundelemente von Verbindungen: L-, H- und K-Verbindung (K für Knowledge). In ähnlicher Weise wie das Szenische Verstehen nach Lorenzer (s. Kap. 6) sind Bions Modelle nicht im Sinne einer psychoanalytischen Schule zu verstehen. Lorenzer und Niedecken wie auch Bion beschreiben Prozesse, die dem Denkvermögen und der Subjektkonstituierung vorgängig sind. In diesen kann die dem Denken zugrunde liegende triadische Struktur, bei der Symbol und Symbolisiertes einem interpretierenden Subjekt gegenüberstehen, noch nicht vorausgesetzt werden. Während Bion die Vorgänge aus der Innenperspektive klinisch-erlebnisnäher zu erfassen suchte, bestimmte Lorenzer die strukturelle und strukturierende Dynamik, die diesem Geschehen zugrunde liegt.

Bion beschrieb mit dem Konzept der Projektiven Identifikation die komplexen Bedingungen des Ge- wie Misslingens von Transformationsprozessen. Das damit zusammenhängende Container-Contained-Modell ist an Körper- und soziale Prozesse angelehnt, reicht zugleich ins Abstrakte hinaus und ist übertragbar auf andere Zusammenhänge. Projektive Identifikation ist nach Bion eine frühe Form der Kommunikation und Vorform des Denkens. Sie spielt insbesondere in der frühen Kindheit, aber auch im therapeutischen Prozess eine bedeutsame Rolle. Im Fall des kleinen Kindes führt dieser Prozess dazu, dass das Kind zunehmend in die Lage gerät, ein eigenes Verständnis dafür zu entwickeln, was in ihm vorgeht, und sich darin als Subjekt zu konstituieren. Dem gegenüber geht es im therapeutischen Kontext um die Restituierung beschädigter Subjektivität.

Bion hat die transformatorischen Vorgänge formalisiert. Er nannte die heftige, unverstandene Erregung β-Elemente. Sie sind so etwas wie rohe Sinnesdaten, die z. B. mittels Schreien in die Mutter projiziert werden. Diese ist mit der Erregung des Kindes projektiv identifiziert. Wenn sie im Zustand der träumerischen Gelöstheit die in ihr ausgelösten Affekte und Sensationen modifizieren kann, gelingt es ihr, zu erspüren, was das Kind vielleicht braucht. Sie kann es ihm in irgendeiner Weise geben, auch wenn das nicht sofort zur Beruhigung führt. Aber sie hat doch Ideen, was dem Kind helfen könnte, und behält im Großen und Ganzen ihre Zuversicht. Diese Fähigkeit des Containings beschrieb Bion als α-Funktion. Hierdurch werden β- zu α-Elementen transformiert. Diese zeichnen sich dadurch aus, dass sie einen symbolisierbaren, d. h. potenziell sinnvollen Kern haben und sich auch miteinander verbinden lassen. Das Kind nimmt mit den mütterlichen Eingriffen – Fantasien, Handlungen, Erwiderungen – α-Elemente in sich auf, die die Möglichkeit des Bedeutens enthalten, und damit zugleich in kleinen Portionen etwas von der α-Funktion der Mutter. Bion bezeichnete die Beziehung Container-Contained in diesem Fall als ›kommensal‹. Denn beide sind »für ihr Wohlergehen und für die Vermeidung von Leid wechselseitig aufeinander angewiesen« (Bion, 1990, S. 147). Es ist eine Verbindung, die Lernen und Wachstum für beide Seiten ermöglicht. Später bezeichnete er eine solche Beziehung, bei der »zwei Objekte zu beiderseitigen Vorteil voneinander abhängig sind« (Bion, 2006, S. 110), als symbiotisch. Kommensal bezieht sich nun auf eine Beziehung »bei der zwei Objekte ein drittes miteinander teilen, und zwar zum Vorteil aller drei« (ebd.). Während sich also die kommensale Beziehung schon auf etwas Drittes bezieht, also triadisch strukturiert ist, lässt die symbiotische Beziehung etwas Drittes – in statu nascendi – entstehen, von dem beide Seiten profitieren. In diesem Fall gelingt es der Mutter mittels der Umwandlung von β- in α-Elemente Wohlergehen und Wachstum des Kindes wie ihr Eigenes zu fördern, sowie nimmt beim Kind z. B. die Fähigkeit zu, Erregung in sich halten zu können.

Bei der symbiotischen Beziehung trifft eine Präkonzeption als angeborene Erwartungshaltung aufseiten des Säuglings auf eine Realisierung durch die Mutter. So sind beim Stillen die Stillreflexe des Neugeborenen als Präkonzeption einer angeborenen Erwartungshaltung zu verstehen, auf die die Mutter mit ihrer physiologischen und handelnden Bereitschaft, das Baby zu stillen, antwortet. Wenn es gelingt, realisiert sich die angeborene Erwartungshaltung. Damit verwandelt sich die Präkonzeption in eine Konzeption, in eine Erfahrung, die sich potenziell zum Denken eignet.

Aus der Sicht der Interaktionstheorie Lorenzers stellt sich der Vorgang so dar: Der Körperbedarf des Säuglings, die Hungererregung, zeigt sich im leiblich-gestischen Verhalten des Kindes bis hin zum Schreien. Darin kommt zugleich seine Saugbereitschaft zum Ausdruck, die auf ein bestimmtes Interaktionsangebot der Mutter trifft: dem Anlegen des Kindes, dem Einschießen der Milch, ihrem Halten und Unterstützen. Das gelingende Zusammenspiel löst im optimalen Fall ein für beide Seiten befriedigendes Saug-Still-Erlebnis aus. Säugling und Mutter werden, je häufiger sich die Situation wiederholt, ein eingespieltes Team. Die leiblich-sinnlich-neuronalen Spuren der gelingenden Stillsituationen gehen formbildend in jede neue Situation ein. Auf leiblich-gestischer wie neurophysiologischer Ebene formt sich darin eine Erwartungshaltung des Kindes. Sein Körperbedarf formt sich zum Bedürfnis. Der Säugling braucht nicht einfach irgendwie Milch, sondern er erwartet sie im Großen und Ganzen so, wie er es in seiner leiblichen Bereitschaft gewohnt ist, gehalten zu werden. Darin kann er sich erkannt und gemeint fühlen.

Solche Interaktionsformen des Passens sind Grundlage für die Erfahrung von Omnipotenz. Aufgrund der gut eingefühlten Mutter entsteht sie als Illusion des Säuglings im Moment, da er die Brust erwartet. Sie lässt nicht entscheiden, ob die Brust (vom Säugling) gefunden oder von ihm geschaffen wird als Produkt seiner Kreativität. Sie ist die Illusion einer Welt, »die genau so ist, wie er sie haben möchte und braucht« (Ogden, 2015, S. 118). Illusion als punktueller Moment des Subjektseins in statu nascendi lässt sich vonseiten des Säuglings als Aktivierung jener Interaktionsformen verstehen, die die Erfahrung des befriedigenden Gestilltwerdens beinhalten. Dem begegnet die Mutter mit ihren Fantasien, die um Vorstellungen von befriedigendem Stillen eben dieses Kindes kreisen. Die Mutter mit ihrer Übermacht an Vorstellungen – ihrer Möglichkeit des Denkens – ist hier präsent, ohne sich aber damit Geltung zu verschaffen, als eine Art geteilte Form von Omnipotenz. Diese Beziehung entspricht nach Bion einer symbiotischen Beziehung, da sie etwas Drittes – Illusion – entstehen lässt.

Bei Bion wie bei Lorenzer stehen diesen Konzeptionen bzw. den durch Passung gekennzeichneten Interaktionsformen jene Konfigurationen gegenüber, in denen das Zusammenspiel zwischen Mutter und Kind nicht gelingt. Je nach Verarbeitung können sie für das Kind entweder zum Ausgangpunkt von Denken und Entwicklung werden, oder aber seine Weiterentwicklung verhindern.

Aus der Sicht Lorenzers handelt es sich um die schon beschriebenen sog. Interaktionsformen des Nichtidentischen, des Unverträglichen, die mit Enttäuschung, Frustration oder auch Wut besetzt sind. Wenn sie im optimalen Fall tröstend aufgefangen werden können, stehen sie dem Kind für die Weiterentwicklung zur Verfügung, indem von ihnen der Impuls zur Wendung ins Aktive ausgehen kann. Dieser kann zum Spiel mit Gegenständen anregen, in dem das Kind die Impulskontrolle gewinnt, wenn es sich mit den Interaktionsformen des Unverträglichen in die situative Struktur von Spielen einfädeln kann. Dadurch eignet sich das Kind mit der Welt der Gegenstände, der Musik etc. zugleich Ausdrucksformen für die in seinen frühen Erfahrungen angelegten Lebensentwürfe an. Konnten diese Interaktionsformen des Nichtidentischen nicht tröstend aufgefangen werden, werden sie zum Ausgangspunkt von Fremdheit im eigenen Selbst. Als Stereotypien wie z. B. das Kopfwackeln hospitalisierter Kinder dokumentiert sich in ihnen ein Scheitern, ein Nicht-in-die-Welt-Passen. Mangels guter Erfahrung haben die Gegenstände keinen Appellwert. Im Hantieren mit ihnen wiederholt sich das Scheitern wie in einem Wiederholungszwang. Das nicht gehörte Nein, die Abwendung von versagenden Objekten mag im Kopfwackeln der hospitalisierten Kinder eingefroren sein. Solche Erfahrungen bilden einen Unruheherd, da sie sich einem Verstehen widersetzen.

Bion spricht in diesem Fall von ›Paarungen mit einer negativen Realisierung‹. Sie stehen mit Frustration, Unbefriedigtsein, Ärger, Enttäuschung etc. in Verbindung. Das wird vom Kind natürlich nicht so verbucht. Eine solche Erfahrung entsteht, wenn das Kind projektiv etwas in die Mutter verlagert, die Mutter das Aufgenommene entweder nicht entschlüsseln oder aber dem Kind das Erwünschte nicht geben kann. Eine solche negative Realisierung wird vom Kind nicht als etwas Fehlendes erfahren, sondern als ›Anwesenheit eines bösen Objekts‹, als konkretistische Anwesenheit von etwas Schlechtem. Das Kind kann in diesem Fall nur durch exzessive Projektive Identifikation, durch verstärktes, heftigeres Schreien dieses Schlechte in die Mutter verlagern. Denn β-Elemente können nur ausgestoßen werden. Sie sind angewiesen auf einen Container. Diese sind jetzt aufgeladen mit unverstandenem Ärger. Gelingt es der Mutter, diese Elemente verstehend aufzunehmen – siehe die tröstend aufgenommenen Interaktionsformen des Nichtidentischen bei Niedecken –, so wird nach Bion Todesfurcht abgemildert. Denn die Abwesenheit des haltgebenden Objekts muss beim Säugling Todesfurcht auslösen. Gelingt dies nicht, hat das Kind nicht genügend Frustrationstoleranz ausgebildet oder fühlt sich die Mutter angegriffen und erlebt sich tatsächlich als böse Mutter oder voller Schuldgefühle, so kann sie hilflos wütend reagieren. Todesfurcht wandelt sich hierbei in das noch schlimmere der ›namenlosen Angst‹. Dieser Vorgang entspricht der Projektiven Identifikation als Abwehr. Dies kann einen circulus vitiosus in Gang setzen. Immer exzessivere projektive Identifikationen und Reintrojektionen von unmodifizierten β-Elementen können so zu einer Entgleisung führen.

> Eine solche Entgleisung ereignete sich zu Beginn meiner Arbeit mit behinderten Kindern. In einem Heim für geistig behinderte Kinder war ich für eine Gruppe von sechs schwer geistig behinderten, zum Teil sehr unruhigen Jungen zuständig. Die Gruppenleitung hatte mir die Aufgabe übertragen, in Anwesenheit der Jungen in deren Schlafraum die Bettwäsche zu wechseln und die Jungen gleichzeitig dabei zu beaufsichtigen. Mir schien das nur möglich, wenn die Jungen ruhig auf den Stühlen neben ihrem Bett sitzen blieben und mich meine Arbeit tun ließen. Meine Aufgabe schien der einer Dompteurin zu ähneln. Die Jungen benötigten ständige Ansprache. Als ich zum dritten Bett in der Reihe kam, sah ich den dazuge-

> hörigen Jungen, Heinz, auf dem Boden neben seinem Bett sitzen, wie er lachend das Linoleum aus dem Fußboden herausriss. Fassungslos versuchte ich ihn daran zu hindern – vergebens. Zunehmend verzweifelt und hilflos geriet ich damals immer mehr in Wut und griff schließlich zu körperlicher Gewalt: Ich schlug ihn. Er riss lachend weiter und meine Wut steigerte sich.

Es ist unmittelbar einsichtig, welche Spannung in der damaligen Situation in der Luft lag. In Windeseile war ich bemüht, die Bettwäsche zu wechseln und zugleich die Jungen auf den Stühlen ›festzubannen‹. Heinz befreite sich von der von ihm aufgenommenen Spannung, indem er am Linoleum riss. Als ich merkte, dass meine verbalen Eingriffe keine beruhigende Wirkung hatten, steigerte sich meine Not. Dieses drohende Scheitern, als könne alles in Trümmern enden, führte dazu, dass ich zu körperlicher Gewalt griff. Die in mich projizierten β-Elemente waren durch meine Panik aufgeladen worden, wurden zurückverlagert, angereichert mit meiner Wut, Versagens- und Bestrafungsängsten etc. Ein Innehalten hätte mir vielleicht die Unmöglichkeit der Situation und damit meiner eigenen schrecklichen Lage klarmachen können: eingeklemmt zwischen meinen Bemühungen um einen freundlich-fürsorglichen Kontakt zu den Jungen wie zugleich den Bemühungen, meine Fähigkeiten als Praktikantin unter Beweis zu stellen. Möglicherweise hätte ich aber auch aufmerksam werden können auf die Absurdität von Heinz' Handlungen, wie die Abfuhr von Übererregung eines Menschen, dem ein haltendes Gegenüber fehlt. In dieser Szene wurde die Spannung agiert statt zu Gedanken, Fantasien, hilfreichen Handlungen etc. transformiert zu werden. Es war der gewaltsame Versuch, die Spannung zum Verschwinden zu bringen. Das Ineinander von Reißen, Schlagen, Schimpfen und Lachen war hierin die Anwesenheit des zerstörten Raums, mit dem Denken nicht entstehen kann.

Im positiven Fall kann das Kind jedoch die negative Realisierung aufgrund einer bereits ausgebildeten Frustrationstoleranz bzw. einer angemessenen mütterlichen Reaktion ertragen, z. B. sich beruhigen. Die Basis hierfür sind genügend gute gelingende Erfahrungen, ausgebildete Konzeptionen und die damit introjizierte α-Funktion. In diesem Fall kann mit der negativen Realisierung der Gedanke an ein abwesendes gutes Objekt – *nothing* (z. B. eine ersehnte Brust) – entstehen, die Vorstellung davon, dass da etwas fehlt. Ertragenwerden ist eine emotionale Leistung von beiden, Kind und Mutter. Es ist eine kommensale Beziehung, bei der zu beiderlei Nutzen die Vorstellung von etwas Drittem entsteht. Während die Leerstelle als

›böse Brust‹ konkretistisch besetzt und nicht metaphorisierbar ist, wird sie hier deutlich als ›Da-fehlt-etwas‹, als etwas affektiv Besetzbares. Der Gedanke *no-thing* ist insofern ein schwieriges Konzept, als Bion (1992) hier von einem ›Gedanken ohne DenkerIn‹ spricht. Er unterscheidet ein

> »primitives Denken, das bei der Entwicklung des Denkvermögens aktiv ist, von dem Denken […], das für die Verwendung von Gedanken erforderlich ist. Das Denken, das bei der Entwicklung von Gedanken angewandt wird, unterscheidet sich von dem Denken, das erforderlich ist, um Gedanken zu verwenden, wenn sie bereits entwickelt sind« (ebd., S. 66).

Bion geht zum einen davon aus, dass Gedanken vor dem Denken da sind, und zum anderen davon, dass man Gedanken denken oder aber dass man etwas mit ihnen machen kann, sodass sie nicht gedacht werden können. Eine psychotische Person tut bspw. etwas mit ihren Gedanken, anstatt sie zu denken. Bion verweist darauf, »wieviel Disziplin und Mühe jeden Menschen ein gewisses Maß an kohärentem Denken kostet« (ebd., S. 61). Denken ist für ihn nicht einfach eine kognitive Fähigkeit, sondern hängt stark von der Fähigkeit ab, ob affektive Prozesse reguliert werden können. Diese Fähigkeit bildet sich im frühen Mutter-Kind-Dialog über die Projektive Identifikation. Als Beispiel für die Beziehung von Emotionen und Sprache im Sinne von Container-Contained führt Bion einen Mann an, der von Affekten überwältigt zu stottern beginnt. Die Sprachformen sind hier als Container zu verstehen und das, was er sagen will, als Inhalt. Wenn es ihm gelungen wäre, die Affekte in Worte zu fassen, »könnte man sich vorstellen, dass seine Emotionen dazu gedient hätten, seine Fähigkeit, treffende Worte zu finden, weiterzuentwickeln, und dass seine verbale Fähigkeit seine emotionale Entwicklung gefördert hätte« (ebd., S. 111). Auch dies ist ein Beispiel für eine kommensale Beziehung.

Der Gedanke *no-thing* entsteht aus der Sicht der Interaktionstheorie Lorenzers als Umwandlungsprozess, als »interaktive Aufhebung von Interaktionsformen der unverträglichen Versagung, und als nachträgliche Einholung in einen affektiven Sinnzusammenhang« (Mitzlaff & Niedecken, 2013, S. 118). Es bildet sich eine getröstete Interaktionsform des Unverträglichen, die den Impuls zur Wendung von Passivität in Aktivität auslöst, indem sie sich in eine Szene mit analogem Situationsmuster einfädelt, siehe das von Freud beschriebene Garnrollenspiel. Es handelt sich um Frustrations- und Enttäuschungserfahrungsmuster, in denen sich das Kind – nach

Bion aufgrund der schon ausgebildeten Frustrationstoleranz – trösten lässt oder selbst tröstende Formen findet, sich beruhigen kann und eine emotionale Erfahrung macht. Diese Interaktionsformen bilden die Grundlage dafür, dass das Kind situative Verfügung gewinnen kann. Primitive Gedanken wie bestimmte Interaktionsformen lassen sich als frühe unbewusste Fantasien verstehen. Sie bedürfen eines Containings, eines interaktiven szenischen strukturierten Prozesses, damit sie in statu nascendi in die Welt, ins Spiel und damit in eine DenkerIn – als Subjektsein des Kindes, die von ihm introjizierte α-Funktion – finden können, um vom Kind gedacht werden zu können.

Jene Interaktionsformen des Unverträglichen, die nicht in tröstenden verträglichen Formen aufgefangen werden konnten, führen zu Klischeebildungen, Stereotypien etc. Sie lassen sich nach Bion als konkretistische ›Anwesenheit des bösen Objekts‹ auffassen. Solche, sich einem Denken verweigernden Verbindungen kennzeichnet er als sog. -K-Verbindungen. Sie hätten einen zerstörerischen Kern, der das Denken, den Denkapparat angreife. Sie treten in jeder Biografie unweigerlich auf und bilden, wenn sie überhand nehmen einen β-Schirm aus: Sie verbinden sich undurchdringlich und führen zu einer pathologischen Organisation. Es fragt sich, inwieweit auch die -K-Verbindungen entstammenden β-Elementen in »nachträglicher Interaktion noch aufgehoben werden« (ebd., S. 120) können, um subjektiv verfügbar zu werden, oder ob sie eine nicht hintergehbare Grenze bilden. Das ist jener Komplex von Erfahrungen, der sich in Wiederholungszwängen manifestiert und im Höchstfall nur betrauert werden kann.

Bedeutung der projektiven Identifikation in der Psychotherapie mit Menschen mit einer geistigen Behinderung

Was bedeutet nun dieses Konzept der Projektiven Identifikation für die psychotherapeutische Arbeit mit geistig behinderten Menschen? Der in der geistigen Behinderung mündende Sozialisationsprozess zeichnet sich durch eine frühe Blockade der Subjektkonstituierung aus. Sie verwehrt den Betroffenen das Spielenkönnen, insofern Spielen als eine sinnhafte Ausdrucksform verstanden wird. Die dyadische Beziehung stabilisiert sich über das Phantasma der organischen Schädigung, die zur Projektionsfläche des Übels wird. Die befremdliche Körperlichkeit des betroffenen Kindes wird als ›Anwesenheit des bösen Objekts‹ im Sinne der ›Anwesenheit der organischen Schädigung‹ erfahren. Die leiblichen Verhaltensformen – Stereotypien, Autoaggression etc. – des behinderten Menschen fungieren nicht mehr als Ausdrucksgesten, sondern sind leiblicher Niederschlag eines Projektions-Introjektions-Prozesses als Folge des Versagens der α-Funktion. Der im Versuch der Einfühlung in Stereotypien, Autoaggressionen und ›unbeteiligtes Lachen‹ in der nichtbehinderten Beziehungsperson hervorgerufene Eindruck ungehaltener Erregung droht ihre Möglichkeiten des Denkens und Handelns zu sprengen. Die symbolische Struktur von Sprechen und Spielen selbst – die Möglichkeit des Verstehens – scheint sich aufzulösen. Denn es sind Gesten, denen das Scheitern und Nicht-verstanden-Werden eingeschrieben ist. Sie können heftige Affekte und Abwehrbewegungen in der TherapeutIn hervorrufen. Ihr Denken wird darin so angegriffen, dass es das Scheitern zu bestätigen droht. Das in sie projizierte wird dann nicht modifiziert, sondern es bleibt konkretistisch und kann nur als faktische Realität ausgestoßen werden – wie das Reißen und Schlagen im Fallbeispiel. Das behinderte Gegenüber nimmt in einer so strukturierten Beziehung mit den Antworten der nichtbehinderten Beziehungsperson keine α-Elemente und darin enthaltene α-Funktionen auf, sondern Unverständliches, namenlose Angst, miteinander verklebte β-Elemente. Die projektive Identifikation fungiert hier im Sinne Ogdens (1997, S. 15) als Negativ des Spiels:

> »Sie besteht in der Zwangszuweisung einer Rolle in der externalisierten unbewussten Phantasie des Projizierenden an eine andere Person. Der Effekt dieses Prozesses auf den Empfänger ist die Gefährdung seiner Fähigkeit, seinen subjektiven Zustand als psychische Realität zu erfahren. Stattdessen werden seine Wahrnehmungen als ›Realität‹ erfahren, anstatt als persönliche Konstruktion.«

Die Projektive Identifikation ist hier ein gemeinsames Werk, in dem sich gegenseitig die Rollen zugeschrieben werden. Es ist eine Form der »Abwehr, der Kommunikation und der Objektbezogenheit« (ebd.), der Spielen und Denken des geistig behinderten Menschen wie auch das Denken des nichtbehinderten Gegenübers im Sinne des Fantasierens zu beeinträchtigen droht. Das zeigt sich in einer beeinträchtigten Gegenübertragung, die mit einer Tendenz zum Agieren verbunden ist.

In der Psychotherapie kann es gelingen, dieses Geschehen einem nachträglichen Verstehen zuzuführen, um so einen transformatorischen Prozess zu ermöglichen. Der potenzielle Raum der Psychotherapie ist prinzipiell offen für die Möglichkeit des Spielens. Indem sich die Therapeutin mit ihrer α-Funktion zur Verfügung stellt, lässt sie sich infizieren mit der ›Anwesenheit der bösen Behinderung‹ als ein durch ihre Projektionen – Schuldgefühle, Ohnmacht, Tötungsfantasien – aufgeladenes Konglomerat. Indem dieses quasi die Regie übernimmt, ist ihre deutende Potenz – das spielerische Fantasieren – blockiert, ihre Denkfähigkeit angegriffen. Jedoch kann das Ineinander von PatientIn und TherapeutIn auf der konkret handelnden Ebene auch projektive Identifikationen ermöglichen, mit denen die Denkblockade als ›Anwesenheit der bösen Behinderung‹ transformiert werden kann. Die »nachträgliche Einholung in einen affektiven Sinnzusammenhang« (Mitzlaff & Niedecken, 2013, S. 118) umfasst hier das Ich der TherapeutIn. Dies kann dazu führen, dass diese ihre eigene Verwicklung erkennen kann und darin Distanz gewinnt. Sie ist nicht mehr mit der phantasmatisch vorgezeichneten Rolle identifiziert. Erst jetzt können leibliche Gesten der geistig behinderten PatientIn als Ausdrucksgesten wahrgenommen werden, ohne jedoch den Einfluss organischer Schädigungen leugnen zu müssen. Fantasie und Realität stehen wieder in einem dialektischen Verhältnis zueinander (vgl. Ogden, 1997).

Der Deutungsprozess kann sich aufgrund des angegriffenen Denkens nicht auf sprachliche Benennung beziehen. Hierdurch würde das Sprechen der TherapeutIn zu einem ›Sprechen über‹ statt zu einem ›Sprechen mit‹. In die Deutung muss der angegriffene Denkapparat der TherapeutIn so einbezogen sein, dass dieser mit der Deutung benannt wird. Hierzu eignen sich ungesättigte Deutungen, wie sie Antonio Ferro, ein Schüler Bions, beschrieb. Hintergrund ist Bions Konzept der ›negativen Fähigkeit‹. Bion greift damit eine Idee des englischen Dichters John Keats auf. Dieser beschrieb damit die Fähigkeit, »das Ungewisse [...] die Zweifel zu ertragen, ohne alles aufgeregte Greifen nach Fakten und Verstandesgründen« (zit. n. Bion, 2006, S. 143). Für Ferro ist diese Haltung sehr bedeutsam. Er versteht die therapeutische Beziehung als ein relationales komplexes Feld, in dem die Fäden der emotionalen Botschaften, Protoemotionen etc. gleichermaßen von PatientIn wie TherapeutIn gespannt werden. Ungesättigte Deutungen sind hier keine Mitteilungen der TherapeutIn, mit denen das verdrängte Unbewusste bewusst werden kann. Sondern sie greifen situativ in figurativen Beschreibungen die sich prozesshaft abzeichnenden und deutlich werdenden Muster dieses Feldes auf. Sie wenden sich an ein Denken »ohne Repräsentation [...,] das mehr dem Handeln näher steht« (Will,

2016, S. 3). Es sei bei PatientInnen mit gering ausgebildeter Fähigkeit zur Repräsentation geeignet, für die eine gesättigte Deutung etwas Gewaltsames sein könne (vgl. Ferro, 2002). Ungesättigte Deutungen nähmen »die Emotionen des Augenblicks auf, indem sie diese bildlich« (Will, 2016, S. 5) darstellen. Gesättigt würden sie, »indem die gemeinsame Arbeit zu Evidenzerlebnissen« (ebd., S. 8) führt. Diese spontan und intuitiv auftretenden Deutungen entspringen keineswegs umstandslos ›einem Bauchgefühl‹, sondern sie müssen sich »mit einem Konzept des Analytikers paaren, um wirksam zu werden« (ebd., S. 11).

Niedecken (2010b) hat das Konzept der ungesättigten Deutungen als präsentative Deutungen neu gefasst. Ihre transformatorische Potenz sieht sie darin, »dass sie sinnlich-konkret erlebt werden, während sie zugleich metaphorisch aufgefasst werden können« (ebd., S. 5). Bindeglied ist die situative Struktur, die durch ein sich affektiv auf ein Gegenüber beziehendes Ich sowie »eine Choreographie von bedeutsamen Gesten« (ebd.) bestimmt ist. Als Metaphern, musikalisch-rhythmisch gestalteten Sprachfiguren etc. stellen sie ein präsentatives Symbol her und sind in ihrer szenischen Gestaltung »Realisierung und Begriff der situativen Struktur, auf die sie sich beziehen« (ebd.).

> Die musiktherapeutische Gruppe, um die es hier geht, bestand aus fünf geistig- und lernbehinderten Jugendlichen einer Wohneinrichtung. Es hatten sich inzwischen gemeinsame Spiel- und Ausdrucksformen entwickelt. Anfangs spielten wir auf Instrumenten (im Wesentlichen Orff'sches Instrumentarium plus Trommeln und Klavier) und sangen dazu. Davon ausgehend entstanden Rollenspiele, in denen Gefahren und Bedrohungen thematisiert wurden. In der Situation, um die es hier ging, fingen einige der Gruppenmitglieder an, immer lauter zu spielen und schließlich die Xylophonstäbe durch die Gegend zu werfen. Ich fühlte mich in der Zwickmühle, meine Kommentare schienen sie eher zu ermuntern, noch heftiger zu werden. Ich war ängstlich und ärgerlich zugleich und war kurz davor, pädagogisch einzugreifen und über Regeln zu sprechen, als seien sie mit einem psychotherapeutischen Setting überfordert, als drohe der Halt zu reißen. Ich fühlte mich wie eine hilflos überforderte Mutter, versuchte die Xylophonstäbe einzufangen und begann einem spontanen Einfall folgend laut aus meiner Rolle heraus zu lamentieren: ›Da könnte man ja auch dem Orkan sagen: still, ruhe, jetzt ist Schluss!‹ Das nahm die Gruppe begeistert auf und es wurde ein Spiel daraus. Es war ja klar, dass man dem Wetter ge-

> genüber ohnmächtig ist. Dem gegenüber hilflos zu sein, schien keine Niederlage zu sein. So schienen sich die Gruppenmitglieder zu amüsieren, dass ich solch einen verrückten Versuch unternahm. Ich konnte nun nach Herzenslust das ›Wetter‹ anbrüllen, ohne mich als Versagerin fühlen oder als Domina handeln zu müssen. Vielleicht tat ich ihnen in meinem verrückten Bemühen ein wenig leid, ich war ja die Dumme.

Die Gruppe hatte sich um einen Protagonisten gebildet, der unter einem schlecht eingestellten Anfallsleiden litt und zu Wutanfällen neigte. Er wurde dabei zu einer Gefahr für seine MitbewohnerInnen. Sein Verbleiben in der Gruppe stand immer etwas auf der Kippe. In den MitbewohnerInnen war oft unterdrückte Wut zu spüren, gepaart mit der Angst, nur ja keine Wutattacke zu provozieren. Die Gruppendynamik zu handhaben war für mich ein Balanceakt, oft wie ein Pulverfass. Es war der in mir drohende Orkan schwer zu handhabender Affekte, die Angst, meine therapeutische Haltung könnte zusammenbrechen. So leuchtet es ein, dass das Bild des Orkans, dem man ausgeliefert ist, möglicherweise alle beruhigte, einschließlich meiner Person. In dem Bild lag etwas Entlastendes, insofern kein Verantwortlicher benannt wurde. War man einem epileptischen Anfall ähnlich ausgeliefert wie einer unkontrollierbaren Wutattacke?

Ich war projektiv identifiziert mit einer Angsterstarrung hervorgerufen durch Todesängste, Vernichtungsfantasien und Überwältigungserfahrungen. Der Protagonist erschien so bedrohlich, da mit ihm die Gefahr von Kontrollverlust erlebbar wurde und sich zugleich die Grenzen zwischen Täter und Opfer zu verwischen schienen. Er wurde darin zu einem Mahnmal. Der Schrecken der gefährlichen Wutattacken wie der epileptischen Anfälle waren im Bild des Orkans und damit im Spiel und in der Beziehung zwar aufgefangen, aber als ›böse Natur‹, gegen die man nichts machen kann, ins Außen gebannt. Alle waren erleichtert. Es war noch einmal gut gegangen. Der drohende ›Ausbruch‹, der meine haltenden Funktionen gefährdete – ›Da gibt es nichts zu verstehen, ich muss hier pädagogisch eingreifen‹ – konnte auf die Ebene eines gemeinsamen Spiels gehoben werden: Es war zum Container für die Affektstürme geworden. Die Bedrohlichkeit der Frage, ob es hält, blitzte ab und zu auf. Sie konnte eine Weile am Rand gehalten, balanciert werden, vielleicht auch manchmal nur mühsam.

Dies lässt sich als Beispiel einer ungesättigten Deutung bzw. einer präsentativen Deutung verstehen, mit der eine situative Struktur aufgegriffen und mit einem Bild benannt wurde. Diese Benennung erfolgte aus der Gegenübertragung heraus. Sie war Halt gebend, da sie es offenließ, um wessen Affekte es ging. Sie überforderte weder meine noch die Aufnahmemöglichkeiten der Gruppenmitglieder. Als Subjekte des Geschehens hatten sie die Impulskontrolle, sie warfen etwas von sich und es wurde aufgefangen, statt dass es in sie zurückgedrückt würde, wie es im Fall der pädagogischen Reaktion der Fall gewesen wäre. Das Konzept der Projektiven Identifikation kann in der Psychotherapie mit geistig behinderten Menschen eine bedeutsame Rolle spielen, um Verstehensprozesse theoretisch zu fassen. Nach Ferro müsse sich dies spontane und intuitiv auftretende Verstehen »mit einem Konzept des Analytikers paaren, um wirksam zu werden« (ebd., S. 11).

Ich als Therapeutin war mit ›unverdauten Brocken‹ der ›bösen Behinderung‹ kontaminiert – hier den unkontrolliert geworfenen Xylophonstäben und den in ihr ausgelösten Protoemotionen. Diese sind in einem spezifischen Sinn unverdaut. Sie resultieren aus projektiv-introjektiven Vorgängen als Resultat des Scheiterns von Transformationsprozessen, in das ich auf der Übertragungsebene mit einbezogen bin. Sie rufen in der therapeutischen Beziehung den entsprechenden Vorgang hervor: Projektive Identifikation als Abwehr durch die Therapeutin als Mitagieren in der institutionellen Gegenübertragung. Hierdurch wird Wahrnehmung als Realität anstatt als sinnvolle Realität erfahren. Dies hätte zu erneuten exzessiven Projektionen führen können: ›Die Teilnehmer werfen mit Xylophonstäben, sie können ihre Grenzen nicht einhalten und müssen durch Regeln dazu angehalten werden.‹ In der beschriebenen Situation war ich im Zwiespalt gewesen: Einerseits hatte mich die spontane Reaktion der Teilnehmer gefreut, andererseits war ich nun aber hilflos und geriet in Kontrollverlustängste. Indem ich sie aushielt, entstand in mir Raum, der den Gedanken ›Da fehlt etwas‹ aufkommen ließ: eine Mutter, die alles zusammenhält. Damit geriet ich in die Rolle der hilflosen Mutter, denn war ich hier nicht die Mutter, die alles zusammenhalten sollte? Hierdurch konnte die Realität zur sinnvollen Realität werden. Mit der intuitiven Deutung ›Man kann ja dem Orkan nicht befehlen‹ standen die geworfenen Xylophonstäbe für eine sinnvolle Realität. Die Deutung resultierte im Erspüren der eigenen Gegenübertragung aus der Teilhabe an der Szene und griff metaphorisch deren situative Struktur auf. Im Zusammenspiel mit der Gruppe wurde die Szene zu einem präsentativen Symbol. Es war eine kommensale Beziehung entstanden.

Ein entsprechender Transformationsprozess wird in der nachfolgend geschilderten Langzeittherapie dargestellt. Es handelt sich um die Fortsetzung des therapeutischen Prozesses von Herrn K (s. Kap. 6). Der Anfang der Therapie war durch Inszenierung des Themas der ›eindringenden eifersüchtigen Mutter‹ bestimmt. In dieser stand lange Zeit das Nichtverstehen seitens der Therapeutin, mir, wie eine Barriere zwischen uns als Folge einer Kontamination mit einer gemeinsamen unbewussten Abwehr. Diese verhinderte, dass Realität als eine ›sinnvolle Realität‹ wahrgenommen wurde. Das Hinnehmen dieser Form der »Abwehr, der Kommunikation und der Objektbezogenheit« (Ogden, 1997, S. 15), die das Spielen und Denken des geistig behinderten Menschen wie auch das Denken der nichtbehinderten Therapeutin umfasst, erforderte von beiden Seiten viel Frustrationstoleranz. Ging es bei mir als Therapeutin um das Aushalten von Hilflosigkeit im Sinne einer negativen Fähigkeit, so bedeutete es für Herrn K als Patienten die Anstrengung des Durchhaltens von Unruhezuständen. Seine Not musste größer werden, da er darauf hoffte, verstanden zu werden und gleichzeitig dagegenhielt. Musste er doch fürchten, erneut zurückgewiesen zu werden. Das Bild des Orkans macht deutlich, um welche Gewalten es hier geht. Wenn beide es aber durchhalten, können sich projektive Prozesse ereignen, mit denen die TherapeutIn in die Rolle des behinderten Gegenübers gerät und so implizite Deutungen möglich werden. Damit wird überhaupt erst nachvollziehbar, dass psychoanalytische Konzepte gleichermaßen für die therapeutische Arbeit mit Menschen mit einer geistigen Behinderung sinnvoll sind. Es entsteht eine kommensale Beziehung, da auch die Konzepte durch die Erweiterung ihres Fassungsvermögens profitieren.

> Der Ablauf der Stunden war fast immer gleich. Zu Beginn sangen und spielten wir Lieder, wie z. B. *Dornröschen war ein schönes Kind*, aber auch Wanderlieder wie *Wohlauf in Gottes schöne Welt*. Beim Singen war Herr K gleichzeitig mit der fantasierten Freundin beschäftigte. Kleine Gesten wie liebevolles Winken wirkten sehr anrührend. Ich spann die Liedgeschichten zu szenischen Begebenheiten zwischen ihm und seiner Fantasiegestalt aus. Diese Geschichten handelten nicht nur von ihm und seiner fantasierten Freundin, sie war stets dabei. Er hörte sie aus dem Kassettenrecorder singen oder sie sang ihm ins Ohr etc. Daneben traten immer mehr Fantasiefiguren auf, die jedoch oft in großen Streit miteinander gerieten. Nach einer Weile führte dieses musikalisch-spielerische Miteinander dazu, dass Herr K in den Stunden mehr oder weniger tief einschlief oder sich flüsternd mit

seinen Fantasien beschäftigte, ohne dass ich die Möglichkeit hatte, daran teilzunehmen. Ich fühlte mich ohnmächtig, ausgesperrt, sehr isoliert und einsam. Zeitweise versuchte ich, mit allen möglichen Mitteln seine Aufmerksamkeit zu erringen – vergebens. Ich kam mir dabei sehr aufdringlich vor, wie die schon erwähnte eifersüchtig eindringende Mutter.

In einer dieser Stunden kam mir der Einfall, dass Herr K vielleicht deshalb einschlief, weil er sich durch etwas im Spiel bedroht fühlte und durch das Einschlafen versuchte, sich zu schützen. Als ich ihn fragte, wovor er Angst habe, antwortete er, vor einem ›bösen Mann‹. Wiewohl diese Figur des ›bösen Mannes‹ erst einmal wie ein unverständlicher Fremdkörper wirkte, war es doch eine Erleichterung, ihn benannt zu haben. Denn bislang war ich projektiv identifiziert mit einem verfolgenden Objekt. Anfangs durften wir über den ›bösen Mann‹ weder fantasieren noch ihn musikalisch zum Ausdruck bringen. Herr K konnte aber verschiedene bedrohliche Fantasiefiguren malen. Erst nachdem sie so konkret Konturen gewannen, konnten wir mit ihnen spielen.

Die spielerischen Inszenierungen nahmen jetzt an Dramatik zu, ebenso wie auch meine Anspannung. Ich versuchte zu verstehen, welche inneren Selbstanteile von Herrn K hier dargestellt wurden und in welche Konflikte sie verwickelt schienen. Dennoch blieben diese Einfälle leer und folgenlos. Sie erschienen mir zwar stimmig, dabei jedoch auch konstruiert. Ohne mir dessen bewusst zu sein, lag dem immer die Frage zugrunde, ob ich mir das alles nur einbilde, ob es nicht vielleicht alles nur das bedeutungslose kindliche Spiel eines geistig behinderten Menschen sei, der aufgrund seiner Behinderung über keine reflexiven Prozesse und damit auch keine Ausdrucksmöglichkeiten verfüge.

Die Szenerie spitzte sich zu, als mich mehr und mehr Herrn Ks dahinterstehende Not beunruhigend berührte, ohne dass ich in der Lage war, ihm Linderung zu verschaffen. Im Spiel hatten die Kämpfe zwischen dem ›bösen Mann‹ und einem ›Sheriff‹ einen solch dramatischen Höhepunkt erreicht, dass ich mich sehr bemühte, den ›bösen Mann‹ vor der vernichtenden Strafe durch den ›Sheriff‹ zu schützen. Auch fühlte sich Herr K von seiner ›Freundin‹ verlassen. Beim Dornröschen-Lied weinte er fast. Dann war er sehr still. Das Schlafen wurde erst durchbrochen, als wir das Lied von den *Drei Chinesen mit dem Kontrabass* sangen. Ich war erleichtert und erschrocken. Es erinnerte mich an eine Episode in Niedeckens Buch *Namenlos* (1989, S. 127ff.). In dieser hatte die Oma eines Enkels mit Down-Syndrom dessen Frage nach der Mongolei missverstanden. Sie erzählte von dem Land Mongolei, ohne die Frage als Anspielung auf seine Behinderung, sein Mongoloidsein verstehen zu können. Meine Erleichterung bezog sich darauf, dass hier zum ersten Mal sein Mongoloidsein aufgetaucht war und damit indirekt die damit verbundenen Todesängste. Die Fantasiegeschichten veränderten sich nun. Herr K fantasierte sich als eine Art Monster, das seiner Familie alle Torten wegfraß, alles Bier aussoff und das Teerfass über alle entleerte. Dem Arzt, der ihn ins Krankenhaus einweisen wollte, entfloh er mithilfe eines Flugzeugs, das ebenfalls voll Teer war. Diesen Teer kippte er über die ganze Welt aus, die Familie, die Wohngruppe, die ganze Stadt.

Diese Geschichte beschäftigte uns in Variationen fast ein ganzes Jahr. Teer war für mich ein Bild hoffnungsloser Ausweglosigkeit und zunehmender Verzweiflung, in die sich Herr K verstrickt sah. Natürlich war es vor allem auch mein Gefühl der Ausweglosigkeit. Ich hatte nicht den Eindruck, ihn mit meinen Einfällen zu erreichen und beruhigen zu können. Alle meine Verstehensmöglichkeiten halfen mir nicht. Die Einfälle erschienen mir zwar stimmig. Aber es war für mich nicht zu unterscheiden, ob sie mehr mir dienten, um mich zu versichern, dass es sich doch wirklich um einen psychotherapeutischen Prozess handelt, oder ob sie in irgendeiner Weise ihn erreichten. Ich konnte mir nicht eingestehen, dass ich den Eindruck hatte, zugleich etwas auch gar nicht zu verstehen. Ich konnte wie er herumwüten und über die ganze Welt Teer ausschütten, die sich deshalb trotzdem nicht änderte. Ich musste es aushalten, nicht eingreifen zu können und hilflos davor zu stehen.

Während die Teerbombenspiele sehr lautstark und begeistert von Herrn K inszeniert wurden, war meine Stimmung nun zunehmend von auswegloser Verzweiflung geprägt. Oft hatte ich ganz real das Empfinden, bis obenhin in Teer zu stecken, nichts zu verstehen, keine Richtung zu erkennen. Den Teer verstand ich inzwischen als ein Bild für das Feststecken im Nichtverstehen/Nichtverstandenwerden. Ebenso schien er gegen die aufgrund seiner Beeinträchtigung begrenzten Verstehensmöglichkeiten anzukämpfen. Dennoch zeigten sich langsam Zusammenhänge: Die Stimmen, die ihn als faul, dumm und frech beschimpften und ihm das Essen verboten, brachte ich für mich mit den kommentierenden Eingriffen seitens der Eltern/MitarbeiterInnen bzgl. seiner Körperhygiene und alltäglicher Lebenspraxis in Verbindung. Ihnen schickte er vom Himmel Schlangen auf den Hals, die sie küssen und Gift in Zunge und Fuß spritzen sollten. Ein kaputter Fuß schien die Verbindung zur fantasierten Freundin ›Annettchen‹ zu sein, die im Rollstuhl saß und ›umgeknniggerte Füße‹ hatte. Pädagogische wie therapeutische Eingriffe erlebte Herr K anscheinend als eine Giftspritze. Die ganzen Eingriffe waren sehr kränkend, als sei er ›dumm, faul und frech‹, und hatten für ihn anscheinend einen zerstörerischen Kern, sie wurden ihm aufgezwungen ebenso wie sie ›Annettchen‹ die Bewegungsmöglichkeiten nahmen. Ich verstand das Gift als die Blicke, die er auf sich gerichtet sah, als jemand, der nicht hätte sein sollen. Es war ununterscheidbar von den giftigen Pfeilen, die er gegen die anderen richtete. Auch der ›böse Mann‹, den er fürchtete, für den er sich zugleich zu halten schien, schien in Gefahr wie auch eine Gefahr für das Gute (Dornröschen) und Liebevolle (Annettchen).

Gegen Ende dieses ›Teer-Jahres‹ trat eine leichte Entspannung ein. Die Figuren wurden vielfältiger und traten in immer lebhaftere Beziehungen zueinander. Ab und zu kam es vor, dass Herr K spontan anfing zu singen. Das war ungewöhnlich, da die Lieder ansonsten sorgfältig ausgesucht und geplant waren und jegliche Spontaneität von der Müdigkeit bedroht wurde. Eine entscheidende Wende trat ein, als er statt des bisherigen ›Spinnkrams‹ von einer Frau erzählt, ›Ilse‹, die er in der Werkstatt kennengelernt hätte. Seine Berichte über die Frau und seine Kontaktversuche schienen sich auf reale Begegnungen zu beziehen. Er wollte nur noch erzählen, singen oder Lieder hören, um von ihr zu träumen. Dieses neuerliche Ausgeschlossensein machte mich sehr wütend. Alles Bisherige schien abgemeldet, einschließlich unserer Beziehung und meiner Person. Ich empfahl ihm, diese Frau doch einmal zu besuchen, zumal sie in der Nähe zu wohnen schien. Dies verstand er als Angebot, ihn dabei zu begleiten. So machten wir uns in der nächsten Stunde auf die Suche. Vergeblich hatten wir die Behinderteneinrichtungen in der Nähe abgeklappert, als wir schlussendlich vor der Einrichtung standen, von der wir aufgebrochen waren. Es waren die Räume, in denen die Musiktherapie durchgeführt wurde. Dort war ebenfalls eine Tageseinrichtung untergebracht. Deren Räume waren abgeschlossen und dunkel. Herr K stand vor dem dunklen Fenster. Er war der Überzeugung, ich/wir würden absichtlich die Frau von ihm fernhalten und sie dort gefangen halten. In dem Moment begriff ich meine Verwechslung. Ich hatte die scheinbare räumliche Nähe dieser Frau verwechselt mit der gefühlsmäßigen Nähe und der Bedeutung, die diese Beziehung mit der Therapie, mit dem Übertragungs-Gegenübertragungsgeschehen hatte. Jetzt konnte ich ihm voller Überzeugung bestätigen, wie dumm ich war. Jetzt hatten wir die arme Ilse gefunden, allein und gefangen, eingeschlossen/ausgeschlossen im

> Dunkeln des Nichtverstehens. Ilse war eine Übertragungsfigur. Darin verstanden Herr K und ich uns nun wirklich.

Das Mitagieren im Rahmen einer projektiven Identifikation, das Sicheinlassen auf diese verrückte Inszenierung ermöglichte mir, das Missverständnis zu erkennen, indem ich gefangen war. Herr K hatte mich geführt und ich hatte mich führen lassen. In der Situation sah ich das dunkle Fenster des Raums, in dem ›Ilse‹ gefangen war. Herrn Ks Überzeugung, Ilse sei dort, und der gleichzeitige Blick in den leeren Raum machten mir augenblicklich deutlich, dass ich außen und innen verwechselt hatte, ebenso wie ich die äußere Nähe mit dem Wunsch nach Nähe in einer vertrauten Beziehung verwechselt hatte. Ich war nun nicht mehr in der Rolle der ›eifersüchtig-kontrollierenden Mutter, die auf ihr Kind starrt, erschrocken von dessen Seltsamem, sich von ihm Aufklärung erwartend‹, sondern die ›Mutter, die nach innen sieht und sich von der Not des Kindes erreichen lässt‹: *no-thing*, da fehlt etwas. Ich fehlte als eine Mutter. So hatte ich die ganze Zeit das, was ich zu verstehen meinte, auf der narzisstischen Ebene verstanden. Ich hatte die -K-Verbindungen entstammenden Projektionen nicht aufnehmen können, als sei ich unbewusst identifiziert mit der bösen Mutter, die nicht verstehen darf wegen des Hasses, den sie auf das Kind hat, und sich deshalb schuldig fühlt. Innerlich nicht offen konnte ich nicht verstehen, dass ich in der *Rolle* der Großmutter war, die die Fragen verwechselt. Im Verstehen-Wollen wollte ich zugleich die überlegene Position nicht aufgeben, nicht dumm sein.

Die Szene fungierte als eine ungesättigte Deutung im Sinne einer interaktiven Aufhebung einer deformierten Interaktionsform des Unverträglichen (Lorenzer und Niedecken). ›Die eingesperrte Ilse‹ entsprach einem primitiven Gedanken, der eine DenkerIn – einen Denkraum, einen potenziellen Raum, einen aufnehmenden Container – sucht, ein primitiver Gedanken, der als Anwesenheit des bösen Objekts solange nicht gedacht werden konnte, als der Raum in mir besetzt war. In der Bearbeitung dieser Szene entstand ein Lied, in dem das Paar – Herr K und ›Ilse‹ – als Empfänger wunderbarer Nahrung beschrieben wurde, während ich mich mit Teer zufriedengeben musste. Es beschrieb die Übertragungs-Gegenübertragungsinszenierung. Damit drehte Herr K die Beziehungsform um, in der er sonst immer derjenige gewesen war, der ausgeschlossen wurde, nicht verstanden wurde, in seinem Angewiesensein entwertet, auf seine begrenzten Verstehensmöglichkeiten festgelegt und als dumm beschimpft. ›Ilse‹

stand dabei jedoch auch für einen Teil unserer Beziehung, in der ebenso wie natürlich auch in der realen Mutterbeziehung liebevolle und wertvolle Beziehungsaspekte enthalten waren.

Im Nachhinein verstand ich, dass Herrn Ks Einschlafen auch eine Form des Sich-selbst-Wegmachens war. Auch bei seinem Schmerz, als er sich von seiner ›Freundin‹ verlassen glaubte, fühlte er sich in der Übertragung und auch real von mir verlassen, ich verstand ihn ja nicht. Dieser Ausschluss war Folge der phantasmatischen Wirkung, die mit der zuvor beschriebenen Szene einen Sprung bekommen hatte. Der Teer war nicht nur ein Bild für die begrenzten Verstehensmöglichkeiten, sondern auch ein Bild für die Machtlosigkeit, wie Waten im Sand, wenn die Lebensimpulse zu ersticken drohen.

Als ich Herrn K zwei Handpuppen (eine Prinzessin für Ilse und einen Kasper), gab, bezog er sie sofort ein. Zu meiner großen Überraschung küsste Herr K die Prinzessinenpuppe intensiv. Der Kasper zeigte sich als ein böser Störenfried, der mit Pech überschüttet wurde, Schlangen in sich hatte etc. Er verhalf allen schwierigen, störenden Interaktionen zu distanzierendem Ausdruck. Durch seine Figur konnten Gegenübertragungsempfindungen zum Ausdruck kommen: Er war neidisch auf die Verbindung zwischen der Prinzessin und Herrn K, wütend, störte, hatte Angst vor Intimitäten, beschimpfte Herrn K als böse, dumm und sprechunfähig. Er wurde geprügelt, mit Teer zugeschüttet. Wenn Herr K den Kasper kolportierend Lieder sang, indem er sie bewusst verzerrte, die Worte durcheinanderbrachte, war es, als ob er sich über ihn und damit auch über sich selbst und seine Sprachschwierigkeiten lustig machte und gleichzeitig allen KritikerInnen lachend seine Kolportagen ins Gesicht sang. Ilse und der Kasper zeigten zwei Seiten von Herrn K, die liebevolle weiche zärtliche Seite und daneben den selbstbehauptenden skurrilen Störer, der sich allen Disziplinierungsversuchen widersetzt.

Herrn Ks Rückzug war nun immer öfter aus der Situation heraus zu verstehen als Kritik an meinen Eingriffen: Fragen, auf die er nicht antworten wollte, ›unauffällige‹ Verbesserungen eigenartiger Sprachformulierungen, Kritik an seinen Verspätungen oder wenn ich mich weigerte, weitere Kassetten mit ihm anzuhören. Wenn es gelang, seinen Ärger darüber anzusprechen, löste sich die Situation und er konnte wieder auftauchen. So betonte er erstmalig, als ich seine Verspätung ansprach, gegenüber einer Spielfigur, dass er ganz richtig in der Zeit sei. Er ist in Ordnung, hieß das.

Weiter war es nötig, Ratlosigkeit und Verwirrung auszuhalten. Sein Ärger und seine Bemühungen um Selbstbehauptung wurden verständlich, auch wenn manches Unverstandene offenblieb.

8 Einbeziehung nonverbaler Methoden: Handlungsdialog

In der psychotherapeutischen Arbeit mit Menschen mit einer geistigen Behinderung bietet sich die Einbeziehung nonverbaler Verfahren an. Neben der besonderen Bedeutung musiktherapeutischer Verfahren, die in Kapitel 9 dargestellt werden, wird hier das Konzept des Handlungsdialogs thematisiert. So lassen sich – darauf wurde schon hingewiesen – die häufig beschriebenen ›Besonderheiten des Settings‹, die in der psychotherapeutischen Arbeit mit geistig behinderten Menschen zu berücksichtigen sind (Janßen, 2018, 2019; Badura, 2018), manchmal als Handlungsdialoge verstehen. Sie werden darin zum Teil des psychotherapeutischen Prozesses.

Die Notwendigkeit nonverbaler Methoden liegt nicht nur in der häufig mangelnden Sprachfähigkeit der betroffenen Menschen begründet, sondern in ihrer eingeschränkten Fähigkeit zum intentionalen Spielen – dementsprechend auch zum intentionalen Sprechen – als Folge der arretierten Subjektentwicklung. In die damit verbundene institutionelle Gegenübertragung ist die nichtbehinderte TherapeutIn durch einen Einfühlungswiderstand einbezogen. Wie ausführlich beschrieben erwächst das Vermögen zu intentionalem Spielen und Sprechen nicht einseitig aus rationalen und kognitiven Fähigkeiten, sondern aus gelingenden Verknüpfungen früher Beziehungsfiguren mit Ausdrucksfiguren. Mit ihnen wandelt sich der »(potentielle) physische und mentale Raum zwischen Mutter und Kind zur eigenständigen Fähigkeit [des Kindes], potentiellen Raum zu schaffen« (Ogden, 1997, S. 2). Der Raum zwischen dem sich als geistig behindert entwickelnden Kind und seinen frühen Objekten ist aus den zuvor dargelegten Gründen durch Spaltungsprozesse unterminiert, die vom nichtbehinderten Gegenüber ausgehen. Das Anliegen des geistig behinderten Menschen inszeniert sich daher im psychotherapeutischen Prozess in projektiv-introjektiven Prozessen auf der leiblich-sinnlichen Ebene. Die hier sich ereignenden spannungsreichen Inszenierungen scheinen sich zugleich einer Einfühlung seitens der TherapeutIn zu entziehen, sodass sprachlich-deutende Eingriffe wirkungslos bleiben, wenn sie nicht die Mitwirkung seitens der TherapeutIn berücksichtigen. Insofern diese erste im Kind zentrierte Ebene symbolischer Ausdrucksmöglichkeiten eingeschränkt ist, zeigt sich der durch diese Einschränkung gekennzeichnete Konflikt auf dieser Ebene und muss hier bearbeitet werden, auf der Ebene des leiblich-sinnlichen Miteinanders. Handlungsdialoge sind hier als deutende Eingriffe zu verstehen, mit denen sinnlich-symbolische Interaktionsformen entstehen können. Auf dieser basalen, im Individuum zentrierten leiblich-sinnlichen Ebene sind Subjekt und Objekt noch nicht kategorial getrennt. Symbol und Symbolisiertes liegen auf einer Ebene, ebenso wie die Grenze zwischen Handeln und Agieren, musikalischem Ausdruck und Klimpern, Sprechen und Plappern noch als fließend zu begreifen ist.

Schon seit Längerem ist es in den meisten psychoanalytischen Schulen Konsens, dass die Redekur, das Miteinander-Sprechen als zentraler Ort des Deutens des Ineinanders von Übertragung und Gegenübertragung, von dem leiblichen Verflochtensein von PatientIn und AnalytikerIn nur künstlich zu trennen ist. Die Bedeutung der leiblichen Verbindung beider als ein auf unbewusster Ebene sich ereignendes Interagieren wurde im deutschsprachigen Raum erstmals von Klüwer (1983) mit dem Begriff des Handlungsdialogs aufgegriffen. Handeln ist im eigentlichen Sinne kein psychoanalytischer Begriff. Freud verstand ursprünglich körperliche Bewegungen und Handlungen im therapeutischen Kontext als Agieren im Sinne eines Abwehrvorgangs. Statt dass ein Konflikt mittels Erinnern und Durcharbeiten bewusstseinsfähig wird, werden beim Agieren unbewusste Wünsche und Konflikte in Szene gesetzt. Zum anderen bezieht sich Agieren auf das unbewusste Wiederholen einer traumatischen Situation im Sinne eines Wiederholungszwangs. Zwar gingen AnalytikerInnen mit Freud davon aus, dass das Unbewusste der PatientIn mit dem der AnalytikerIn interagiert. Jedoch wurde dieser Vorgang nicht mit einem sich am Bewusstsein vorbei inszenierenden leiblich-handelnden Ineinander von PatientIn und TherapeutIn in Verbindung gebracht. Auf dieses Ineinander aber zielt Klüwers Begriff des Handlungsdialogs. Dieser stelle eine »unbewusst gebliebene wechselseitige Behandlung von Patient und Therapeut« (ebd., S. 838) dar, die nachträglich einem Reflexionsprozess unterzogen werden kann. »Die szenischen Angebote des Patienten enthalten gewissermaßen Einladungen an den Therapeuten, den vakanten Platz des Rollenangebots zu besetzen.

Denn in jeder Aktion will ein Subjekt mit einem Objekt aktiv etwas tun oder passiv vom Objekt etwas getan bekommen« (ebd., S. 833). Die Rollenzuweisungen bildeten sich aus den unbewussten szenischen Erfahrungen mit dem Objekt. Das Ineinander des Verhaltens, des Gestisch-Mimischen von PatientIn und TherapeutIn wird als Inszenierung frühkindlicher Muster verstanden, mit dem ein vorsprachlicher Übergangsraum entsteht. In der Übertragung inszeniere sich der Versuch, »die Rollenbeziehungen, in denen sich die unbewussten Wünsche repräsentieren, in verkappter Form zu aktualisieren« (ebd.), also ein Drängen hin zum Handeln und das Gegenüber in das Handeln einzubeziehen. Der therapeutische Prozess habe zum Ziel, die nichtsprachlichen Interaktionen in ein sprachlich deutendes Verstehen einzuholen, oder sie zumindest als Basis für die Reflexionstätigkeit der TherapeutIn zu nutzen. Voraussetzung sei, dass der TherapeutIn das bislang unbewusste handelnde Interagieren bewusst werde, um ihre Rolle in der Inszenierung und deren Bedeutung im Gesamt des situativen Musters des Konflikts der PatientIn zu verstehen. Daneben betont Klüwer den kreativen Aspekt des Agierens als eines Mitteilungssinns.

Heisterkamp (2002) geht hier einen Schritt weiter. Nach ihm können Handlungsdialoge eine heilsame Funktion haben, auch ohne dass sie auf die Ebene des Sprachbewusstseins gezogen werden. Er unterscheidet zwischen entwicklungsfördernden und -hindernden Handlungsdialogen. Unbewusste Verstrickungen, die sich in letzteren manifestieren, müssten durchgearbeitet werden. Dem gegenüber seien erstere immanent wirksam und nachträglich analysierbar. »Wenn der Analytiker oder Therapeut nicht zuallererst verbal deutet oder rekonstruiert, sondern *unmittelbar antwortet und reagiert*, öffnet sich für den Patienten eine neue Erlebensebene« (Tiedemann, 2007, S. 227, Herv. i. O.) im Sinne von »unmittelbaren Wandlungserfahrungen« (Heisterkamp, 2002, zit. n. Tiedemann, 2007, S. 227).

> »Die unmittelbare Wandlung wird nicht gemacht, sondern sie ereignet sich, sie geschieht mit einem. Sie ist für AnalytikerIn und AnalysandIn nicht planbar. Im Gegenteil: Beide fühlen sich davon meistens überrascht. Dem Analytiker sind sie nicht selten peinlich. Oft haben sie die Qualität von ›Fehlleistungen‹« (Heisterkamp, 2003, S. 265, zit. n. Tiedemann, 2007, S. 227).

Zunehmend wurde in diesen Konzepten der Subjektivität der AnalytikerIn im therapeutischen Geschehen eine immer größere Rolle zuerkannt. Die Offenheit für das interaktionale Ineinander, für die »Koproduktionen auf der Behandlungsbühne« (Streeck, 2000, S. 44ff.) wurde als Voraussetzung angesehen, um verstehen zu können. Das therapeutische Arbeiten mit Handlungsdialogen oder Enactments verlange aber von der TherapeutIn,

> »sich der intersubjektiv auftretenden Scham in der therapeutischen Dyade stärker auszusetzen. Diese Peinlichkeiten, d. h. die wie Verletzungen der Neutralitäts- und Abstinenzgebote wirkenden und wie Fehlleistungen bewerteten Enactments zwischen Patient und Therapeut, können mit Hilfe einer solchen Sichtweise eine potentielle Quelle für konstruktive Beziehungs*erfahrungen* sein. Dies bedeutet, dass der Therapeut oder Analytiker sich nicht nur darauf beschränkt, seine Gegenübertragung im Stillen zu analysieren. Die konsequente Analyse der Gegenübertragung allein bringe noch keine Klärung. Die Gegenübertragung lässt sich nicht aus der interaktiven Matrix des therapeutischen Geschehens extrahieren, sodass nur noch der Patient mit seiner intrapsychischen Welt übrig bleibt« (Tiedemann, 2007, S. 227).

Insbesondere letztere Überlegungen werfen die Frage auf, ob nicht hier zugunsten von Beziehungserfahrungen das Bemühen um einen Erkenntnisgewinn aufgegeben wird, der der PatientIn zu einem veränderten Verständnis ihrer Art der Beziehungsgestaltung etc. verhilft, ob z. B. der auftretenden Scham überhaupt ein Erkenntniswert für das zugrundeliegende Konfliktgeschehen zuerkannt wird. Die Gegenübertragung lässt sich natürlich nicht aus der interaktiven Matrix des therapeutischen Geschehens extrahieren, dass nur noch die PatientIn mit ihrer intrapsychischen Welt übrigbleibt. Das Sicheinlassen der TherapeutIn ermöglicht ihr ja gerade, im leiblich-sinnlichen Ineinander den eigenen Anteil als Teilhabe an der Beziehungswelt der PatientIn zu registrieren. Das Ineinander von Sprechen und Handeln mag auch für die TherapeutIn bedrohlich sein. Gerade darin kann ihr ein bedeutungsvoller Aspekt der Inszenierung nachvollziehbar werden, der es ermöglichen kann, dies als ein bedeutungsvolles Beziehungsgeschehen zu verstehen. Die hier aufscheinende Polarität ›heilsame Erfahrungen‹ vs. ›Einsicht‹ droht das Freud'sche Junktim ›Erkennen und Heilen‹ aufzugeben. Gerade die Reflexion des leiblich-sinnlichen Interagierens sichert aber den Verstehensprozess ab gegen die ›Willkür des Bauchgefühls‹. Zugleich wird mit dem Verzicht auf die Reflexion die in der Leiblichkeit liegende Erkenntnisquelle aufgegeben. Die Frage ist nicht, ob die jeweilige Handlungsdialoge ins Bewusstsein geholt werden müssen, sondern ob dies potenziell möglich ist. So war das Fort-Da-Spiel von Freuds Enkel potenziell bedeutsam, wie Freud gezeigt hat. Es war nicht nötig und nicht möglich, dass diese Bedeutung dem Enkel verfügbar war. Er hätte ihm später vielleicht eine andere gegeben. Handlungsdialoge sind leibnahe sinnlich-symbolische Interaktionsformen, in denen das Subjekt in statu nascendi aufscheint. Sie stellen Verbindungen her zum sprachsymbolischen Vermögen. Das Bemühen, diese Transformationsprozesse in ein theoretisches Verständnis einzuholen, muss den Umstand berücksichtigen, dass sie durch eine vorzeitige Benennung zerstört werden können, zugleich aber im Verständnis als Handlungsdialog eine Kontur erhalten, die sie als ›potenziell sinnvoll‹ markiert.

Bedeutung des Handlungsdialogs in der Psychotherapie mit Menschen mit einer geistigen Behinderung

Ungleich schwieriger stellt sich das leiblich-sinnliche Ineinander in der Arbeit mit als geistig behindert geltenden Menschen dar. Die TherapeutIn lässt sich auf PatientInnen ein, mit denen sie am und im eigenen Leib spürt, wie tiefgreifend die Infragestellung ist, wenn dem eigenen Denken der Boden entzogen zu sein scheint. Zugleich zeigt die Auseinandersetzung auf dieser Ebene, was die Basis unseres Erkenntnis- und Denkvermögens ist und damit uns in unserem Subjektsein trägt. Wie lässt sich hier die im Leib zentrierte Erkenntnisquelle verstehen? Hierzu folgt eine kurze Fallvignette aus der musiktherapeutischen Arbeit meiner Kollegin Brigitte Sauerland.

> Lilli war körperlich und geistig behindert (Down-Syndrom) und lebte in einem Heim. Sie konnte wegen ihrer völlig verformten Knie, Beine und Füße weder laufen, stehen noch sitzen. Ihr Leben verbrachte sie ausschließlich im Bett bzw. in einem Rollwagen. Ihre sehr schmerzhafte Verdauung funktionierte nicht mehr spontan, sodass sie auch hier Unterstützung benötigte. Ihre Körperlichkeit stand für mich auffällig im Vordergrund. Sie stieß mich anfangs ab. Wenn ich zu ihr kam, hatte sie häufig heftige Bauchschmerzen und schien mit Verdauungsvorgängen beschäftigt. Es wirkte eklig und abstoßend, als würde man in sie hineingezogen. Lilli knurrte oft oder schrie, und ihr Schreien klang vorwurfsvoll, anklagend. Gleichzeitig ging von ihrer Körperlichkeit oft etwas Sinnliches aus, das mich anzog, etwas Weiches und Einladendes. War sie nicht schmerzgeplagt, spielte sie

gern mit ihrer Zunge, indem sie sie herausstreckte und ihre Nasenspitze damit berührte. Ihre Zunge war sehr breit und lang. Oft streckte sie sie heraus, wischte mit der ganzen Handfläche darüber und fuhr sich mit der Hand anschließend quer über das Gesicht. In der Therapie berührte sie gern ihre eigenen, aber auch meine Ohren, Augen, Nase, Haare. Diese Berührungen begleiteten wir mit kleinen improvisierten Melodien. Sie interessierte sich von den mitgebrachten Instrumenten hauptsächlich für das Glockenspiel und spielte einzelne Töne darauf. Sie kannte Volks- und Kinderlieder und sang in Teilen mit.

In der Anfangszeit der Musiktherapie ging Lilli des Öfteren auch während der Therapiezeit auf den Toilettenstuhl. Dann verließ ich den Raum und kehrte zurück, wenn sie fertig war und wieder im Bett lag. Diese Unterbrechungen störten mich sehr. Zugleich wurde ich unsicher. Machte sie das absichtlich, um mich im wahrsten Sinne des Wortes rauszuekeln? Oder wollte sie mich zwingen, ihr, einer erwachsenen Frau, beim Toilettengang zuzuschauen? Beide Überlegungen verunsicherten mich und lösten Unbehagen aus.

Eine weitere Angewohnheit von ihr war das genaue Gegenteil, nämlich erzwungene körperliche Nähe, die mich genauso hilflos und ärgerlich machte. Und zwar krallte sie sich in meiner Kleidung fest, zog heftig daran und schaute mich böse und grimmig an. Es half nichts, ihr gut zuzureden. Es war mir auch nicht möglich, ihr meine Kleidung zu entreißen, sie hielt krampfhaft fest. Es war äußerst unangenehm, wenn ich versuchte, ihre festgekrallten Finger fast mit Gewalt zu öffnen und von meiner Kleidung zu lösen. Ich ging das Risiko ein, ihr dabei weh zu tun. Ich hatte das Gefühl, sie war böse auf mich wegen ihrer Schmerzen, als ob sie sagen wollte: »Was willst du von mir? Mein Bauch tut weh! Mach meine Schmerzen weg!« In den folgenden Stunden passte ich auf, ihr nicht zu nahe zu kommen, denn sie griff oft ganz unerwartet und blitzschnell zu. Sie sagte tatsächlich oft auffordernd »Mach!« Mir war zwar völlig unklar, worauf sich das bezog, aber sie schien mir offensichtlich zuzutrauen, etwas zu machen. Das befreite mich etwas von meinem Unbehagen.

Nach einer längeren Therapiepause – die Therapieunterbrechungen waren nicht mehr nötig, da Lilli eine Windelhose trug – krallte sie sich wieder in meine Kleidung. Doch nun kam mir die Idee, das Festkrallen könne ja auch heißen: »Du sollst bei mir bleiben, du sollst mit mir meine unerträglichen Schmerzen aushalten.« Als ob sie damit sagen wolle, dass alle zu ihr kämen und gingen, wie es ihnen passe, aber mit ihren unaushaltbaren Schmerzen ließe man sie allein. D.h., ich verstand ihr Verhalten so, dass sie einerseits mich festhielt und andererseits sich an mir festhielt. Mit diesem Gedanken war ich bereit, dem Zupacken nicht mehr auszuweichen, sondern ihr meinerseits Halt zu bieten. Ich ließ daraufhin alle Anspannung los und überließ mich ihrem Griff. Als sie mich heftig heranzog, rutschte ich ein Stück näher zu ihr heran und machte es mir, soweit es ging, bequem. Sie hielt mich noch eine Zeitlang fest, aber ihr Körper entspannte sich bald. Ich wartete, bis sie von selbst losließ. Dann überließ ich ihr eine Zeitlang meine Hand, indem ich sie unter ihre schob. Sie umschloss wie selbstverständlich meine Hand, ohne zuzupacken.

In den folgenden Stunden wurde das Festkrallen immer seltener und hörte allmählich ganz auf, das Bedürfnis nach Berührung trat jedoch immer deutlicher hervor. Die gesungenen körperbezogenen Reime mit direkter Berührung verschiedener Körperteile wurden zum Ritual. Häufig gab ich ihr nun einen Schlägel in die Hand, umfasste ihre Hand mit meiner und wir schlugen zusammen auf dem Glockenspiel Töne an. Es war ein freier Raum für neue musikalisch-spielerische Interaktionen entstanden. In ihn drangen die körperlichen Schmerzen immer wieder als Bedrohungspotenzial ein, aber zerstörten ihn nicht mehr.

Diese für Lilli bedrohlichen Vorgänge in ihrem Körper, mit denen sie mich konfrontierte und die sie in aggressiver Form mir zumuten wollte, diese ungenießbaren Brocken anzunehmen, hatte ich mich geweigert. Doch nachdem ich in den ungenießbaren Brocken etwas Verdauliches entdeckt hatte (ihren Wunsch, gehalten zu werden), konnte ich ihr diesen Teil in bekömmlicher Form zurückgeben (ihr Halt geben). Das ursprünglich Unverdauliche konnten wir in genießbarer Form nun in gemeinsamer Interaktion teilen (freiwilliges Miteinandersein, mit und ohne Schmerzen). Auf dieser Basis wurden körperunabhängigere, musikalische Interaktionen möglich.

In diesem Prozess lässt sich Schritt für Schritt ein dialogische Hin und Her auf der körperlichen Ebene verfolgen. Das leibliche Interagieren stand hier im Vordergrund. Es war die Bühne für die Inszenierung, die von Abwehr – Ekel – wie auch von erotisch-zärtlichen Momenten bestimmt war. Grundlegend für den transformatorischen Prozess war die Offenheit der Therapeutin für die erotisch-zärtlichen Momente.

Lilli schien sich in einem dramatischen Rückzugszustand zu befinden. Alle eigenständigen Fähigkeiten auf der leiblich-sinnlichen Ebene schien sie aufgegeben zu haben. Die schmerzhaft-ekligen Verdauungsvorgänge imponierten als ein mörderisch-destruktives Introjekt, das von ihr Besitz ergriffen hatte. Bei diesem agierte die Umwelt im Sinne eines Teufelskreises komplizenhaft mit. Es führte dazu, dass sie beständig verlassen wurde, dass sie möglicherweise keine ausreichende krankengymnastische Behandlung, Bewegungsanregungen etc. erhalten hatte. Lilli schien mit dem Böse-destruktiv-Sein identifiziert. Um etwas Gutes zu schützen, musste sie das Gegenüber im Sichfestkrallen von sich treiben bzw. durfte nichts Eigenes tun, nicht verdauen, da daraus unweigerlich etwas Böses herauskommen musste – Schmerzen. Der Zwischenraum war von diesem Bösen bestimmt.

Die Therapeutin ließ sich in den leiblich-sinnlichen Dialog hineinziehen. Im ersten Schritt verließ sie Lilli, wenn diese auf dem Toilettenstuhl war, und kam wieder. Sie etablierte damit Grenzen des therapeutischen Raums, die zugleich offen für das Ambivalente waren: einerseits Abgrenzung gegen das Unerträgliche von Lilli, sie damit nicht haben zu wollen, andererseits der Respekt vor Intimitätsgrenzen. Das Böse war nun außerhalb der Therapie und trotzdem partiell erreichbar. Diese Ambivalenz nahm die Ambivalenz des Festkrallens und des ›Mach‹ auf. Das Verstehen des ›Mach‹ als eine an sie gerichtete Aufforderungen war eine Wendung im Sinne des Szenischen Verstehens als ›Ich bin gemeint‹. Denn vorher mussten Lillis dramatische Verhaltensweisen als vegetativ, von sinnlos-schrecklichen Schmerzen bestimmt erscheinen. In diesem dyadischen Dilemma, das sich wie eine Überlebensschlacht zweier Ertrinkender gestaltete, in der klammernden Not erschien Lillies verborgene Wunsch nach einer frühen, alles gut machenden, liebenden Mama. Schritt für Schritt passte die Therapeutin sich in ihrem Gestisch-Sinnlichen den leiblichen Signalen Lillis an, baute ihr sensorische Brücken und wob das Geschehen mit den leiblich-sinnlichen Liedspielen in ein spielerisch-musikalisches Bedeutungsgewebe ein. Das böse Introjekt, die zugleich anwesenden Spannungen, Unsicherheiten, Bedrückungen wurden von der Therapeutin so gehalten, dass sie diesen frühen Dialog nicht störten. Im Handlungsdialog wurde eine haltende leiblich-sinnliche Hülle geschaffen, die auf der musikalischen Ebene eine Kontur fand, sodass eine Verschiebung stattfinden konnte. Hier lässt sich der Keim einer Subjektbildung nachverfolgen, eines Menschen, der sich unter schrecklichsten Bedingungen und Vernichtungsimpulsen auf leiblich-sinnlicher Ebene die Sehnsucht nach einer omnipotenten Mama, die es richten soll, bewahrt. Die transformative Kraft dieses Handlungsdialogs zeigt sich darin, dass die Verschiebung der leiblich-sinnlichen Konturen auf die musikalischen Dialoge und Liedspiele und damit auch der Anschluss an Symbolformen gelang.

Das Leiblich-Sinnliche zeigt sich hier in seiner eigenständigen Dynamik und in seiner zentralen Bedeutung für Subjektbildung und Bewusstwerdung. Sandler (1973, S. 299, zit. n. Klüwer, 1983, S. 832) schiebt »als Bindeglied zwischen gewisse Gegenübertragungsreaktionen und der Übertragung die (verbale und nicht verbale) Interaktion zwischen Patient und Analytiker« ein. Dieses Dazwischen muss als ein dyadisches Geschehen begriffen werden, dem ein Subjektivierungspotenzial für das Individuum innewohnt. Das leibliche Ineinander ist ein Geschehen, das am Bewusstsein beider Beteiligter vorbei von der Dynamik des Ergriffenwerdens bestimmt ist. Wie kann hier der deutende Charakter der nichtsprachlichen Eingriffe seitens der TherapeutIn – hier das Loslassen der Abwehrspannung seitens der Therapeutin – bestimmt werden? Eingriffe dieser Art werden nicht geplant, sondern geschehen, da sie von dem vorsprachlichen Modus des Sichüberlassens getragen sind.

Dieses Dazwischen als das leibliche Interagieren von PatientIn und TherapeutIn im therapeutischen Raum – Raum im realen wie im übertragenen Sinn – entfaltet sich auf dem Boden der »Zwischenleiblichkeit« (Merleau-Ponty, 1994) als einer eigenständigen Ebene. Merleau-Ponty versteht das Leibsein in der Welt als eine grundlegende, nicht hintergehbare Verfasstheit des Menschen. Der leibliche Bezug zum Umfeld wird durch Wahrnehmung und Bewegung vermittelt. Ihre Bedeutung entspricht der, die das sich daraus entwickelnde Denken und Handeln für das Bewusstsein hat. Ihnen wohnt eine fungierende Intentionalität inne. Diese unterscheidet nicht zwischen Sinn als Wahrnehmungsreiz, als Bedeutung und Sinnlichkeit. ›Intentionale Fäden‹ gehen dabei nicht nur vom Subjekt/Individuum, sondern auch von den Dingen aus. Mittels unseres Leibes sind wir hierdurch unauflösbar bezogen und verwoben in die Welt. Diese Bezogenheit enthält den »Keim einer Dialektik« (ebd., S. 127), aus der sich ›der Geist, der im Körper wohnt‹ erst entfaltet. Keim der Dialektik bezieht sich auf die Ambiguität der Erfahrung des Berührens/Berührtwerdens. Merleau-Ponty führt das am Beispiel der sich berührenden Hände aus. In der Berührung werde ich berührt und berühre zugleich, ich fasse und werde gefasst. Auf der Ebene der Zwischenleiblichkeit ist die Berührung zwischen dem Körper und der äußeren Welt vermittelt im Körperschema, mit dem Körper- und Außenraum aufeinander bezogen sind. Leibsein als Für-mich-Sein und Für-andere-Sein ist im Körperschema zugleich organisiert und durch Ambiguität geprägt. Wahrnehmen und Wahrgenommenwerden, Spüren und Gespürtwerden sind hier untrennbar verbunden. Im Leibsein greife ich ins Umfeld hinaus, »als ob mein Leib und der Leib des Anderen ein System bilden würden« (ebd., S. 436). Ambiguität bezieht sich darin auf Offenheit für Mehrdeutigkeit, für das Unbestimmte. Die Erfahrung des Berühren/Berührtwerdens entwickelt sich in einem Feld von Horizonten, von Möglichkeiten des Bedeutens, die sich realisieren und zu strukturellen Veränderungen führen können. Damit wohnt der Zwischenleiblichkeit der Kern der späteren Fähigkeit inne, Mehrdeutigkeit und Unbestimmtes zu ertragen: die Möglichkeit von Perspektivwechseln, das Hinnehmenkönnen eines ›Es muss nicht so gewesen sein‹.

Im Fallbeispiel mit Lilli fand ein solcher Perspektivwechsel statt, als die Therapeutin Lillis Krallen als Wunsch nach Halt verstand, ebenso wie sie in ihrem Schreien ein Gemeintsein – Mach! – als ein Zutrauen vernahm. Zwischenleiblichkeit stellt mit dieser Ambiguität auch ein Halt auf schwankendem Boden dar. Denn es lässt sich nicht sagen, wer hier wen berührt. Der ›Geist, der im Körper wohnt‹, und mit ihm die Etablierung der Innen-Außen-Grenze und Subjekt-Objekt-Dichotomie im denkenden Subjekt muss sich ja daraus entwickeln. Im Lillis Fall war es durchaus nicht klar, wie viel Fähigkeiten des Ich-Sagens sie für sich hatte bewahren können. Die Ebene der Zwischenleiblichkeit stand zwar im Vordergrund, war aber zugleich besetzt durch ein destruktives Geschehen, das Eingriffe auf der Körperebene erzwungen hatte, als sei Lillis Leiblichkeit ohne Rücksicht auf jedwede Intimitätsgrenzen zum Arbeitsplatz eines pflegenden Umfelds geworden. Hierin war die Therapeutin so einbezogen, dass auch die Grenzen des therapeutischen Raums anfangs nicht vorhanden schienen, ebenso wie Lilli als Person hier nicht vorhanden schien. Die Ambiguität des Berührt-Berührtwerdens und die hier waltende fungierende Intentionalität waren ausgeblendet zugunsten der Sachlichkeit funktionaler Handlungen. Erst in der Abgrenzung bzw. Spaltung wurde das Böse/Funktionale projektiv nach außen, in die Pflegeinstitution verlagert. Dies machte es möglich, dass im therapeutischen Raum ein Übergangsraum entstehen konnte, der auf der Ebene der Zwischenleiblichkeit die Entstehung von Sinnhaftem möglich machte.

In dem durch die frühen leiblich-sinnlichen Szenen gewobenen Beziehungsfeld bildet die Ebene der Zwischenleiblichkeit noch den Vordergrund. Mit zunehmender Subjektentwicklung des Individuums wird das Denken und Handeln des Individuums von der Subjekt-Objekt-Dichotomie geprägt. Der Leib, der ich bin, wird darin zum Körper, den ich habe. Doch auf der Ebene der sinnlich-symbolischen Interaktionsformen erhält sich die Verbindung zur Zwischenleiblichkeit. Sie wird hier überformt, indem sie in den Wirkungskreis symbolischer Formenbildungen gerät. In der zunehmenden Prägnanz von Gesten, Handlungen und Bewegungskonturen sedimentieren sich »Entwürfe menschlicher Umgangsweisen mit der Welt« (Lorenzer, 1984, S. 165). Als »personale Bedeutungsträger präsentativen Symbolik« (ebd.) markieren sie die Stelle im Individuum, »an der sich die beiden großen Bewegungen der Symbolbildung fundamental kreuzen: die Linie von unbewußter Sinnlichkeit zum Bewußtsein und die Spannung zwischen Individualität und Kollektivität« (ebd., S. 35). Bewegungskonturen sind Modulationen des Gestischen (Grüny, 2014), amalgamiert mit den Intensitätskurven von Vitalitätsaffekten. »Früher als das Wer oder das Was geht es um das Wie des dem Kind begegnenden und mit ihm vollzogenen Geschehens, um seine alles durchdringende Gestizität« (ebd., S. 79). In der Verbindung mit einem Medium – mit der Prägnanz des Gestisch-Rhythmischen in Musik, Tanz und Sprache – gewinnen diese Modulationen Kontur. Im Fallbeispiel ist es das begleitende Singen, Sprechen und Spielen, das das gestische Ineinander begleitet und darin eine Verschiebung ermöglicht.

Im therapeutischen Raum umschließt die Ebene der Zwischenleiblichkeit die habituellen Gesten, Handlungen, das gestisch-mimische Ineinander von PatientIn und TherapeutIn wie auch das handelnde Ineinander, aber auch auf die vom Raum und seinen Gegenständen ausgehenden intentionalen ›Fäden‹. Es umfasst die im jeweiligen Körper enthaltenen Spuren intersubjektiver Einschreibungen und deren Wirksamwerden im Raum. In der Regel bildet dieses Feld den Hintergrund für die auf der bewussten/vorbewussten Ebene sich abspielenden sprachlichen oder/und musikalischen und handelnden Interaktionen: »Wir sprechen […] von leiblichen Übertragungs- und Gegenübertragungsszenen, die sich in der therapeutischen Beziehung als komplexe Handlungsdialoge auf der Ebene des verbalen Sprachaustausches, auf der Ebene des Bedeutungsaustausches und auf der Ebene körpersprachlicher Ausdruckshandlungen vollziehen« (Traumann-Voigt & Voigt, 2015, S. 276). Die als Handlungsdialog imponierende leib-sinnliche Inszenierung bezieht sich auf die Übertragung früher dyadischer Szenen. Da hier das dyadische Erleben mitläuft, muss und wird sich die TherapeutIn verführen lassen und gerät zwangsläufig in ein Mitagieren. Sie wird in eine Übertragung verwickelt. Erste Bedeutung erlangt eine Bewegung, indem sie vom Gegenüber als auf es bezogen aufgefasst wird. Die Einigung hinsichtlich der Bedeutung der Gesten bestätigt sich in einem Evidenzerleben entsprechend der von Heisterkamp beschriebenen Wandlungserfahrung. In der Einheit einer sinnlich unmittelbaren Interaktionsform und einer Ausdrucksfigur wird die Szene auf der präsentativen Ebene zum Symbol. Das Symbol ist die ganze Szene, die sich auf einen Beziehungskontext – also die Übertragungsbeziehung – bezieht. Im Fallbeispiel ist es das Ineinander des Nachlassens der Muskelspannung der Therapeutin und nach und nach des Krallens der Patientin. Dies signalisierte der Therapeutin, dass sie die lautlichen und gestischen Äußerungen der Patientin richtig verstanden hatte. Handlungsdialogisches zeigte sich auch in der Szenensequenz, als die Therapeutin zur Patientin rutschte, ihr die eigene Hand unterschob und diese von der Patientin ergriffen wurde. Mit dieser Übertragungsfigur entstand das Ineinander des »(potentiellen) physischen und mentalen Raums *zwischen* Mutter und Kind« (Ogden, 1997, S. 2), aus dem sich die eigenständige Fähigkeit des Kindes, Bedeutung zu schaffen, erst entwickeln kann.

> In einer musiktherapeutischen Gruppe mit schwermehrfachbehinderten Menschen erinnere ich einen besonderen Moment. Ich sang und spielte auf der Gitarre, sprach dabei Einzelne an und reagierte musikalisch auf ihre Regungen. In dem besonderen Moment fiel Walters Arm – ein schwer spastisch gelähmter, neben mir sitzender junger Mann – wie zufällig neben mich und ich verstand es als ›mich meinend‹, ›Walter sucht meine Nähe‹.

Worin ist hier der Handlungsdialog zu sehen? Die Gruppe bestand überwiegend aus sehr schwer beeinträchtigten TeilnehmerInnen. Einige konnten sich eigenständig bewegen und z.B. auch den Raum verlassen, mit Instrumenten hantieren oder zu anderen Gruppenmitgliedern Kontakt aufnehmen. Manche blieben jedoch aufgrund ihrer Einschränkungen in ihrer gut gepolsterten Lage, die die ihnen mögliche Beweglichkeit für sie verfügbar ließ. In der Gruppe war ich bemüht, stimmlich und instrumental Einzelne anzusprechen und dabei ihre lautlich-mimisch-gestischen Bewegungen aufzugreifen. Im Wechsel dazu ›sangen‹, lautierten und spielten wir so gut es ging gemeinsam. Ich war dabei bemüht, das Atmosphärische der Situation aufzunehmen. Meine Gegenübertragung war oft von Gefühlen der Ohnmacht, Wut, Schmerz und vor allem des Nichtverstehens geprägt. Diese Zustände konnten sich jedoch auflösen in ein zartes Gewebe der Verbundenheit, in denen ich Ruhe empfand und die Klänge, Bewegungen, Geräusche von Bezogenheit bestimmt erschienen. Meinen Aufzeichnungen dazu zeugen von dem oft verzweifelten Versuch, mein Denken und meine Verstehensmöglichkeiten zu retten, auch wenn die Einfälle oft ›aus der Luft gegriffen‹ wirkten, in keiner Weise abgesichert. Die sie kennzeichnende Schieflage machte sie zum Teil des Geschehens: Überlebensversuch in einer Welt, die zerfallen erschien bzw. zu zerfallen drohte. Die Übertragungs-Gegenübertragungsinszenierung war bestimmt vom Ineinander der übermächtigen Leiblichkeit der Gruppenmitglieder, deren Ausdrucksmöglichkeiten zerstört wirkten einerseits und dem Unbewussten der Therapeutin und der Übermächtigkeit ihres leiblich gehaltenen Denken- und Spielenkönnen andererseits. In der zuvor beschriebenen Inszenierung fiel Walters Arm ›wie zufällig‹ neben mich, und ich verstand ›neben mich‹ der räumlichen Nähe zugleich als Wunsch nach Nähe. Walters Bewegung wurde für mich zum Ausdruck seines Wunsches nach Nähe, gerade weil sie ›wie zufällig‹ erschien. In ›wie zufällig‹ war die Möglichkeit des Bedeutens entstanden. In ›wie zufällig‹ wurde eine Distanz zum Unmittelbaren deutlich. Die Bewegung wurde darin zur Ausdrucksfigur.

Der Gedanke ›Walter meint mich‹ musste ganz allein von mir gehalten werden, indem ich darin als ein ›Ich für ein Du‹ eine Ich-Funktion übernahm. In dem Sinne besteht hier der deutende Eingriff als eine Wandlung im Inneren der Therapeutin, mit der eine Bewegung zur Geste wird. Das kennzeichnet die frühesten Formen der Ausdrucksentstehung beim Kind. Winnicott bezeichnet sie als ›Alleinsein in Gegenwart eines Anderen‹. Das Kind spielt mit sich, mit Bewegungen und die Mutter ist dabei mit ihren Fantasien, ohne einzugreifen oder direkt mitzuspielen, ohne sich mit ihrer Übermacht an Vorstellungen ins Spiel zu bringen. Hier entstand damit ein noch sehr zerbrechlicher Übergangsraum, mit dem Bewegungen anfangen konnten, etwas zu bedeuten. Auf der Übertragungsebene ging es um ein zwischenleibliches Feld, in dem sich fragmentarisch symbolvermittelte Begegnungen ereignen konnten, ein Feld, das seine eigenen Zerstörungen, Infragestellungen immer wieder überleben musste, so wie die TeilnehmerInnen vital Zerstörerisches überlebt hatten. In der ›Zufälligkeit‹ der Bewegung von Walters Arm nahm der Handlungsdialog in seiner Fragilität die zerstörerische Infragestellung des Überlebens auf. Dieses Feld kann durch sich ereignenden Handlungsdialoge Festigkeit gewinnen, ohne das Zerstörerische zu leugnen.

Voraussetzung dafür, dass eine Handlung Symbolfunktion bekommt, ist, dass die Verschiebung als solche erkannt, d. h. im therapeutischen Raum als Hinweis auf die Beziehungsstruktur – ›Ich bin gemeint‹ – verstanden wird. Dann kann sie zu einem präsentativen Symbol werden. Sie vermitteln das dyadische Erleben mit dem System der sinnlich-symbolischen Interaktionsformen und der Sprache. Handlungsdialoge beziehen sich dabei auf ein prozesshaftes Geschehen, aus dem heraus sie bedeutungsvoll werden.

Frau S, eine 41-jährige geistig behinderte Frau mit Mikrozephalie, wurde mir vorgestellt. Die MitarbeiterInnen ihrer Wohngruppe waren aufgrund ihrer selbst- und fremdgefährdenden Handlungen zunehmend besorgt. Sie leide unter starken Stimmungsschwankungen, Schreianfällen und Impulsdurchbrüchen. Zeitweise liefe sie schreiend durch die Straße, wende sich an fremde Männer und werfe sich ihnen an den Hals. Sie inszeniere Beinaheunfälle, habe versucht, sich vor ein Auto zu werfen oder ihr Bein auf die S-Bahn-Gleise gehalten.

Frau S war in einfachen Verhältnissen aufgewachsen. Ihre Mutter wurde als intellektuell beeinträchtigt geschildert, wirke zierlich und liebevoll, sei dabei aber sehr dominant, rede viel, ließe keinen zu Wort kommen. Frau S würde von ihr stets unterbrochen mit den Worten, sie solle nicht so viel Unsinn reden. Vom Vater war wenig bekannt. Der Stiefvater habe ein Alkoholproblem und sei früher gewalttätig gewesen. Mit elf Jahren wurde Frau S ohne eigenes Wissen sterilisiert (angeblich sei ihr der Blinddarm rausgenommen worden). Auf Drängen der Betreuerin habe ihr die Mutter dies beim Einzug in die Wohngruppe (Frau S war damals 29 Jahre alt) mitgeteilt.

Frau S war schlank, mittelgroß und wirkte jünger. Sie war immer sehr gepflegt und sorgfältig gekleidet, erschien dabei wie eine ›Dame von Welt‹. Sie sprach sehr leise und entzog sich durch pausenlose Themenwechsel, bei denen mir oft nicht klar war, ob sie von Erlebtem, Beobachtetem oder Fantasiertem sprach. Der Eindruck ihres Überfordertseins kontrastierte jedoch mit überraschenden Momenten, in denen sie direkt das Setting thematisierte und eigene problematische Verhaltensweisen ansprach. Durch die Art ihres Sprechens entstanden in mir Gefühle von Verwirrung, Hilflosigkeit und Einsamkeit. Dabei wurde deutlich, dass sie durchaus über die Situation orientiert war und nicht so bündig in einer Fantasiewelt lebte, wie es den Eindruck machte. Sie beobachtete ihr Umfeld und nahm dabei auch regionale tagespolitische Themen wahr.

Frau S kam meistens überfallsartig, zu früh oder zu spät, mich mit einem Wortschwall überfallend. Manchmal musste ich sie warten lassen, sicherlich auch, um mich – zwar mit Schuldgefühlen – von/vor dem Überfall zu schützen, und dachte dabei: ›Sie merkt es ja nicht.‹ Sie kam aber darauf zu sprechen und wirkte dabei sehr wuselig. Sie klingelte häufig stürmisch, erzählte wirre Geschichten, wir machten dann hektisch Musik. Manchmal bot ich an, ihre Hand zu halten, und spürte dabei Angst: Alles ist zerfallend. Manchmal kam sie zu spät, weil sie – warum auch immer – vor der Tür gewartet hatte.

In einer Stunde nun sangen wir *Weißt Du wie viel Sternlein stehen*. Ich war gerührt: Sie stellte sich ans Fenster und schaute heraus. Ich stellte mich neben sie, schaute auch heraus, hörte ihr zu. Es war eine entspannte Situation, Freitagnachmittag, Wochenendatmosphäre. Ich bekam ein fürsorgliches Gefühl, als wollte ich den Arm um sie legen. Es stellte sich überraschend ein Gefühl der Nähe her. Sie erzählte, sie habe früher in der Nähe gewohnt, erzählte weiter von ihrer Familie, Eislaufen, Sturz, Sterilisation. Schließlich wurde mir deutlich, dass Frau S die Beobachtungen in der Außenwelt in konkretistischer Weise wie eine Folie benutzte, um ihr Inneres zu illustrieren. Ich verstand unser Nebeneinanderstehen nun als eine Inszenierung im Sinne eines Handlungsdialogs, bei dem im sprechenden Nebeneinanderstehen und Hinaussehen auf metaphorischer Ebene mir ihre Fantasien über Kinder als Sehnsucht nach dem eigenen Heilsein deutlich wurden. Mit dem Lied *Weißt Du wie viel Sternlein stehen* wie mit dem Handlungsdialog etablierte sich so eine stützende Selbstobjektbeziehung, in der Frau S fürsorgliche Impulse in mich als Therapeutin verlagert. Die Welt schien für sie ein verführerischer bedrohlicher schwebender gleitender Ort zu sein, der einsturzgefährdet und durch zerstörerische invasive Eingriffe bedrohlich erscheint.

Das taten wir nun häufig, nebeneinander am Fenster stehen und darüber zu sprechen, was zu sehen ist. Oft kam mir Frau S dabei furchtbar einsam vor, als gäbe es nur die Möglichkeit, von weit weg zuzuschauen oder aber sich in Katastrophen zu verwickeln, als dürfe sie nicht in Erscheinung treten. Mit ihrem hektischen Sprechen und ständigen Wechseln erzeugte sie eine Fassade, in die sich das Gegenüber verwickelte. Sehr selten kam es jedoch vor, dass sie mich anschaute. Nach einer dramatischen Verwicklung in einen Busunfall veränderten wir das Setting von 14-tägig zu einmal wöchentlich.

Hier zeigt sich, dass der therapeutische Prozess auch von der nur sehr zögerlichen Auseinandersetzung mit meiner Abwehr mitbestimmt war. Mit ihrem Hysterisch-Überfallsartigen erschien die Patientin anstrengend. Auf der Ebene der Zwischenleiblichkeit war ich davon heftig ergriffen, ohne dass zu sagen war, wer hier wen ergreift. Mit dem 14-tägigen Setting hatte ich diesen ›Komplex‹ auf Abstand gehalten. Das Bild der ›Dame von Welt‹ kam mir immer in der Art, wie sie sich am Ende der Stunden sorgfältig ankleidete. Es hatte etwas Faszinierendes, aber provozierte auch entwertende Gedanken, als ob ein kleines Dummerchen in zu großen Schuhen durchs Leben läuft – eine Entwertung, die sicherlich auch schon die Mutter verinnerlicht hatte. Diese entwertende Haltung war mir zugleich halbwegs zugänglich. Sie war mit Schuldgefühlen verbunden, z. B. wenn ich sie manchmal warten ließ. Frau S ließ aber immer wieder durchblicken, dass sie manches davon registrierte. Ich war aber nicht auf die Idee gekommen, dies als Teil einer Gegenübertragung zu verstehen. Mit der dramatischen Verwicklung in den Busunfall geriet ich jedoch wirklich in Sorge.

> In der nächsten Stunde kam sie stürmisch und verlangte sofort eine Decke, sie wolle sich entspannen. Ich war zögerlich, was davon zu halten war, tat es aber dann. Dabei legte sie ihren Kopf in meinen Schoß. Ich war erschrocken, war das nun missbräuchlich oder die ›zärtliche Liebe eines Kindes‹ (vgl. Ferenczi, 1933 [1932]). Sie wollte nun massiert werden. Ich fühlte mich sehr unter Druck und griff schließlich zu einem Igelball und einem Teddy. Mit anderen Spielen, z. B. mit einem Luftballon, den ich ihr zuvor angeboten hatte, schien sie nichts anfangen zu können. Mir kam eine Mutter in den Sinn, die mit ihrem Kind nichts anzufangen weiß. Während ich sie nun mit dem Teddy und dem Igelball massierte, sang ich und improvisierte den Text so, dass ich von ihr sang, wie ich es manchmal auch bei unserem musikalischen Spiel getan hatte. Zu Beginn der Therapie hatte sie es kaum ertragen können, dass sie selbst in den Liedern vorkam. Das änderte sich jedoch nun. Auch in der Wohngruppe würde sie nun massiert werden. Sie genoss es zunehmend, auch fühlten sich diese Situationen nicht mehr so ambivalent an.
>
> Ihr Klingeln war jedoch weiter ein Problem. Als ich realisierte, dass sie oft alle Klingeln am Klingelbrett gleichzeitig gedrückt und damit das ganz Haus in Aufruhr versetzt hatte, erwartete ich sie beim nächsten Mal schon vor der Haustür. Sie bemerkte mich gleich und war erstaunt. Mein Ärger war verflogen, sie schien erfreut zu sein. Als wir das Klingeln probten, merkte ich erst, dass sie gar nicht lesen konnte. Scheinbar hatte sie immer auf gut Glück versucht, meinen Klingelknopf zu finden, oder gewartet, ob

> jemand sie einließ. Ich war innerlich erschüttert. Mit ihrem Einverständnis machte ich für sie einen schwarzen Punkt hinter meinem Namen. Mich hatte die Vorstellung erschüttert, wie es sein musste, so orientierungslos durch die Welt zu segeln und zugleich immer den Eindruck einer Dame von Welt machen zu müssen. Wie viel Mut der Verzweiflung brauchte es, um sich mit so viel Nichtverstehen zu behaupten?

Auch diese Szene lässt sich als ein Handlungsdialog verstehen. Auslöser war mein Ärger. Er hatte den spontanen Einfall zur Folge, Frau S vor der Haustür zu empfangen, um den ›Überfall‹ zu verhindern. Das Malen des Punkts hinter meinem Namensschild war nicht im Sinne einer pädagogischen Handlung das Bemühen, ihr etwas beizubringen, sondern entsprang dem Bemühen, ein haltendes Umfeld herzustellen. So bezog sich der Einfall der Orientierungslosigkeit auch nicht ausschließlich auf den Analphabetismus, sondern auf die fehlende Verinnerlichung eines haltenden Umfelds. Mit ihrem Schreien, ihren Inszenierungen hatte sie in ihrer Not ein solches herbeigezwungen. Mit dem überfallartigen Ankommen waren die Inszenierungen in die therapeutische Beziehung gekommen. Das hatte ich bislang nicht verstanden. Sie hatte keine Vorstellung davon, was ihr fehlt bzw. was sie braucht, nicht aufgrund intellektueller Defizite, sondern weil sie mit einer Mutter identifiziert war, die ›mit ihrem Kind nichts anzufangen wusste‹. Mit der heimlich vorgenommenen Sterilisation war ihr ihre Möglichkeit zum Muttersein wie in einem bedeutungslosen Akt – ein Blinddarm, den man nicht braucht – weggenommen worden, als wäre sie damit selbst weggemacht worden. Ihr war damit auch der Zugang zur eigenen Sexualität verbaut, sodass ihr nur die Fassade der ›Dame von Welt‹ geblieben war. Mit der bedrohlichen Nähe des Massierens zum Masturbieren wurde die aufregend bedrohliche Mischung auf leiblich-sinnlicher Ebene spürbar. Indem die Wohngruppe die Mutter ermutigen konnte, Frau S von dem Eingriff zu berichten, war ein haltendes Umfeld entstanden und für Frau S die Möglichkeit, auf etwas Eigenes zugreifen zu können.

> Sie sprach nun manchmal in ihrer etwas wirren Nebenbeiart an, ›so etwas dürfe man mit geistig behinderten Mädchen nicht machen‹, ohne das klar wurde, was mit ›so etwas‹ gemeint war. Auch über das ›Nicht-willkommen-Sein‹, ›Weggeschickt-Werden‹ konnten wir manchmal singen. Als in einer wieder sehr unruhigen, wirren, schwer aushaltbaren Stunde Langeweile bei mir auftauchte, verstand ich dies als Schutz vor Selbstverlustangst.

> Ich begann vom Teddy zu singen, von Behinderung, und spürte in mir tiefe Traurigkeit. Mitten hinein sagte sie: ›Die Sonne kommt durch.‹ Ich sprach über Behinderte, die wie Kinder behandelt werden und doch Erwachsene sind, nun schaute sie mich an. In der nächsten Stunde sprach sie darüber, sie sei kein kleines Baby mehr, ergänzte sofort ›großes Baby‹. Sie fing nun manchmal selbst das Singen über ›Tanina‹ an und es gelang ab und zu, Störungen in der therapeutischen Beziehung anzusprechen.

Auch wenn in diesem therapeutischen Prozess viel Sprache im Spiel war, war die sprachliche Ebene nicht Trägerin des Deutungsprozesses. Es ging nicht um sprachliche Deutungen im engeren Sinne. Durch handelnde und musikalische Interventionen waren hier präsentative Symbole entstanden und mit ihnen ein Übergangsraum. In diesem konnte Frau S leise auftauchen. Zugleich wurden ihre Grenzen deutlicher. Dies ermöglichte es, eine Unterstützung im Sinne eines haltenden Rahmens zu schaffen, sodass die Welt nicht mehr ganz so einsturzgefährdet erschien. Frau S konnte sagen, was sie braucht, und hatte begonnen, über das, was ihr angetan worden war, zu sprechen. Ihre leise, vorsichtige Art kontrastierte zur Wucht der Affekte, die vom Umfeld gehalten werden mussten. Ihre Stärken wurden auch deutlicher. In der Inszenierung der ›Dame von Welt‹ wurden ihr ästhetisches Empfinden und auch ihr Sinn für einen guten Auftritt deutlich. Diese beiden Seiten – die ›Dame von Welt‹ als auch das ›orientierungslose Baby‹ – waren hier miteinander in Verbindung gekommen. Im Gefühl der Trauer, das dieser Prozess bei allem Gelungenen hinterlässt, wird spürbar, dass eben dieses – die Trauer um den Verlust – nur partiell bewältigt werden konnte.

9 Psychoanalytische Musiktherapie

Die psychoanalytische Musiktherapie nimmt im Vorliegenden eine Sonderstellung ein. Musiktherapie ist im Gegensatz zu den bislang vorgestellten psychoanalytischen Konzepten ein eigenständiges Verfahren im Bereich der künstlerischen Therapieformen. Die psychoanalytische Musiktherapie ist hier eine musiktherapeutische Richtung unter anderen. Im Rahmen der tiefenpsychologisch fundierten Psychotherapie ist die Einbeziehung nonverbaler Methoden und damit auch musiktherapeutischer Methoden je nach störungsspezifischer Klientel geboten. Auch von psychoanalytischer Seite wird seit Längerem die Bedeutung musikalischer Phänomene im psychoanalytischen Dialog sowie die Beziehung zwischen musiktherapeutischen und psychoanalytischen Konzepten und Behandlungsfeldern fokussiert (vgl. u. a. Picht, 2015; Leikert & Scharff, 2013; Leikert & Bauer, 2019).

In diesem Kapitel wird zu Beginn das Musikverständnis allgemein dargestellt. Daran anschließend wird Musik als ein präsentatives Symbolsystem erläutert. Aus diesem Verständnis heraus wird in einem ersten Schritt die Bedeutung von Musik in der individuellen Entwicklung herausgearbeitet. Damit verknüpft ist das Konzept präsentativ organisierter musikalischer Werke und das ihnen immanente Ausdrucks- und Reflexionsvermögen. Anschließend wird die Besonderheit von Musik aufgezeigt: basierend auf der Ungetrenntheit von Innen und Außen, Subjekt und Objekt, Prozess und Werk vermag Musik zugleich, diese erlebbar werden zu lassen und so zur Debatte zu stellen. Denn diese Ungetrenntheit kann nicht auf das frühe dyadische Feld begrenzt werden, sondern liegt auch dem Subjekt und seinem autonomen Denkvermögen zugrunde. Ergänzt werden diese Ausführungen durch die phänomenologische Sicht auf die Verbindung von Leiblichkeit und Musik. Im nächsten Abschnitt werden dann die Besonderheiten der psychoanalytischen Musiktherapie mit Menschen mit einer geistigen

Behinderung vorgestellt. Diese liegen darin, dass das mit der geistigen Behinderung verbundene Dilemma sich in einer spezifischen Verknüpfung der Ausdrucksschwierigkeiten der davon betroffenen Menschen und der Einfühlungsschwierigkeiten ihrer nichtbehinderten Beziehungspersonen zeigt. Im musiktherapeutischen Kontext führt dies dazu, dass die herkömmlichen musikalischen Ausdrucksmöglichkeiten zum Klischee zu werden drohen. Hieraus ergibt sich die Bedeutung des Bezugs zur sog. experimentellen bzw. neuen Musik, um die Verstehensvorgänge im therapeutischen Prozess theoretisch einbetten zu können, und sie so zu konzeptualisieren. Eine kürzere und eine längere Falldarstellung veranschaulichen diese Ausführungen.

9.1 Theorie der psychoanalytischen Musiktherapie

Was ist Musik?

Musik wird für gewöhnlich mit bestimmten musikalischen Formen – Lieder, musikalische Werke der Klassik, Tanzmusik, Popmusik, Schlager, Jazz, Passionsmusik etc. – in Verbindung gebracht. Diese beziehen sich auf einen je spezifischen Kontext, in dem sie für das jeweilige Publikum bedeutsam werden. Seien es die vielfach schon erwähnten Wiegenlieder und Liedspiele, die in der kindlichen Entwicklung beliebt und bedeutsam sind, oder die musikalischen Vorlieben Jugendlicher wie vor einiger Zeit z. B. Techno, früher Twist etc. Musik kann hier u. a. die Abgrenzung von der Welt der Erwachsenen im Kontext des Wir-Gefühls in der Peergroup wie auch die Identitätsbildung unterstützen und Sehnsüchte als auch Aufbruchsstimmungen formulieren. Konzertante Aufführungen von Pop- und Schlagermusik oder von musikalischen Werken der sog. Klassik können für die je unterschiedliche Hörerschaft sehr inspirierende und bedeutsame Erfahrungen ermöglichen und lebensgeschichtlich als auch gesellschaftlich-historisch Schwellensituationen markieren. Im religiösen Kontext ist Musik gestaltender Teil einer rituellen Fassung, in der Glauben und spirituelle Erfahrungen lebbar werden.

Musik kommt dabei in sehr unterschiedlichen Funktionen zum Einsatz, z. B. als Unterhaltungs- oder auch Tanzmusik, zur Herstellung einer spezifischen Atmosphäre, als Wirkfaktor zur Förderung von Heilungsprozessen oder als Teil einer religiösen Zeremonie. Im vorliegenden Zusammenhang wird das Vermögen von Musik bedeutsam, auf der individuellen wie auch gesellschaftlichen Ebene zum symbolischen Ausdruck eines Weltverhältnisses zu werden. Auf beiden Ebenen kann Musik aber auch als Klischee der Abwehr dienen und Leerstellen im Erleben unkenntlich machen.

Musik verändert sich im Kontext der jeweiligen gesellschaftlich-historischen Prozesse. Was gestern als Avantgarde galt, kann heute schon als herkömmlich erscheinen. Die heutige Undergroundmusik ist morgen möglicherweise schon Mainstream. Die musikalische Entwicklung vollzieht dabei gesellschaftliche Veränderungsprozesse nicht nur nach. Im Zuge sozialer Veränderungen können bislang unbewusste kollektive Konflikte aufbrechen. Für diese können musikalische Werke zum metaphorischen Ausdruck werden, ebenso wie Musik in der individuellen Entwicklung konstitutiver Teil des Subjektbildungsprozesses sein kann. Musik vermag dies auf besondere Weise. Sie steht in engem Wirkzusammenhang mit vegetativen Körperprozessen. Sie kann diese beeinflussen, da ihre Parameter im Vegetativen wurzeln. Zugleich ist sie – ähnlich wie Sprache – als hochdifferenziertes Symbolsystem organisiert, das sich in einem historisch-gesellschaftlichen Prozess entwickelt hat.

Musik findet in einem Zwischenbereich statt, der durch dialektische Spannungen geprägt ist: zwischen äußeren musikalischen Formen und Hörerwartungen, zwischen äußeren Klängen und inneren Empfindungen, zwischen aktivem Lauschen und passivem Hören, im zeitlichen Verlauf eines objekthaften Werks. Musik gewinnt damit eine Nähe zur Zwischenleiblichkeit. Im Hören können wir nicht zwischen Innen und Außen trennen. Auf dieser Ebene ist nicht unterscheidbar, ob der musikalische Ausdruck, der uns berührt, von den HörerInnen und SpielerInnen an die Musik herangetragen oder ob er durch formale oder strukturelle Eigenschaften des musikalischen Werkes bestimmt wird. Im Prozess der Subjektentwicklung des Kindes spielen musikalische Phänomene daher eine herausragende Rolle. Sie begleiten den Weg des Kindes von seiner frühen dyadischen Ungetrenntheit zur Eigenständigkeit, sodass Musik schließlich vom Kind in ihrem Eigensein angeeignet werden kann.

Bedeutung musikalischer Phänomene in der individuellen Entwicklung

Die frühen Beziehungsformen zwischen Mutter und Kind organisieren sich mittels der Affektabstimmung zu einem Miteinander, das sich als gestisch-rhythmischer ›Tanz‹ beschreiben lässt. Die Mutter ist dabei in der Haltung der träumerischen Gelöstheit beteiligt. Sie lässt sich bewegen. In einem reziproken, sich selbst organisierenden Prozess wird das lautlich-gestische Ausdrucksverhalten des Kindes von der Mutter sprachlich-musikalisch-mimisch gespiegelt. Hier spielen Vitalitätsaffekte (Stern, 1992, 2011) als Wahrnehmungs- und Erlebensgestalten eine bestimmende Rolle, da sie erster Ordnungsfaktor für das Erleben des Kindes sind. In ihnen erkennt/erlebt es sich mit seinem Gegenüber in spezifischen Situationen, die als eine Gesamtsituation zu zweit zu fassen sind. Vitalitätsaffekte sind im Gegensatz zu kategorialen Affekten wie Angst, Wut, Trauer, Freude etc. ein kinetisch-dynamisches Geschehen, das sich mit Begriffen wie ›explosionsartig‹, ›aufwallend‹, ›sich anziehend‹, ›berstend‹ beschreiben lässt. Während sie in der Musik zu eigenständigen musikalischen Gestaltungsmitteln geronnen sind, sind sie hier noch eins mit dem Sinnlich-affektiv-Motorischen und Vegetativen des Beziehungsgeschehens.

Vitalitätsaffekte machen im Zuge der kindlichen Entwicklung einen Funktionswandel durch. Sind diese anfangs Teil der Affektabstimmung, können sie später zu nonverbalen Metaphern werden, wenn z. B. ein Ballwurf des Kindes von einem ›Huii‹ der Mutter begleitet wird. Das klanglich-akustische ›Huii‹ als Vitalitätsaffekt steht für die Flugdynamik des Balls wie für die intentionale Bewegungsgeste des Kindes. Das Kind hat mit dem ›Huii‹ schon Erfahrungen gemacht, so z. B. wenn vielleicht Mutter oder Vater es in die Luft warfen und wieder auffingen und das mit einem ›Huii‹ begleiteten. Köhler (1990) bezeichnet dies als eine nonverbale Analogie oder eine nonverbale Metapher. Damit werde der SpielpartnerIn einerseits Verstehen signalisiert. Zugleich liegt darin die Botschaft, dass hinter dem Augenschein, hinter dem Verhalten, der realen Handlung noch etwas ist, was Bedeutung hat und über das wir uns verständigen können. Die nonverbale Metapher weist über die Situation hinaus und kann vom Kind im weiteren Leben mit analogen Situationen verknüpft werden.

Wodurch geschieht das? Böhme-Bloem (2008) weist darauf hin, dass hier eine Verdichtung und Verschiebung stattfindet, mit der die Antwort der Mutter markiert wird. Sie schildert eine Szene: »Ein etwa 10 Monate altes Kind schiebt angestrengt einen Bauklotz, und die Mutter spielt mit durch den transmodalen Kommentar ›Uh‹« (ebd., S. 4). Das Kind unterbricht kurz seine Tätigkeit und fährt dann damit fort. Indem sich die Mutter mittels der Affektabstimmung zwanglos in die Situation einfädelt, nimmt sie mit dem ›Uh‹ das angestrengte Schieben des Kindes auf, jedoch auf einer anderen, der akustisch-musikalischen Ebene. Das Kind ›erkennt‹ sich, jedoch in markierter Form. Beide sind so aufeinander bezogen, dass der gefundene Laut dem Kind die Illusion erlaubt, ihn »als einen von seinem Spiel erschaffenen« (Niedecken, 2010, S. 11), also nicht als fremd zu erleben. Aus der Perspektive des Gefundenen enthält die Szene einen Bedeutungsüberschuss, den sich das Kind anfänglich noch nicht erschließen kann. Dieses Mehr an Bedeutung beinhaltet, dass die Szene dem Kind die Erfahrung ermöglicht, »dass es eine andere Perspektive auf den sensomotorischen Affekt gibt« (Böhme-Bloem, 2008, S. 4). So kann es im Laufe der späteren Entwicklung und einer erweiterten Lebenspraxis diesen markierten Affekt in anderen Zusammenhängen entdecken. Es gewinnt damit den reflektierenden Blick auf sich selbst. Darüber hinaus liegt das Mehr an Bedeutung darin, dass in solchen Szenen der individuelle Rahmen von Mutter und Kind überschritten wird, in dem sie auf den kulturellen Kontext verweisen. Ebenso wie jedes Wort auf das Gesamt der Sprache verweist, verweisen solche klanglich-rhythmischen Parameter auf den größeren Zusammenhang der Musik. »Als Geschaffene stehen sie für das je individuelle affektive Erleben, als Gefundene verweisen sie immer schon darüber hinaus in kulturelle Bedeutungszusammenhänge« (Niedecken, 2010b, S. 11).

Das ›Huii‹ spielt auch in Kinderliedern eine Rolle. Die musikalische Struktur vieler Lieder, siehe *Hoppe, hoppe, Reiter* oder *Backe, backe Kuchen*, zeichnet sich durch eine pentatonische Pendelbewegung aus, die am Schluss auf dem Grundton und damit in der Tonalität endet. Kurz davor macht die Melodie einen Sprung nach oben – ein ›Huii‹ –, um dann auf den Grundton zu fallen. Das Kind wird nicht mehr vom Vater geworfen und aufgefangen, sondern es lässt sich fallen. Der Autonomieimpuls liegt beim Kind und das Subjektsein beginnt, sich im Kind zu zentrieren (vgl. ebd.). Die musikalische Geste – ›Huii‹ –, die in frühester Zeit in Versorgungshandlungen eingebunden war, kann vom Kind später in Musik und Tanz als eine eigenständige Bedeutungsform wahrgenommen werden, z.B. im Glissando. In der Musik entfaltet der als Stilmittel gefasste Vitalitätsaffekt – ›Huii‹ – je nach historisch-kulturellem Kontext des Werks verschiedene Bedeutungshorizonte: »Ein Glissando mitten in einer Bach-Arie wäre definitiv eine Anstößigkeit, während sie in einem indischen Raga Ausdruck äußerster Hingabe wäre« (Adams, 2009, S. 121). Im frühen ›Huii‹ liegt der Kern von Hingabe wie höchster Lust.

Nonverbale Metaphern nehmen die von Winnicott (1983) beschriebene Spannung des Gefunden/Geschaffen auf. Sie weisen damit auf die

Ambiguität der Zwischenleiblichkeit. Als »Urszene der Symbolbildung« (Böhme-Bloem, 2013, S. 79) stehen sie am Beginn der Entwicklung sinnlich-symbolischer Interaktionsformen, die frühe Beziehungserfahrungen mit Musik als einer präsentativ organisierten Symbolsystem verkoppeln. Diese ›implizite Botschaft‹ ist es, die der nonverbalen Metapher Dauer verleiht. Nonverbale Metaphern wie das ›Huii‹ können jedoch wie die Symbolisierungsfähigkeit überhaupt nur im Kontext einer überwiegend sicheren Bindung entstehen. Im Hoppe-Reiter-Spiel ist der Moment des ›Huii‹ von Angst-Lust bestimmt. Würde die Angst überwiegen, müsste das ›Huii‹ möglicherweise in kreatürliches Schreien ›entarten‹. Der Halt – die Liedform – würde brechen.

Musik als präsentativ organisiertes Symbolsystem und ihr implizites Reflexionsvermögen

Vitalitätsaffekte sind in der Musik als »Intensitätskonturen des Erlebens in der Zeit, wie stark, anschwellend, aufbrausend, explosiv, abschwellend usw.« (Trautmann-Voigt & Voigt, 2009, S. 119) mittels der Parameter Klang, Dynamik und Rhythmus zu musikalisch-dynamischen Modulationen gefasst: crescendo, decrescendo, sforzando, diminuendo etc. Erhielten sie in der kindlichen Entwicklung ihre Fassung aus der Mutter-Kind-Beziehung heraus, die sie zu gestalten halfen, sind sie nun gestaltender Teil eines musikalischen Werks, das uns im Hören oder im Aufführen ergreifen und neuen Erlebensformen zum Ausdruck verhelfen kann.

Musikalischer Ausdruck entsteht aufgrund der Verfasstheit von Musik als präsentatives Symbolsystem. Lorenzer (1984) kennzeichnet präsentative Symbole als Entwürfe für szenisch entfaltete Lebenspraxis. In Musik bilden sich präsubjektive Formen menschlichen Erlebens ab als »bestimmte, anders noch nicht oder gar niemals fassbare Momente der menschlichen Lebenserfahrungen ab: als Entwurf, und das heißt: fiktiv« (ebd., S. 31). Wie schon beschrieben verbleiben im präsentativen Modus Symbol und Symbolisiertes auf der Ebene des Sinnlichen als Einheit einer Interaktionsform mit einer Ausdrucksfigur. Daher stellt das präsentative Symbol keine Abstraktheit her. Es trennt nicht zwischen Subjekt und Objekt im Gegensatz zum diskursiven Modus, bei dem ausgebildete Subjekt- und Objektrepräsentanzen dazu führen, dass das Subjekt auf eine von ihm getrennte Außenwelt bezogen ist. Im präsentativen Modus läuft daher immer das dyadische Erleben mit. Im präsentativen Modus steht das Symbol für ein Gesamt – das Spiel, das musikalische Werk –, dessen Teile keine feststehende Bedeutung haben. Sie erhalten ihre Bedeutung aus ihrer Funktion für dieses Gesamt heraus (s. das Beispiel Glissando oder den nächsten Abschnitt zur Pause und Stille). Zugleich verbleibt Musik nicht auf der rein präsentativen Ebene. Ausdruck entsteht in Musik als Folge ihrer diskursiven Durchdringung (Niedecken, 1988, 2010). Denn auch wenn einzelne musikalische Bestandteile, Töne, Klänge, Intervalle etc. keine für sich stehende Bedeutung haben, gibt es in Musik eine je spezifische Idiomatik als ein historisch gewachsenes Gesamt musikalischer Regeln, Gepflogenheiten und Floskeln. Idiome sind abgeblasste Spuren früher unbewusster Beziehungserfahrungen. In der abfallenden kleinen Terz, die als Kuckucksruf wahrgenommen wird, oder in der abfallenden kleinen Sekunde, dem Seufzermotiv, ist diese Herkunft noch spürbar. Mit den idiomatischen Strukturen der Musik sind die Menschen des jeweiligen Kulturkreises im Sinne eines impliziten Wissens tief vertraut. Die darin wurzelnden Hörerwartungen bestimmen mit darüber, was HörerInnen als ›Musik‹ hören und verstehen oder nicht. In der abendländischen Musiktradition ist das System der Dur-Moll-Tonalität mit seinem spezifischen Formenkanon wesentlich. Musikalischer Ausdruck entsteht, indem die idiomatischen Strukturen in der Komposition in einen musikalischen Widerspruch zueinander geraten. Die Idiome sind so miteinander verschränkt, dass ihr bisheriges Selbstverständnis aufgebrochen wird und die HörerInnen neue Klangerfahrungen machen können. Beim Hören einer so komponierten Musik erleben wir uns mittels unserer Hörerwartungen in Szenen hineingezogen. Die Hörerwartungen rasten nicht ein, sondern werden mittels der idiomatischen Verschränkung gewissermaßen zur Debatte gestellt. Die dadurch ausgelösten Irritationen, Überraschungen, freigesetzten Fantasien, Affekte etc. erhalten in der musikalisch stimmigen Gesamtform eine Fassung. Die idiomatische Formensprache wird hierdurch erweitert. Als präsentatives Symbol kann Musik zur »Kritik am Idiom« (Niedecken, 1988) werden. So konnte ich mit der Analyse eines Streichquartettes von Morton Feldman aufzeigen, wie hier als Folge einer nicht mehr entzifferbaren Kompositionsstruktur musikalische Eindrücke erzeugt werden, die in den HörerInnen Eindrücke von Losigkeit, Entfremden, Faszination wie Ablehnung erzeugen (Becker, 2006). Der Eindruck von Losigkeit entsteht, wiewohl er im Rahmen einer kompositorischen Praxis gehalten ist. Dieser Halt ist hier nur noch als Negativ – als Fehlender – erfahrbar. Die so komponierte Musik kann damit zum Ausdruck eines drohenden Selbstverlusts auf dem Hintergrund wegbrechender haltgebender gesellschaftlicher Strukturen werden.

Im Hoppe-Reiter-Lied zeigt sich die »Kritik am Idiom« als Autonomieimpuls mit der Abwendung vom Dyadischen. Der Widerstreit des Pentatonischen und der tonalen Struktur muss keinem der Mitspielenden bekannt sein. Er wird erlebt und verstanden aufgrund der selbstverständlichen idiomatischen Verwurzelung in unserer Kultur. Das Kinderspiel muss in ein haltendes Umfeld eingebettet sein, damit es als Protosymbol fungieren kann. Dieser ›haltende Rand‹ wird in der Musik durch die idiomatische Struktur ermöglicht. Sie ist Grundlage dafür, dass wir musikalischen Ausdruck wahrnehmen können, ohne ihn zwangsläufig mit musikalischer Wirkung verwechseln zu müssen.

Dieses kritische Potenzial von Musik kann jedoch auch im Sinne eines Klischees kurzgeschlossen werden. Die im präsentativen Modus mitlaufende Spur dyadischen Erlebens als das Ergriffenwerden von Szenen wird hier funktionalisiert und der Betrachtung entzogen. Das Klischee stellt im idiomatischen Widerstreit eine Scheinvermittlung her und erzeugt damit Eingängigkeit und unreflektierte Identifikationsmöglichkeit. Musik enthält darin eine manipulative Wirkung. So sind in dem sehr erfolgreiche Schlager *Griechischer Wein* von Udo Jürgens (1974) südländische Idiome in einer Weise eingeflochten, dass das Fremde nicht irritierend wirkt, sondern im Gegenteil zur Hingabe, zum Tanzen und zum Mitsingen anregt. Der Song wurde umstandslos zum Träger deutscher Sehnsucht – Heimweh wie Fernweh –: das Ineinander des Heimwehs griechischer GastarbeiterInnen in der Bundesrepublik und des Urlaubsgefühls deutscher TouristInnen in Griechenland als Beschwörung des eigenen verlorenen frühen Guten. Er erweckte den Anschein der Völkerverständigung. Jürgens wurde als Dank für die Thematisierung der Probleme der GastarbeiterInnen vom griechischen Ministerpräsidenten Karamanlis empfangen. Die hier beschworene Völkerverständigung zerbrach jedoch spätestens in der Finanzkrise.

> In jungen Jahren wurden bei einem Treffen im Freundeskreis aus Übermut *Großer Gott wir loben Dich* und anschließend *Die Internationale* angestimmt, wohl um sich über solche affirmativen Gesänge und die ihnen inhärierenden rituellen Zwänge lustig zu machen. Als uns jedoch ohne nachzudenken anschließend *Die Fahne hoch* entfuhr, hielten wir erschrocken inne. Plötzlich war uns spürbar geworden, wie sehr wir selbst durch Klischees verführbar waren. Solche Gesänge erhalten ihre Bedeutung als

Teil eines rituell-zeremoniellen Gesamt. Mit ihnen kann sich ein Gefühl des Erhabenen einstellen. Die jeweiligen Identifikationen mit einer Idee gehen einher mit einem aufgeblähten Selbst als Aufgehen im großen Ganzen einer Masse als Kehrseite von Verlassenheit. Sie entlasten von der Ich-Aufgabe der Realitätsprüfung. In der Situation, als wir uns über die ›Schafe‹ lustig machen wollten, die sich von solch zeremoniellen Gesängen verführen lassen, wurden wir selbst entlarvt. Das Klischee hatte hier einen Stachel erhalten.

Funktion von Pausen im musikalischen Transformationsprozess

Bei der Möglichkeit von Musik, als Symbol zu fungieren, sind Pausen Nahtstellen (s. Becker, 2013, 2018). In der Musik bilden klangliche Ereignisse und Stille eine dialektische Einheit. Während das klangliche Material sehr variabel ist, ist die Stille der Pause als Negation des Klangs immer dieselbe. Sie nehmen jedoch je nach Umfeld unterschiedliche Funktionen und Ausdruckswerte ein. Als Phrasierungspausen wie notierte Pausen sind Stille-Momente strukturierende Elemente. Sie können Spannung erhöhen, der Spannungsentladung dienen, Entspannung oder die psychische Assimilation komplizierter Klänge ermöglichen. In ihrer Funktion, das musikalische Material zu gliedern, wirken sie entsprechend der diskursiven Durchdringung (Lissa, 1962).

Die Unterbrechung einer Melodie durch Pausen kann dieser einen klagenden Ausdruck verleihen. Die Wirkung von Pausen kann auch als Fragmentierung musikalischer Motive imponieren oder der Darstellung von Verfremdung dienen. Sie machen damit Vitalitätseffekte erlebbar, wenn z. B. ein melodiöser Verlauf durch kleine Pausen ›zersetzt‹ wird und damit ›niederdrückend‹ oder ›immer fraglicher werdend‹ erlebt werden kann. Mit der Pause geschieht Trennung und Verbindung zugleich. Sie ist in der Musik – entsprechend der Lücke oder der Unterbrechung im Diskursiven – immer ein Innehalten der äußeren, hörbaren Bewegung von Klang, Melodie und Rhythmus, auch wenn das im Akt des Zuhörens durchaus nicht so wahrgenommen wird. Denn in der Regel setzt sich die Musik nun im Inneren fort. Der Moment der Pause eröffnet Raum für die Betrachtung der inneren Bewegung. Sie kann als dramatische Erwartungsspannung, als Nachklingen, Innehalten etc. erfahren werden. Im inneren Widerhall wird die musikalische Wirkung erfahrbar und damit dem Bewusstsein zugänglich.

Pausen sind also Nahtstellen äußerer Wahrnehmung und innerer Empfindung, indem mit ihnen die Ungetrenntheit bestimmend und zugleich erlebbar wird. Sie geben Raum für die innere Reflexion. Die ZuhörerInnen werden mit ihren Hörerwartungen und Empfindungen zu einem Teil der Musik. Was in der Pause in der ZuhörerIn als innere Klangwahrnehmung, Empfindung, Spannung oder Erwartung virulent wird, ist nicht allein Wirkung, und auch nicht nur Teil einer Ausdrucksgeste. Die Pause fokussiert auf das innere Empfinden. Mit ihr wird musikalische Formenbildung und bislang unzugängliches Erleben zum musikalischen Ausdruck legiert. Die Innen und Außen, Körper und Geist wie auch Subjekt und Objekt umfassende ›Textur‹ der Musik wird mittels der Pause erfahrbar und bietet sich in ihr zugleich zur Betrachtung an.

In einigen musikalischen Werken der Moderne werden Pausen als Momente der Stille so eingebunden, dass sie zum Vordergrund werden. Ihre Funktion als Nahtstelle scheint damit aus den Angeln gehoben zu werden. Hörerwartungen werden unterlaufen. Die ZuhörerInnen scheinen im Leeren zu stehen. Solcherart Pausen machen erfahrbar, dass die musikalischen Unterbrechungen an jene frühen Erfahrungen rühren, in denen die Abwesenheit der Mutter als Abwesenheit eines Gehaltenwerdens bestimmend zu werden drohte. In der so komponierten Musik, in der der Zusammenhang des musikalischen Ganzen zwar vorhanden, aber nicht mehr sinnlich erfahrbar ist, wird deutlich, dass Musik auch haltender Rand für Extremsituationen menschlichen Erlebens sein kann, die mit der Erfahrung tiefer Verlassenheit, aber auch des Außergewöhnlichen und Erhabenen einhergehen können.

Musikalische Gestizität

Abschließend soll die Verknüpfung von Leiblichkeit und Musik anhand der phänomenologischen Sichtweise als ›Blick aus einer anderen Perspektive‹ aufgezeigt werden. Auch hier sind Vitalitätsaffekte Träger von Verdichtung und Verschiebung.

In der primären Ebene der Leiblichkeit als Basis unserer Verankerung zur Welt erkennt Grüny (2014) eine bestimmte Betrachtungsweise des körperlichen Wesens des Menschen. Die hier verankerte elementare Bezogenheit auf die Welt erlaube es nicht, zwischen »Körperlichem« und »Geistigem« scharfe Grenze zu ziehen, sie zeige sich im Gestisch-Rhythmischen als »tiefste Schicht von Bedeutung und Artikulation, [...] in der auch das Auditive und Visuelle nicht mehr klar getrennt werden können« (ebd., S. 73f.). Gestisch bezieht sich hierbei nicht auf abgegrenzte explizite Gesten, sondern auf das Gesamt eines körperlichen Bewegungsgeschehens, das im gestischen Sinne bedeutsam ist. »Explizit zeichenhafte Gesten [werden] von einem Strom getragen, dem diese Explizitheit fehlt, der aber gegliedert und signifikant ist« (ebd., S. 77) als eine kontinuierliche gestisch-rhythmische Modulation, in der etwas auftauchen kann. So könne jede »leibliche Bewegung als Moment in einem Strom gestischer Kontinuität angesehen werden« (ebd., S. 76). Die eigenständige Sphäre des Gestischen als basales leib-sinnliches Ausdrucksgeschehen zeigt sich z. B. im Bewegungsstil eines Menschen.

> Als ich beim Joggen den an mir vorüberziehenden oder entgegenkommenden ebenfalls joggenden Menschen zusah, scannte ich nicht wie sonst ihren Laufstil ab im Sinne von leicht/geübt/federnd/Profi/kraftvoll/skurril/schleppend etc. Plötzlich sah ich die verschiedenen Stile als je individuellen leiblichen Bewegungsausdruck eines Menschen, mit dem er mir mit seinem einzigartigen, gewordenen leiblichen Sosein erfahrbar wird.

Gestizität koppele Körperlichkeit und Sinnhaftigkeit. Das sei zu fassen als ein Stil, entsprechend einer »Modulation, die von der Hand ausgeführt wird, aber nicht an sie als physische Entität gebunden ist« (ebd., S. 78). Gestizität sei auf Artikulationsmedien angewiesen. Die Übertragung in ein anderes Medium »ist [...] keine Realisierung einer unabhängig bestehenden Bedeutung vermittels einer je anderen Materialität, sondern sie ist die Transposition in ein anderes Medium, die sie weder zu einer anderen macht noch unverändert lässt« (ebd., S. 79). Das Gestisch-Rhythmische der Leiblichkeit sei eine »eigenständige Sphäre [...], die sich von Musik und Sprache abgrenzen lässt, ohne von ihnen ganz getrennt zu sein« (ebd., S. 73). Grüny zeigt dies am Beispiel des Gehens und seiner musikalischen Übersetzung ins Andante. Im Alltäglichen erscheine das Gehen nicht als ein prägnantes Ausdruckgeschehen. Dieses zeige sich jedoch, wenn der Fokus darauf gerichtet wird, wie die Art eines Menschen zu Gehen als sein besonderer Stil deutlich wird. Wenn diese Bewegungsform in das ›Kraftfeld musikalischer Darstellung‹ gerate, werde sie als Andante zur Beschreibung einer prägnanten Vollzugsform, eines bestimmten Gestus: Sie werde ›gestisch‹. Daher gebe es keine ›gestische Neutralität‹, sondern ein je unterschiedlich akzentuiertes gestisches Geschehen von wechselnder Gestalt und Prägnanz.

Was bedeutet hier ›Kraftfeld musikalischer Darstellung‹: Der Dirigent Hans Michael Beuerle analysiert in seiner Arbeit »Über den Zeitpunkt« (1989) den Zusammenhang zwischen einem elementaren Bewegungsvermögen und der Fähigkeit, musikalische Vorstellungen in suggestive Bewegungen zu übertragen. Suggestiv heißt hier, dass die DirigentIn musikalische Bewegungen in ihre Gestik für die MusikerInnen spürbar werden lassen muss. Dies würde am deutlichsten erkennbar in

> »den elementarsten Funktionen des Dirigierens, der gestischen Bestimmung des Zeitpunktes für den Beginn, des Zeitmaßes und des Zeitpunktes für den Schluß einer Musik. Denn diese Gesten werden für den Musiker nur verständlich, wenn sie Schwingungsbewegungen sind, und sie werden umso verständlicher, je klarer der Dirigent ihre Schwerpunkte und Schwungpunkte spürbar zu machen vermag« (ebd., S. 106).

In den elementaren kindlichen Bewegungen sind Schwerpunkte und Schwungpunkte aus dem Leiblichen heraus erfahrbar im Sinne intuitiver leiblicher Gestik: Bewegungsformen als Ausdruck eines intuitiven Körpergefühls. Diese Punkte sind jedoch nicht herstellbar, sondern nur in der Bewegung erfahrbar. »Sie sind Zeitpunkte. Sie – die Schnittpunkte zwischen Gewesenem und Werdendem – sind nicht greifbar, existieren nur in der Imagination, und schon der geringste Versuch, sie festzuhalten, zerstört sie. Darstellbar sind sie nur als Teil, genauer: als Mitte einer Bewegung« (ebd.). Das Musizieren verlange eine Verbindung

> »zwischen unseren frühkindlichen Bewegungserfahrungen und den entwickelten Vorstellungen unseres musikalischen Bewusstseins, eine Verbindung, die die beiden Pole allmählich zusammenschließt wie in einem Stromkreis, durch den auch die komplexeste Vorstellung spontan in eine einfache Geste sich verwandelt« (ebd.).

›Gestisch‹ hat Entsprechungen zum Begriff des Szenischen. Szenisches Verstehen weist über die konkrete Inszenierung hinaus auf das Allgemeine der in den Interaktionsformen gefassten Lebensentwürfe und löst sich zugleich nicht vom Sinnlich-gestischen der Inszenierung. Der Begriff der Prägnanz des Ausdrucks entspricht einem situativen Muster, das sich in verschiedenen Perspektiven finden lässt. Wenn Grüny davon spricht, dass die eigenständige Sphäre des Gestischen von Handlung, Musik und Sprache unterschieden werden kann, ohne von ihnen ganz getrennt zu sein, entspricht dies aus symboltheoretischer Sicht der Funktionsweise des präsentativen Symbolmodus. Ohne Medium, also ohne jegliche Realisierung verbleiben sinnliche Interaktionsformen im Unbewussten. So wie das Symbol als Verbindung einer sinnlich-unmittelbaren Interaktionsform mit einer sinnlich-symbolischen Form entsteht, werden gestisch-rhythmische Modulationen im präsentativen Modus vom ›Kraftfeld Musik‹ ergriffen. Dies weist darauf hin, dass das Intentionale auch von der Musik ausgeht. Nicht wir tragen die Musik an das Leibliche heran. Sondern Musik wirkt in ihrer szenischen Struktur als ein Kraftfeld. Sie kann uns ergreifen im Mitvollzug der Gestizität, indem wir mittels unserer Leiblichkeit in sie hineingerissen werden, und diese nun in der spezifischen musikalischen Struktur als musikalische Bewegung erfahrbar wird.

Die vegetative Verwurzelung von Musik lässt sich nicht auf die Wirkung spezifischer musikalischer Parameter auf ›körperliche Parameter‹ reduzieren, sondern kann auf der basalen leiblichen Ebene als Verbindung von Gestizität mit dem Medium Musik verstanden werden. Sie zeigt sich nicht erst im tätigen musikalischen Geschehen, sondern schon im frühen gestischen ›Tanz‹ des Kindes mit der Mutter, in den frühkindlichen Bewegungserfahrungen mit ihrem protosymbolischen Gehalt – ebenso wie mit den ihnen inhärierenden Brüchen – wie im rhythmisch-gestischen leiblichen Stil eines Menschen. Hier können in Verbindung mit dem ›Kraftfeld Musik‹ in nachträglicher Lebenspraxis wie im therapeutischen Rahmen transformative Prozesse stattfinden.

Im therapeutischen Kontext können musikalische Interventionen daher in vielfältigen Zusammenhängen transformierenden Charakter haben. In der kindlichen Entwicklung wie im psychotherapeutischen Kontext tragen solche Eingriffe »die reflektierende Distanz als ein Potential in sich als eine in nachträglicher Lebenspraxis zu entschlüsselnde Botschaft, [...] eine implizite Deutungsstruktur, die es den von ihnen Angesprochenen vorbehält, sie jeweils in Erweiterung ihrer Lebenspraxis als Lebensentwürfe zu explizieren« (Niedecken, 2010, S. 5). In der konkreten Situation haben solche Interventionen eine strukturierende Funktion und verweisen implizit für die PatientIn auf ein Mehr an Bedeutung. Darin stellen sie ein präsentatives Symbol her. Als sinnlich-symbolische Interaktionsformen entsteht für die PatientIn über die aktuelle Situation hinaus die Möglichkeit, in veränderten Lebenssituationen, der späteren Lebensgeschichte weitere darin enthaltene Bedeutungsmöglichkeiten zu entschlüsseln.

9.2 Klinik der psychoanalytischen Musiktherapie mit Menschen mit einer geistigen Behinderung

In der psychoanalytischen Musiktherapie ist die therapeutische Beziehung nicht nur sprachlich und handelnd, sondern in erster Linie musikalisch gestaltet. Das bedeutet nicht, dass permanent Musik gemacht wird. Es impliziert auch keine Aussage darüber, in welcher Form hier das musikalische Material zur Geltung kommt. So kann Musik in Form einer freien Improvisation zwischen PatientIn und TherapeutIn in das therapeutische Gespräch einbettet sein. Es können aber auch Lieder eine Rolle spielen oder es kann auf der Ebene der Leiblichkeit die Gestizität im Sinne des Affekt-Attunements als Vitalitätsaffekte musikalisch aufgegriffen und gestaltet werden, wie das in dem therapeutischen Prozess mit Dahlia der Fall war (s. Kap. 4.5).

Musikalische Gestaltung meint hier, dass die TherapeutIn sich auf der leiblich-sinnlich-musikalischen Ebene verwickeln lässt. Ebenso wie sie sich von Szenen ergreifen lässt und auf dem Boden der träumerischen Gelöstheit das musikalische Material zum Einsatz bringt, lockt sie damit das Gegenüber in ein Spiel. Das leiblich-handelnde Miteinander gewinnt hier eine musikalische Kontur. Die Inszenierungen auf der musikalisch-leiblichen Ebene kennzeichnen die Übertragung-Gegenübertragungsbeziehung. Auf verschiedenen Ebenen können hier durch spielstrukturierende Eingriffe entsprechend Handlungsdialogen sinnlich-symbolische Symbole entstehen bzw. Szenen deutlich werden, in denen die PatientIn mit ihrem Erleben als Subjekt auftaucht. Zentral ist hierbei wie überall die Auseinandersetzung der TherapeutIn mit ihrer Gegenübertragung im Changieren zwischen der Haltung des Sicheinlassens und der Einnahme einer reflektierenden Distanz.

Je nach TherapeutIn und Praxisraum gestalten verschiedene Musikinstrumente – z. B. Klavier, Orff'sches Instrumentarium, Schlagzeug, kleinere, leicht zu handhabende Musikinstrumente – den therapeutischen Raum. Sie haben für viele PatientInnen einen Aufforderungscharakter. Insbesondere Kinder benutzen die Instrumente jedoch oft auch in sehr kreativer Weise, z. B. als Spielzeug, bauen etwas mit ihnen oder nehmen sie auseinander. Musik ist hier nicht immer nur das, was instrumental oder vokal produziert wird, auch wenn der durch die Instrumente vorstrukturierte »Materialraum« (Becker & Eckel, 1995, S. 2) für viele PatientInnen das repräsentiert, was sie mit Musik verbinden.

Dieses Musikverständnis erfuhr schon zu Beginn des 20. Jahrhunderts eine grundlegende Erweiterung. Mit kompositorischen Methoden wie der Atonalität, mit der »Entdeckung des Geräusches als dem Ton gleichberechtigtes musikalisches Element« (Rambow, 2000, S. 180), mit der Einführung technischer Parameter sowie der Einbeziehung elektronischer Medien zur Klangproduktion trat »der Begriff des Kontinuums an die Stelle eines durch Instrumente vorstrukturierten Materialraumes« (Becker & Eckel, 1995, S. 2). Für unsere, mit melodiösen und harmonischen Zusammenhängen vertrauten Ohren sind es manchmal irritierende Klänge, Töne, Geräusche, Klangrauschen in unvorhersehbarer zeitlicher Ordnung, mit denen wir in den so komponierten Werken konfrontiert werden.

Für den vorliegenden Zusammenhang bedeutet das, sich über musikalisch gestaltete Formen hinaus zu öffnen für Geräusche, Krach, Knistern etc. als akustische Produktionen, die auf der Übertragungs-Gegenübertragungsbeziehung bedeutsam werden können. So verwies im Prozess mit Mirko (s. Kap. 4.4) der vom Wurf einer Taschentuchpackung gegen die Tür erzeugte Klang auf den symbolisch-haltenden Rahmen. Im therapeutischen Raum liegt dieser Halt nicht im musikalischen Werk, sondern in der haltenden Funktion der Therapeutin, die ›das klang-rhythmische Sammelsurium‹ als Gestaltungen eines szenisch strukturierten Übertragungs-Gegenübertragungsgeschehens versteht und aus ihrer Teilnahme heraus reflektiert.

Musik kann hier alles umfassen, was als klanglich-rhythmische Inszenierungen deutlich wird. Was unter Musik verstanden wird, ist hier also weit gefasst. Neben der Stimme kann sie alles einbeziehen, was klanglich-rhythmische Phänomene im weitesten Sinne ermöglicht – in etwa wie das auch in der experimentellen Musik der Fall ist. Hier jedoch ist der im Hören aufscheinende Eindruck eines fehlenden musikalischen Zusammenhangs Ergebnis einer komplexen Komposition. Sie ist ex negativo ein Halt, der zusammen mit der Aufführungspraxis dafür sorgt, dass die Musik überhaupt als ein Werk erscheint. Auch das musiktherapeutische Übertragungs-Gegenübertragungsgeschehen kann manchmal durch das anscheinende Fehlen eines musikalischen Zusammenhangs der akustischen Eindrücke wie ein sinnloses Geschehen erscheinen. Es wird vielleicht gesungen und gespielt, aber das musikalische Produkt erschließt sich nicht als Ausdruck, mit dem das Erleben der PatientIn deutlich wird. Oder es sind stereotype Klangwiederholungen, ein wirres musikalisches Durcheinander, das von der PatientIn möglicherweise aber als ›schöne Musik‹ erlebt und behauptet wird. Mit den in der Gegenübertragung auftauchenden Eindrücken des Sinnlosen, des Nichtverstehens, der Irritation können diese ›sinnlosen Produktionen‹ umstandslos als Folge der Beeinträchtigungen und möglichen hirnorganischen Verletzungen etc. und der darin wurzelnden Unfähigkeit zur Symbolbildungsfähigkeit imponieren: ›Sie können halt nicht anders. Sie merken halt nicht, wie falsch ihre Musik klingt.‹ Auch hier (wie in der experimentellen Musik) ist dieser Eindruck ein systematisch erzeugter. Er muss als Teil einer Inszenierung verstanden werden, Folge der im Unbewussten gehaltenen systematischen Beeinträchtigung der Subjektentwicklung geistig behinderter Menschen, in die das das haltende Umfeld mit seinen projektiven Besetzungen einbezogen ist. Das Hinnehmen der genannten Gegenübertragungsempfindungen wie Ohnmachtsgefühle ist aufgrund der phantasmatisch erzwungenen unbewussten Einfühlungsverweigerung erschwert. Da die Container-Funktion der Therapeutin unweigerlich involviert ist, droht sie ins Agieren zu geraten. Die Übertragungs-Gegenübertragungsinszenierung ist also bestimmt vom Ineinander der irritierend fremden Gestizität des geistig behinderten Gegenübers und der nur schwer zugänglichen institutionellen Gegenübertragung der TherapeutIn. Im gelingenden Szenischen Verstehen kann diese Inszenierung als eine Ausschlussfigur erlebbar werden, indem in der TherapeutIn ein Fokus auftaucht, eine ›ausgewählte Tatsache‹ (Bion, 1992, S. 118), wodurch bislang zusammenhanglos erscheinende Phänomene nun auf eine neue Ebene von Ordnung gehoben werden.

> Vor Jahren wurde mir ein kleiner Junge vorgestellt. Er war mit einem Hydrocephalus geboren worden und hatte schon viele Operationen über sich ergehen lassen müssen. Anlass für die therapeutische Anfrage war seine zunehmende Neigung zu Wutanfällen in der Schule, die pädagogisch nur schwer zu händeln schienen. In einer spezifischen Phase der Therapie schmiss er Stunde um Stunde die Frauenpuppe mit voller Wucht ins Schlagzeug und erfreute sich am Donnergetöse. Ich stand meist daneben und schien überflüssig zu sein. Ich verstand seine Aktion auf dem Hintergrund seiner Erfahrungen von Ohnmacht und Ausgeliefertsein als Wut auf die ›frühe Mutter‹. All meine Versuche, dieses Spiel zu deuten, wies er jedoch mit gleicher Heftigkeit zurück.

Später verstand ich, dass es um das Selbstherstellen eines Klangrausches ging, als Wendung ins Aktive einer Überwältigungserfahrung, die er nun im Außen erleben konnte. Meine Einfühlung richtete sich damals auf die Beziehungsebene: die Wut auf die Mutter, die ihn in seinem Erleben nicht hatte schützen können. In meinem Versuch zu deuten, schien ich mich als ›bessere Mutter‹ in Szene gesetzt zu haben. Es ging hier aber möglicherweise gerade um die Auslöschung dieser Ebene im Überwältigungserleben, in dem er sich bezogen auf ein bedrohliches Umfeld mit diesem zusammen im Klangrausch auflösen konnte. Ich hatte mich ohnmächtig und überflüssig gefühlt und das nur schwer ausgehalten. Mit meinen Deutungsversuchen schien ich diese Ohnmachtsempfindungen ihm zurückzugeben, die er doch gerade loswerden wollte.

Musik ist in der Lage, Fremdes, Irritierendes, Zerstörerisches auf symbolischer Ebene aufzunehmen, ohne davon zerstört zu werden. Sie kann aber auch als Klischee gerade der Ausblendung von Erlebensbereichen Vorschub leisten. Die Verstehensbemühungen als Auseinandersetzungen mit der Gegenübertragung setzen hier wie sonst auch an den Irritationen an. Das bedeutet, auch Zugang zu den Eindrücken zu finden, die als ›sachliche Beobachtungen‹ ausgeblendet werden oder zu klischeehaften Inszenierungen mutieren, in denen es scheinbar ganz glatt läuft. Denn gerade mit dem Eindruck ›Wir spielen so schön‹ kann die TherapeutIn einer Spaltung aufsitzen. Wenn sie aber den auf Einfühlung basierenden musikpsychotherapeutischen Anspruch durchhält, kann das Ineinander von präsentativ-symbolischen musikalischen Bezügen wie auch von Klischees und Nichtverstandenem einen Übergangsraum kreieren. In diesem sind primärprozesshaft strukturierte Phänomene – Einzelklänge, Gesten, Bewegungen, Liedfragmente, Geräusche – musikalisch abgestützt. Im therapeutischen Raum kann das Unverstandene, Seltsame, Zerstörerische des Ineinanders der seltsamen Verhaltensweisen der PatientIn und des Unbewussten, Unverstandenen der TherapeutIn gerade in der Anerkennung des Fremden und Seltsamen deutlich werden. Die Zerstörung der herkömmlichen Idiomatik erscheint nun als Kritik am gesellschaftlichen Idiom als die mit dem Phantasma des lebensunwerten Lebens vollzogene Ausschlussfigur.

Die Regel des freien Einfalls aufseiten der PatientIn mit ihrem Pendant der gleichschwebenden Aufmerksamkeit aufseiten der TherapeutIn kann in der Therapie mit geistig behinderten Menschen eine sehr umfassende Bedeutung haben. Auf der Übertragungs-Gegenübertragungsebene werden alle Äußerungen und Verhaltensweisen als Beziehungsangebote aufgefasst.

Welches musikalische Material in welcher Weise zum Einsatz kommt bzw. was die PatientIn anbietet, hängt dabei vorwiegend vom Stand der Übertragung ab. In der Regel findet ein Wechsel zwischen den verschiedenen Ebenen – handelnd, musikalisch, sprachlich – statt. Dabei kann im Ineinander von Gestalten und Agieren die eine der anderen zur Deutung werden bzw. die eine die andere kommentieren und so die Entstehung sinnlich-symbolischer Interaktionsformen ermöglichen. Ein Beispiel für die Bedeutung des Verweisens wird in der folgenden kleinen Vignette deutlich.

Die Szene ereignete sich in der Gruppentherapie mit als geistig- und lernbehindert geltenden Jugendlichen bzw. Jungerwachsenen, aus der in Kapitel 7 schon eine kurze Episode zur Veranschaulichung gedient hatte. In der dort besprochenen Episode konnte eine ausufernde Inszenierung des drohenden Kontrollverlusts über aggressive Impulse metaphorisiert werden. Die Teilnehmer hatten angefangen, mit Xylophonklangstäben zu werfen. Durch den Einfall einer überforderten Mutter, die ihre Kinder nicht mehr einfangen kann und sich wie in einem erfolglosen Kampf gegen ein Gewitter vorkommt, war ein neues Spiel entstanden, das nun als Container diente. Aggressive Fantasien waren ins Außen des übermächtigen Wetters verlagert worden. Auch in der Situation, um die es hier geht, wurden aggressive Fantasien der Teilnehmer in Szene gesetzt. Die Affekte nahmen hier an Prägnanz zu, sodass unterschwellig Tötungsfantasien spürbar wurden. In den Gruppensitzungen sangen wir anfangs Lieder und begleiteten sie gemeinsam instrumental. Daran schloss sich ein Fantasierollenspiel an. Die Teilnehmer wählten sich Rollen wie z. B. Löwe, Geist, Räuber, Monster etc. Bei dem sich daraus entwickelnden Spiel war ich bemüht, mitspielend zu vermitteln, zu retten, auszugleichen und darüber hinaus zu benennen, was sich ereignete.

> In der betreffenden Situation verlagerte sich das Geschehen aus dem Gruppenraum nach draußen. Ein Teilnehmer – Thorsten – war in der Rolle des wild um sich schießenden Urwaldoktors, der jedoch selbst von einem Löwen angefressen worden war. Er ging als Letzter hinter den anderen her und schimpfte vor sich hin. Als ich ihn sah, wie er desorientiert und wütend durch die Gegend stampfte und dabei murmelte ›Wo sind die Idioten denn‹, fiel mir das Lied ein, das wir am Stundenanfang gesungen hatten: *Die Affen rasen durch den Wald.* Über diesen Einfall war ich erschrocken. Ich verstand plötzlich, wie explosiv wütend und verzweifelt Thorsten war. Es war ein Spiel und doch keins. Es war zu einem bedrohlich-

> bedeutungsvollen Spiel geworden, in dem es um die Inszenierung mörderischer Wut und den damit einhergehenden Vernichtungsängsten ging. Das Spiel war für den Liedtext zum Container geworden, so als würde jetzt erst klar, worauf das Lied im vorliegenden Zusammenhang eigentlich verwies.

Der Liedtext beschreibt eine außer Rand und Band geratene Affenbande, die die dringend benötigte Kokosnuss sucht. Der Refrain: »Die Affen rasen durch den Wald / Der eine macht den andern kalt / Die ganze Affenbande brüllt: / Wo ist die Kokosnuss? / Wo ist die Kokosnuss? / Wer hat die Kokosnus geklaut?« In der letzten Strophe stellt sich heraus, dass das Baby die heiß ersehnte Kokosnuss in der Hand hält.

Im Liedtext wird eine in die Tierwelt verlagerte mörderische Szenerie beschrieben, die durch die eher lustvolle und flott daherkommende musikalische Fassung ihrer Bedrohlichkeit beraubt wird. Im gemeinsamen Gesang wird sich das desorientierte Wüten der dummen Affen, die sich von einem Baby vorführen lassen, genussvoll vom Leib gehalten. Der Musikstil folgt einem sehr vereinfachten Rock 'n' Roll-Idiom. Seine Beliebtheit liege darin, dass es nicht schön gesungen werden müsse entsprechend eines »zum Grölen tendierenden Hordengesanges« (Küntzel, 1994, S. 104). Gerade der den sozialen Normen widersprechende Text mache seinen Reiz aus. In der beschriebenen Situation jedoch wurde der im ›flotten Gesang‹ bagatellisierte Text als Szenerie in seiner ganzen Bedrohlichkeit und Not spürbar. Das Spiel kommentierte quasi das Lied. Auf sinnlicher Ebene wurden mörderischen Zerstückelungsfantasien in Szene gesetzt als Ausdruck des Mangels eines haltenden Rahmens, als ungehaltene Erregung, unverstandene Impulse und Sehnsüchte, die unverstanden zur blinden Gier und Not werden müssen. Die ersehnte Kokosnuss in der Hand des Babys stand hier für die mütterliche Nahrung des einfühlenden Verstehens. Mit diesem Bild konnte das bedrohliche Spiel doch noch gehalten werden. Thorsten, der Protagonist der Szene, war ein schwer übergewichtiger, älterer Jugendlicher. Er hatte einen nicht wachsenden Hirntumor. Meist lief er mit einem unbeteiligt wirkenden Gesicht durch die Gegend und gab trockene Kommentare von sich. Der Einfall des Liedes verhalf mir zur Einfühlung in seine hier spürbar werdende, nur mühsam gebremste Wut und Verzweiflung. In dieser Fassung beschrieb das Lied auf vorsichtige Weise eine Gruppe in Not.

Um dieses Lied hat es 2022 im Zusammenhang mit der Woke-Bewegung eine öffentlich ausgetragene heftige Diskussion gegeben. Es sei verkappt rassistisch, da die ›Affenbande‹ eine leicht zu durchschauende Anspielung auf schwarze Menschen sei. Sie würden mit diesem Lied als Affen rassistisch dehumanisiert. Der Vorwurf des Rassismus wogte dabei hin und her (vgl. Bovermann, 2022). Während ich anfänglich diese Debatte als übertrieben und nicht ernst zu nehmend wahrnahm, viel es mir wie Schuppen von den Augen: Das Bild der orientierungslos wütenden Affen kann als Verweis auf die ›orientierungslos spielenden impulsgesteuerten Behinderten‹ verstanden werden.

Das Lied fungierte hier als Klischee. Mit ihm wurde gerade mit der gemeinsamen Sanges- und Spielfreude eine Spaltung ausgeblendet. Die TeilnehmerInnen versicherten mir manchmal: ›Es ist ein Spiel, ich tu dir nichts.‹ Mir schien es, als ob sie Spiel und Realität verwechselten. Ich hatte mich manchmal darüber heimlich amüsiert, schien es doch auf ihre Unreife, auf ihren kindlichen Entwicklungsstand zu verweisen, über den sich Erwachsene erhaben fühlen. Doch darin lag eben auch meine Dummheit: die Blindheit meinen Überlegenheitsgefühlen gegenüber, die ich nicht als beschämenden Teil einer Gegenübertragung wahrgenommen hatte. Diese unbewusste Einstellung, Menschen mit einer geistigen Behinderung können eben ›nicht so gut denken‹, lag auch meiner Arbeit zugrunde. Es fiel mir schwer, meine Hilflosigkeit und den Eindruck, kaum etwas zu verstehen, hinzunehmen, als wäre dies die Bestätigung meines Mangels. Es war ja tatsächlich mein Mangel. Ich war damit aber unbewusst gefangen zwischen der Vorstellung, der Mangel der Teilnehmer mache den Versuch einer auf Einfühlung basierenden Therapie sinnlos, und der Vorstellung, mein Mangel kennzeichne mich als therapeutischen unfähig, sodass ich es bleiben lassen sollte. Mir war meine eigene Wut nicht zugänglich, Wut auf diese ›dummen Behinderten‹, die mich zugleich so dumm zu machen schienen. Hierdurch hielt ich sie zugleich von mir fern.

Ebenso wie die herkömmliche musikalische Fassung die im Text ausgedrückte und im Spiel der Teilnehmer sich darstellende Szenerie nicht aufnehmen konnte, überstieg diese bislang auch das Fassungsvermögen der Teilnehmer, wie es auch oft für mich ein hartes Ringen war. In dieser Situation war ein Schrecken bei mir angekommen, indem ich den ›Ernst des Spiels‹ erkannte. Die Szene komplettierte sich insofern, als mit der Einfühlung in Thorstens Not die Einfühlung in einen Menschen lag, der mit seiner Not im nichtbehinderten Gegenüber nicht ankommt, wie das Kind, das hilflos wütend in die offene Handfläche des Erwachsenen beißt und dort keinen Schmerz verursacht. Die geschilderte Szene war ein Baustein in einem langwierigen therapeutischen Prozess, an dessen Ende die Teilnehmer von mir eine ernsthafte Auseinandersetzung darüber einforderten, was denn ›dieses Spielen‹ soll, das sei doch Kinderkram. Ein Teilnehmer konnte nun über den Ärger sprechen, den er verspürt hatte, als seine Mutter ihn als dumm bezeichnet hatte. Er verabschiedete sich dann von der Gruppe und sprach über seine Wünsche, die er für die Zukunft hatte, und ebenso über die Unterstützung, die er sich dafür von den MitarbeiterInnen erbat. Bei allen Einschränkungen: Wo war er nun ›geistig behindert‹?

Der 28-jährige Herr G wandte sich mithilfe seiner Mutter an mich. Diese berichtete, Herr G sei schon immer sehr schüchtern und zurückhaltend gewesen, mit geringem Selbstbewusstsein und vermutlich eher minderbegabt. Bisher habe es keine Schwierigkeiten mit ihm gegeben. Am letzten Sylvesterabend habe er jedoch im Kreise kleinerer Kinder jede Menge Knallkörper geknallt, um diesen wohl zu imponieren. Von da an habe er Kindern heimlich größere Geldbeträge geschenkt. Er habe sich ausnutzen lassen. Sie – die Mutter – habe ihm die Geldkarte abgenommen. Sie sei besorgt, ob er auf diesem Weg Anerkennung suche oder vielleicht pädophile Neigungen habe. Herr G sei böse geworden, als die Eltern ihm Einhalt gebieten wollten, sie seien Kinderhasser und machten seine Freundschaften kaputt. Herr G selbst berichtete dazu wenig. Es sei halt so, dass er zu allem ja sage. Er könne nicht nein sagen. – Wenn ich dies lese, viele Jahre nach dieser Therapie, spüre ich noch deutlicher als damals Traurigkeit und Beklemmung bei dieser Schilderung. Man möchte meinen, ›endlich‹ hat es mal Schwierigkeiten mit Herrn G gegeben.

Herr G war ein großer, kräftiger junger Mann, nachlässig und unordentlich gekleidet. Er nahm in freundlich-unterwürfiger Weise Kontakt auf. Sein Anliegen trug er unter großen Mühen vor und wirkte dabei wortlos beschämt. In der Gegenübertragung entstanden nach und nach quälende Empfindungen, ein enormer Druck wurde mir deutlich mit sadistischen Tendenzen, die sich in entwertenden Fantasien äußerten. Mal empfand ich mich selbst als Quälende, indem ich das Schweigen nicht unterbrach, mal schien ich durch sein Schweigen gequält zu werden. Herr G benannte als Therapieziel immerhin, dass er sich wünsche, bei Unternehmungen allein weniger Angst zu haben.

Laut Mutter hatte Herr G erst sehr spät sprechen gelernt. Er sei ein ruhiges Kind gewesen, sehr gefördert worden durch Bewegungstherapien, Sprachheil- und Förderschule. Ein Ausbildungsversuch sei an der Theorieprüfung gescheitert. Auf die Berufsempfehlung der Werkstatt für Behinderte habe er mit depressivem Rückzug reagiert. Der Vater habe ihn dann erfolgreich in seinem Handwerksbetrieb untergebracht. Dort komme er inzwischen gut zurecht. Mit dem Bruder habe es viele Streitigkeiten gegeben. In der Freizeit sehe Herr G gern Horrorfilme. Früher sei er zu verschiedenen Jugendgruppen gegangen.

Herr G selbst berichtete, er habe sich immer mehr an der Mutter orientiert. In der Schule habe er schon immer Schwierigkeiten beim Rechnen gehabt. Bei schlechten Noten habe die Mutter sofort mit ihm geübt, ihm Nachhilfeunterricht in Deutsch und Rechnen verschafft. Die praktischen Fächer hätten ihm gut gefallen. Nach der gescheiterten Ausbildung sei die Zeit der Arbeitslosigkeit sehr schwierig gewesen. Er sei aber stolz, dass er es jetzt mit der Arbeit so gut schaffe. Mit dem Bruder habe er früher viel gestritten. Der habe immer gewonnen. Jetzt sei er nett, schenke ihm auch schon mal Konzertkarten. Während einer Urlaubsreise habe er eine Freundin gehabt. Die Initiative sei von dem Mädchen ausgegangen. Er habe keine Adressen austauschen wollen, sie hätten viel zu weit auseinander gewohnt. Er wolle schon gern eine Freundin, sei aber gänzlich ratlos bei dem Thema.

Die Stunden mit Herrn G bestanden fast immer aus einem Wechsel zwischen anfänglichem Sprechen und anschließendem Musizieren, an das sich meist auch ein Gespräch anschloss. Herr G erschien immer sehr bemüht. Und gerade dieses Bemühen erschien mir als ein hartnäckiger, geradezu erschlagend wirkender Widerstand. Verzweifelt versuchte Herr G von seinen Unternehmungen zu erzählen. Auch wenn ich ihm anbot, dass wir auch mit Musik anfangen könnten, bestand er auf das anfängliche Sprechen, das immer von einer wachsenden Spannung begleitet war. Es war sehr quälend mitzuerleben, wie Herr G schwieg und schwieg, um dann endlich unter vielen Mühen doch etwas von seinem Alltag berichten zu können. Es waren fast immer äußere Begebenheiten. Wenn ich ihn auf sein Erleben ansprach oder versuchte, etwas metaphorisch aufzugreifen, reagierte er meist verwirrt, als verstünde er die Frage nicht, aber auch als bedrohe ihn jedes Interesse an seinem Innenleben.

Ganz anders gestalteten sich die musikalischen Interventionen: Herr G spielte entweder am Schlagzeug oder am Xylophon. Am Schlagzeug spielte er mit solcher Wucht und Lautstärke, dass ich manchmal mein Klavierspiel selbst nicht hören konnte. Spielte er am Xylophon, durfte ich nicht mitspielen. Ich war durch dieses Arrangement mehr und mehr verwirrt, fühlte

> mich ohnmächtig und zunehmend genervt. Am Klavier war ich bemüht, die Wucht und Heftigkeit mit meinem Spiel aufzugreifen und spielte lauter und lauter, um mich hörbar zu machen – ohne jeglichen Erfolg. Zugleich durfte ich dort nicht mitspielen, wo es doch aus meiner Sicht erst ein Miteinander hätte werden können: einfach einfühlsam mit ihm zusammenzuspielen. Ich fühlte mich ausgebremst.
>
> In vorsichtiger Weise gelang es, die Sprachlosigkeit zu thematisieren. Herr G erzählte, wie schwer ihm das Sprechen auch im Kreis von Freunden fiele. Bei dem Streit mit der Mutter anlässlich des Vorfalls mit den Knallkörpern habe er viel Angst vor den Auseinandersetzungen gehabt. Er schilderte seine Bemühungen, seine Aktionen zu verheimlichen. Mir wurde verständlicher, weshalb er zu Sitzungsbeginn jeweils auf das Sprechen bestand.
>
> Er war inzwischen viel aktiver geworden und berichtete – immer noch mit großen Schwierigkeiten – von seinen Unternehmungen. Auf diese war er sehr stolz. Sie verschafften ihm jedoch nur kurzfristig Befriedigung. Sie wirkten meist in erschreckender Weise beziehungslos. Sie sollten, wie er sagte, die Langeweile und das Alleinsein vertreiben. ›Langeweile‹ verstand ich als Ausdruck für eine innere Leere als Abwesenheit von lebendigen Vorstellungen über Beziehungen. So fantasierte er über einen Cola-Automaten und eine Eismaschine, die er sich gern kaufen würde, um einen Partykeller auszustatten. Dabei stieß er auf die Frage, wo denn die Gäste herkommen könnten. Mit dieser Frage verfuhr er in ähnlicher Weise wie mit der Frage, wie er an einen Cola-Automaten kommen könnte. Ich war schockiert. Es wirkte auf mich fast dumm: ›Wie kann er den Unterschied nicht sehen?‹ Zugleich wurde darin seine furchtbare Not deutlich.

Es schien, als suche Herr G mit den ihm verfügbaren Mitteln nach etwas, von dem er spürte, dass es ihm fehlt, ohne jedoch eine Vorstellung von der Natur dieses Fehlenden zu haben. ›Dumm‹ erschien als ein Pseudonym, als Markierung einer Leerstelle, die sich aber auf meine fehlende Einfühlung bezog. Denn zugleich war mir zu diesem Zeitpunkt kaum klar, inwieweit ich in sein ›Dumm-Erscheinen‹ verwickelt war, als ein von uns beiden produziertes Widerstandsphänomen. Seine Versiertheit in praktischen Fragen gab ihm Selbstbewusstsein und narzisstische Gratifikation, auf die er dringend angewiesen war.

> Die therapeutische Beziehung hatte sich inzwischen etwas entspannt. Mit der musikalischen Inszenierung hatte ich mich arrangiert. Am Klavier

> spielte ich mehr für mich und hörte anschließend seinem Xylophonspiel zu. Interessehalber fragte ich ihn in einer Stunde, warum ich eigentlich beim Xylophon nicht mitspielen dürfte. Er meinte darauf hin, das Xylophon käme gegen das Klavier nicht an. Mir fiel es wie Schuppen von den Augen. Endlich verstand ich, dass ich am Klavier in der Rolle der übermächtigen, eindringenden Mutter ferngehalten werden musste. Mein Bemühen, mir am Klavier Gehör zu verschaffen, hatte absurderweise diese Dynamik verstärkt und eine noch heftigere Lautstärke am Schlagzeug zur Folge. Als ich versuchte, dieses Muster mit seinen Schwierigkeiten, mit sich selbst umzugehen, in Verbindung zu bringen, rief ich wieder erhebliche Verwirrung und Angst hervor. Halbwegs war mir damals klar gewesen, dass meiner Intervention ja die gleiche Dynamik zugrunde lag, ich wieder aus der Position der übermächtigen Mutter heraus sprach, also Abwehr produzieren musste. So rief seine Verwirrung wiederum Scham bei mir hervor, darüber dass ich mich anscheinend so aufdringlich und invasiv verhalten hatte. Es fiel mir schwer, Ohnmacht und Hilflosigkeit zu ertragen, und war darin weiter mit der überfürsorglichen, ängstlichen, kontrollierenden Mutter identifiziert.

Die Figur des ›Nicht-dagegen-Ankommen‹ entsprach einem Erleben, das Herrn G sicher sehr vertraut war. Auch die Ebene des Sprechens war davon bestimmt. Gegen meine Sprachkompetenz, Deutungsmacht und Möglichkeit zu metaphorisieren hatte er keine Chance. Er hatte die Ebene der Sprachkompetenz als Aneignung sprachsymbolischer Interaktionsformen nicht erreichen können. Er konnte daher nur mit seinem Beharren aufs Sprechen seine sprachliche Inkompetenz als Widerstand ins Feld führen. Das ›Nicht-dagegen-Ankommen‹ erzwang eine dyadische Figur des Schämens und Beschämtwerdens. Auf der musikalischen Ebene gewann er mit der Wendung ins Aktive und der Übernahme der Spielanweisungen die Impulskontrolle. Hier war ich diejenige, die nicht dagegen ankam, nicht gegen sein Schlagzeugspiel und nicht gegen seine Spielanweisung, die mich ausgrenzte.

In manchen therapeutischen Prozessen habe ich es als hilfreich erlebt, wenn das laute und auszuufern drohende Spiel der PatientInnen von mir am Klavier atmosphärisch mit großem Klang, rhythmischer Prägnanz und Breite aufgefangen wurde. Hier jedoch wurde ich damit zurückgewiesen, vielmehr schien das Mitspielen das Gegenteil zu bewirken. Indem diese Situation anfangs auch von der dyadischen Figur des Schämens und Beschämtwerdens bestimmt wurde, war eine absurde Situation entstanden. Doch wurde ich mir allmählich der Vergeblichkeit meiner Bemühungen bewusst und konnte die Situation hinnehmen entsprechend der Haltung: Es wird sich schon zeigen, was es zu bedeuten hat. Ich gewann darin Distanz zum ›Nicht-dagegen-Ankommen‹ und begann hinzuhören.

Auf der musikalischen Ebene setzte Herr G die Mittel ›Mit Lautstärke das Klavier übertönen‹ bzw. ›Das Klavier mundtot machen‹ ein, die die Figur des ›Nicht-dagegen-Ankommens‹ umdrehten. Es gab nur die Dimensionen ›Lautstärke‹, ›zu zweit‹ oder ›allein‹. Beide Dimensionen bezogen sich nicht aufeinander und fungierten daher nicht im Sinne eines musikalischen Gestaltungsmittels, das im musikalischen Gesamt einen musikalischen Ausdruck hätte entstehen lassen können. So machte das ›Schweigen des Klaviers‹ das Xylophonspiel auch nicht zu einem Solospiel. Es war ein dyadisch abgeschlossener Raum. Lautstärke erschien als ein verzweifeltes Imponiergehabe, als Ringen um Anerkennung, als Gehört-werden-Wollen ohne ein anerkennendes Gegenüber. Ein anderes ›Nein‹ war noch nicht möglich, und zwar nicht aufgrund mangelnder Sprach- oder Reflexionsfähigkeiten seitens Herrn G, sondern weil hier ein dyadische Beziehungsmuster vorherrschend war, in dem es noch kein Außen gab. Es gab kein ›Weg in der Mama‹, da auch in der Therapie der Raum in der Mama besetzt war von meinen untergründigen Ressentiments und meinem ›Wegwünschen‹.

In der entscheidenden Szene sah ich den leeren Platz beim Xylophon – ich spielte ja nicht mit –, während Herr G mir von seinem Platz am Schlagzeug her antwortete. Den leeren Platz, wo ich fehlte, sah ich von außen, und ›sah‹ ihn als inneren Raum. Primärprozesshaft verdichteten sich mit dem Blick darauf ›der leere Raum beim Xylophon‹ mit dem ›leeren Blick des Kindes, das allein spielt, während die Mutter zuschaut‹. Ich sollte nicht auf der konkreten Ebene mitspielen, ihm nicht zeigen ›wie einfühlsam ich doch hätte mitspielen können‹. Da wäre er ja schon wieder nicht vorgekommen. Sondern ich fehlte als metaphorisierende Mutter. In dieser Inszenierung – mein Loslassen und seine Antwort – wurde die Aussage von Herrn G ›Das Xylophon kommt gegen das Klavier nicht an‹ in meinem Inneren auf die Ebene des Erlebens verschoben zur Aussage ›Das Klavier/Ich muss in der Rolle der übermächtigen eindringenden Mutter ferngehalten werden‹.

Als ›leerer Blick des Kindes, das sich im Blick der Mutter nicht sieht‹ hatte die Leerstelle in der Beziehung zwischen Mutter und Kind nicht vorkommen dürfen. Damit war Herr G, obwohl es um ihn ging, außen vor geblieben. Auch für die Mutter mag die Minderbegabung ihres Sohnes eine narzisstische Kränkung gewesen sein und dementsprechend auch für Herrn G eine schwer fassbare Kränkung. Mit ihrem Fördern hatte seine Mutter ihn zugleich auch schützen und bewahren wollen vor der Aussonderung, die geistig behinderten Menschen droht und auch vor ihren eigenen Entwertungsempfindungen. Die Leerstelle, in der er hätte auftauchen können, war mit der Aussonderung – dem ›Wegsein‹ geistig behinderter Menschen – kontaminiert. Ich war unbemerkt hineingezogen in diese narzisstische Problematik des Sichschämens und Beschämtwerdens. Im Nachhinein verstand ich, wie sehr ich in die ›Dummheit‹ durch untergründige Überlegenheitsgefühle und Entwertung der ›Dummen‹ involviert gewesen war. Untergründig hatte ich es als kränkend erlebt, dass mein mir viel bedeutendes Denkenkönnen ausgerechnet in der Therapie mit einem als minderbegabt geltenden Patienten nicht half. Erst auf der Basis dieser tief wurzelnden Ressentiments wurde es mir schwer, Gefühle der Ohnmacht und Inkompetenz hinzunehmen.

In der beschriebenen Szene konnte Herr G ohne Mühen antworten und ich verstand es ohne Mühen. In der Folge taten sich im Miteinander des Hörens und Spielens neue Räume auf. Zeitweise gelangen in der Improvisation Überraschungen, in denen er vielleicht erstmals entdeckte, dass da noch jemand außer ihm ist. Auf die regelmäßige Frage, ob es zur Musik was zu sagen gebe, antwortete er mit wenigen Ausnahmen ›laut‹, ›schön‹, ›lange‹ etc. Er spielte an den Trommeln heftig und für sich, hörte meist abrupt ohne musikalisch ersichtlichen Grund oder irgendwelche ›Vorwarnungen‹ auf. Mir kam die Idee, weiterzuspielen und meine Passage, wann es mir angemessen schien, zu beenden. Herr G antwortete diesmal auf die übliche Frage sichtlich überrascht: Das Klavier habe weitergespielt. Als ich einmal zur Begleitung ein Trinklied spielte – er liebte irische Pubs und auch die dort aufgeführte Livemusik – sprach er erstaunt: Das war ein irisches Lied. Das war für seine Verhältnisse viel.

Auf der sprachlichen Ebene wurde Herr G nun zunehmend offener. Er berichtete, dass er den Kontakt zu den Jungen aufrechthielt, ohne sich jedoch in schwierige und für ihn unübersehbare Dinge verwickeln zu lassen. Er unternahm viel, allein und mit Freunden. Seine Schwierigkeit, ›Nein‹ zu sagen, zeigte sich nun in neuem Licht. Er kaufte scheinbar überflüssige Dinge und war hinterher ratlos, was er damit anfangen soll. Oder er

> verzichtete auf den Kauf und war enttäuscht und hatte das Gefühl, etwas versäumt zu haben. Als er sich zu einer durchzechten Nacht hinreißen ließ, ärgerte er sich hinterher. Mir schien es, als versuche er mit materiell-sinnlichen Dingen einen durch Leere gekennzeichneten inneren Raum zu füllen. Im Gespräch darüber, was mit der Mutter schön gewesen sei, erinnerte er sich an ein Picknick.

Möglicherweise hatte er dieses Schöne mit den Kindern konkretistisch wiederzubeleben versucht bzw. versucht, die Gestaltung einer aufregenden lebendigen Situation in die eigenen Hände zu nehmen. Langeweile und Druck verstand ich im Zusammenhang mit dem Misslingen des Versuchs, das ›Picknick mit der Mutter‹ im Vollzug eines aggressiven Akts im Sinne der Objektzerstörung wiederzubeleben und sich zugleich gegen die Übermacht der Mutter zu erwehren. Erst hierdurch wäre es ihm möglich gewesen, sich im Rahmen einer Beziehung mit eigenen Wünschen als präsent zu erleben. Die materiellen Dinge im Zusammenhang mit dem Picknick wiesen auf ein frühes, hochidealisiertes subjektives Objekt hin, das, da er sich selbst noch nicht wirklich entdeckt hatte, noch ganz unintegriert war.

> Immerhin lockerte sich im Zuge dieser Auseinandersetzung Herrn Gs Beziehungsverhalten auf. Er erzählte spontaner. In seinen Erzählungen wurde eine Distanz zwischen ihm und der Mutter spürbar, die er nun auch schon einmal kritisierte. Er begann vorsichtig über den Druck zu sprechen, über die Hindernisse und Mühen, die er bei allen Aktivitäten überwinden musste, über die Angst vor der Reaktion anderer Menschen auf ihn, Angst vor der Dunkelheit, Angst vor Ohnmacht und Hilflosigkeit. In der Bearbeitung dieser Thematik konnte er für sich formulieren, dass er die Therapie verlängern wolle, da es mit dem Ja und Nein immer noch sehr schwierig sei. Er merke, wie schwer es für ihn sei, sich im Rahmen einer Beziehung zu behaupten und im Kontext eigener Wünsche bewahren zu können. Er konnte aber erstmalig auch über die Erleichterung sprechen, die eine urlaubsbedingte Therapieunterbrechung für ihn bedeute, also darüber, wie anstrengend es für ihn hier auch sei.
>
> Erst gegen Ende der Therapie wurde es ihm möglich, in rudimentärer Weise über das Alleinsein in Kneipen zu sprechen: Er habe den Mut gefunden hineinzugehen und gemerkt, dass er nicht allein war, dass andere anscheinend auch allein seien. Der Weg zur Therapiepraxis, der anfangs nur ›lang‹ war, war vertrauter geworden. Mir wurde spürbar, wie fremd

> und beängstigend der Weg für ihn gewesen sein musste. Gegen Ende entdeckte er, dass es ›interessante Kneipen‹ gebe. Er entdeckte nun vertraute Stellen. Als er sich verabschiedete, war er erleichtert, aber ›es war auch ein bisschen schade‹.

Es war immer noch ein sehr rudimentäres Miteinander, aber wir waren nun zu zweit im Raum. Die Übertragungs-Gegenübertragungsinszenierung hatte uns in einem machtvollen Muster gefangen. Es waren unser beider intensive Verstehensbemühungen, die den Druck erzeugten und nur wenig Raum für Spontaneität ließen. Der Druck hing mit meinem Gefangensein in der institutionellen Gegenübertragung zusammen: verstehen *müssen*, damit der Halt nicht bricht. Die eigene Angst vor Entwertung und damit die Verächtlichmachung dummer Menschen wurden erst jetzt als Teile der Gegenübertragung verstehbar. Deshalb war es schwer, in den Wortbruchstücken mittels der träumerischen Gelöstheit für den dahinterstehenden Sinn. Im Sprechen und Musizieren war es in kleinen Schritten gelungen, Freiraum zu gewinnen, den Herr G auf seine sehr eigene Weise im Alltag umsetzen konnte.

Hier vollzog sich der Weg aus der Sprachlosigkeit über die Möglichkeit musikalischer Interaktion, in der Herr G sein Erleben ins Aktive wenden konnte. Während er anfangs sprachlich verstummen musste und nur mit peinvollem Schweigen und quälenden Sprechbemühungen anwesend war, konnte er diesen immensen Druck auf der musikalischen Ebene hörbar machen und vor allem gegen mich als Therapeutin setzen, der er sich sonst mit seiner ›Bravheit‹ unterwerfen musste. Er konnte mir zeigen, wie heftig er sich Mühe geben musste, um gegen mich anzukommen, und wie allein er mit seinen leiseren Tönen bleiben musste. Er hatte vorsichtig angefangen, über seine Ängste und seine Ratlosigkeit zu sprechen. Seine Einsamkeit war darin ebenso deutlich geworden wie sein Beharren auf seinen eigenen, selbstbestimmten Weg.

10 Rationaler Mythos[14]

Im folgenden Text wird im Rahmen einer längeren (Thorben) und drei kürzerer Fallvignetten (Andreas, Vanessa, M) der Rationale Mythos als eine situative Struktur vorgestellt, die sich in der Begegnung zwischen schwermehrfachbehinderten Menschen und ihren nichtbehinderten Beziehungspersonen aufspannt. Die Zuspitzung, die diese Struktur in der sprachlich-rationalen Fassung erfährt, wird durch den Bezug auf die Zwischenleiblichkeit (Merleau-Ponty) und das Konzept der autistisch-berührenden Position (Ogden) eine Fundierung auf leiblich-sinnlicher Ebene erfahren. Hieraus ergibt sich eine veränderte Sichtweise, mit der deutlich werden kann, dass erst mit dem symbolvermittelten Anschluss des Weltbezugs schwermehrfachbehinderter Menschen ihr ›Existentsein‹ in der Welt eine Basis erhält.

> Thorben kam 20-jährig zu mir zur musiktherapeutischen Behandlung. Fünf Jahre zuvor hatte er durch einen Autounfall ein schweres Schädel-Hirn-Trauma erlitten. Er befand sich seither im Zustand, der einem Wachkoma (umgangssprachlicher Ausdruck für apallisches Syndrom) entsprach. Aufgrund schwerer Schluckstörungen wurde er durch eine Magensonde ernährt. Seine Bewegungsmöglichkeiten waren durch spastische Lähmungen beeinträchtigt. Er konnte inzwischen im Rollstuhl sitzen und seinen linken Arm zunehmend aktiver bewegen. Nach zweijährigen stationären Behandlungen wohnte er nun wieder bei seiner Familie und bekam dort ambulante krankengymnastische und ergotherapeutische Behandlung.

14 In *Begegnung im Niemandsland* (2002/2019b) habe ich die Struktur des Rationalen Mythos als Abwehrfigur in der Beziehung zum schwermehrfachbehinderten Menschen ausführlich herausgearbeitet.

> Im Erstgespräch unterhielt ich mich in seinem Beisein mit seiner Mutter. Ich war erschrocken und erschüttert durch das tragische Unglück, das Thorben und seine Familie ereilt hatte. Zum Zeitpunkt des Unglücks hatte Thorben schon eine Lehrstelle gehabt. Er war auf dem Weg in ein eigenständiges Leben gewesen. Nahezu gleichmütig sprach die Mutter über das Geschehen. Gerade darin war zu spüren, wie nah es der Mutter ging, all das noch mal schildern zu müssen. Als ich Thorben anschaute, war ich verblüfft. Er saß da und strahlte mich an. Auf meine Bemerkung hin sagte die Mutter: ›Ja, er ist in all dem noch der, der am fröhlichsten ist.‹ ›Als ginge ihn das alles gar nichts an, ergänzte ich im Stillen.
>
> Die Musiktherapie fand im Wohnhaus der Familie statt. Ich hatte eine alte Gitarre dabei, die auch mal runterfallen durfte, und eine Tüte, in der eine Handtrommel, Schellenkranz, Tischtennisbälle und eine Tischharfe waren. Meist saß ich Thorben seitlich zugewandt, links neben seinem Rollstuhl, da er den linken Arm etwas bewegen konnte. Auf die Musik reagierte er sofort. Er lauschte der Gitarre und griff nach ihr. ›Als wolle er sie spielen‹, war mein Einfall.

Der Begriff Rationaler Mythos beschreibt ein ganz spezifisches Beziehungsmuster, eine situative Struktur, die die Beziehung zwischen schwermehrfachbehinderten Menschen und ihrer nichtbehinderten Bezugspersonen organisiert. Dieses Muster bildet sich um einen Schrecken, der durch die Konfrontation mit schwermehrfachbehinderten Menschen im Gegenüber i. d. R. ausgelöst wird. Dieser Schrecken wird mit diesem Muster zugleich ausgeblendet und reguliert.

Schwermehrfachbehinderte Menschen sind eine sehr heterogene Gruppe. Sie haben aufgrund einer vorgeburtlichen, frühkindlichen oder infolge einer späteren Schädigung (Unfall, Vergiftungen, schwere Stoffwechselerkrankungen etc.) schwere Beeinträchtigungen wie Schädel-Hirn-Traumata erlitten: Menschen mit einem apallischen Syndrom (s. Kap. 4.2), schwersten geistigen Behinderungen, bei denen wir nicht davon ausgehen können, dass sie über Sprach- und Handlungskompetenz verfügen. Sie haben meist schwere Bewegungs- und Wahrnehmungsstörungen und ihre Motorik ist durch das Vorherrschen reflexhafter Muster zusätzlich eingeschränkt. Ihre Aufmerksamkeit ist häufig durch Stereotypien gebunden. Aufgrund ihrer umfassenden Abhängigkeit sind sie auf eine dyadische Beziehungsform angewiesen, d. h. auf die Übernahme von Ich-Funktionen durch Personen eines haltenden Umfelds. Sie fallen aus nahezu allen gesellschaftlichen Lebenszusammenhängen heraus. Es gibt für sie kaum einen öffentlichen Ort. Sie leben in ihren Familien oder in Pflegeeinrichtungen. Angehörige und Fachpersonal teilen diese ›Unsichtbarkeit‹. Ihre Aufgabe ist ambivalent. Einerseits ermöglichen sie den betroffenen Menschen nicht nur ein Überleben, sondern sie sind auch bemüht, sie möglichst mit dem zu versorgen, was sie trotz aller Beschwernisse für ein einigermaßen gutes Leben zu brauchen scheinen. Das ist für die MitarbeiterInnen nicht leicht. Sie sind in ihrer Arbeit oft mit anstrengenden Hilflosigkeitsempfindungen konfrontiert und erleben sich in ihren Möglichkeiten oft als sehr begrenzt. Andererseits schützen solche Einrichtungen die Gesellschaft vor der Konfrontation mit so schwer behinderten Menschen und also vor dem durch sie ausgelösten Schrecken.

Auch in dieser Aufzählung und dramatischen Darstellung teilt sich unmittelbar ein Schrecken mit. Er erfasst BesucherInnen solcher Einrichtung, die mit Menschen mit solchen Einschränkungen sonst meist wenig zu tun haben, während Angehörige, Freunde und MitabeiterInnen haben lernen müssen, mit diesem Schrecken zu leben. Häufig werden in der Begegnung mit so schwer beeinträchtigten Menschen unverhofft Gedanken provoziert wie ›Was ist das für ein Leben?‹, »Warum wurden sie nur reanimiert?‹, »Wäre es nicht besser, sie wären gestorben?‹ Sie sind aber nicht gestorben, wie Thorben mir zeigte. Er lebte, und er war auf seine Weise trotz des Traumas, das ihn in ein gänzlich verändertes Leben geschleudert hatte, und des Schreckens, der maßlosen Trauer und Verzweiflung, die seine Situation im Umfeld provoziert haben mochten, lebendig und spürbar in der Begegnung.

Ursprungssituation dieses Schreckens ist der Einbruch des Traumas: der Unfall und die hierdurch erzwungenen Behandlungsformen. So hatte Thorbens Unfall lange Behandlungen auf der Intensivstation zur Folge als auch eine anschließende zweijährige Unterbringung in stationären Einrichtungen zur Rehabilitation. Diese rissen ihn zugleich aus seinem gewohnten häuslichen Umfeld heraus. Seine Beziehungspersonen bangten anfangs um sein Leben und mussten dann befürchten und zunehmend realisieren, dass er nicht mehr derselbe sein wird, nicht mehr der Sohn, den sie einmal hatten, sondern er war so, wie sie es sich niemals für ihn und für sich gewünscht hatten, ein Leben, das so außerhalb jeglicher Hoffnung auf Freude an Eigenständigkeit, Gemeinsamkeit und der Verfügbarkeit eigener Kompetenzen zu werden drohte. Hierdurch waren auch ihr Leben und ihre Perspektiven komplett durcheinandergeraten. Möglicherweise waren sie in tiefer Trauer um ihr eigentliches geliebtes Kind. Wie sollten sie jetzt ihr so schwer beeinträchtigtes Kind emotional stützen? Ein solcher Einbruch muss als eine extremtraumatische Erfahrung verstanden werden. Er kann durch ein akutes Ereignis wie bei Thorben ausgelöst werden oder schleichend erfolgen. Die hirnorganischen Folgen zeigen sich oft erst im Nachhinein. In fast allen Fällen spielen lebensbedrohliche Aspekte eine Rolle. Sie können am Beginn eines solchen Schicksals stehen, aber auch wie ein Damoklesschwert darüber schweben, sei es bei progredient verlaufenden Erkrankungen oder auch im Zusammenhang mit einer vitalen Instabilität, die die pflegerischen Handlungen äußerst erschwert.

> Bei einem Hausbesuch erfuhr ich von der Mutter des schwerstbehinderten Andreas von ihrem extrem belastenden Lebensalltag mit ihm. Nahezu den ganzen Tag war sie damit beschäftigt, ihn ausreichend zu ernähren. Er esse zwar, quäle sich aber sehr damit (Schlucken, Verdauen), bekomme zusätzlich Sondenernährung. Jeder Löffel sei für sie mit der Angst verbunden, ob Andreas das Essen bei sich behalten wird oder nicht. Diese Angst und das Mitansehen-Müssen, wie sich Andreas beim Essen quälte, sowie ihre Zweifel, ob es richtig ist, was sie tut, seien für sie furchtbar.

Diese Mutter war mit ihrem Schrecken und ihren Zweifeln allein. Beides durfte jedoch nicht zu viel Macht über sie bekommen, damit sie Andreas möglichst entspannt füttern konnte. Zu ununterscheidbar wären sonst ihre und Andreas Qual gewesen und umso bedrohlicher der naheliegende Wunsch nach Erlösung.

Das Leben der Betroffenen konnte zwar gerettet werden. Die mit diesem Einbruch hervorgerufenen unvorstellbaren Todesängste konnten jedoch häufig nicht in tröstenden Beziehungsformen aufgefangen werden. Im Gegenteil: Das traumatische Geschehen zwingt ein dyadisches Beziehungsobjekt herbei, das, um seine Handlungsfähigkeit zu erhalten, mittels Einfühlungsverweigerung um sachliche Distanz ringt. Die nichtbehinderte Beziehungsperson ist bemüht, dem im Kontakt mit dem schwermehrfachbehinderten Menschen unweigerlich hervorgerufenen Schrecken nicht zu viel Raum zu geben. Denn dieser Schrecken würde sie in ihrer Befürchtung handlungsunfähig machen und damit – zumindest in ihrer Fantasie – für das nahezu absolut abhängige Gegenüber zu einer unmittelbar lebensbedrohlichen Situation führen.

Das Ringen um das Überleben des schwer verletzten Gegenübers kann nun überlagert werden durch die Befürchtung, dass der Mensch vielleicht überleben wird, jedoch möglicherweise nicht mehr der Mensch sein wird, der er mal war oder den man sich gewünscht und erträumt hatte. Dieser Schrecken als dem Ineinander des Eintritts der Behinderung und der dadurch erzwungenen Behandlungsformen ist für den betroffenen Menschen geeignet, die Basis seines Selbstverständnisses als Subjekt und damit nicht nur seines Identitätsgefühls, sondern häufig auch dessen psychophysische Grundlage zu erschüttern. Er zerstört nicht nur radikal die Lebensperspektiven der Betroffenen, sondern stellt auch ihre Möglichkeit infrage, diese Zerstörung zu begreifen, geschweige denn zu betrauern und zu integrieren. Das zwangsläufig herbeigerufene Beziehungsumfeld ist in diesen Schrecken einbezogen, der seine haltenden Fähigkeiten radikal überfordern und ein gelingendes Containment unterminieren muss. Denn er ist geeignet, Verzweiflung, Wut, tiefe Trauer auszulösen und in verkappter Form Heilungs- wie auch Tötungsfantasien in Umgangsweisen einfließen zu lassen.

In dieser Situation greift das kollektiv organisierte Phantasma des lebensunwerten Lebens, das normalerweise in der Latenz gehalten wird. Nahtstelle ist häufig der augenscheinliche Eindruck des intentionslos erscheinenden Verhaltens Betroffener. Der darin nahegelegte Eindruck, mit dem Verhaltensweisen und Gestik des Gegenübers als intentionslos und also ›vegetativ organisiert‹ erscheinen, ist eine Bedrohung für das Subjektgefühl des nichtbehinderten Gegenübers, für das Selbstverständnis seines Denkenkönnens. In der Beziehung zu Menschen, die dieses Selbstverständnis offensichtlich nicht mittragen können und auch nicht zur Hoffnung Anlass geben, dass sich ein solches schon entwickeln wird, wird unweigerlich jenes dyadische Beziehungsfeld virulent, auf dessen Verdrängung das Subjektgefühl als ein Erstes beruht und mit ihm jene Erfahrungen, die in die Introjektion eines haltenden Feldes nicht mit aufgenommen werden konnten. Hierdurch werden die haltenden Fähigkeiten des nichtbehinderten Gegenübers unterminiert, sodass nicht mehr unterschieden werden kann, ob die ausgelösten eigenen heftigen Affekte eigene Horrorfantasien sind oder sich auf unverdaute Nöte des Gegenübers beziehen. Mit dem vom Phantasma organisierten Rationalen Mythos wird der Eindruck des Intentionslosen und vegetativ Organisierten kurzschlussartig mit der organischen Schädigung in Verbindung gebracht. Damit wird die Einfühlung in ein solches Verhalten sinnlos: Es ist ja Folge einer Schädigung. Gedanken ›über‹ das schwerbehinderte Gegenüber erscheinen als selbstverständlich und angemessen: ›Thorben ist fröhlich‹, ›Thorben wirkt unbeteiligt‹, ›Als wolle er Gitarre spielen‹. Tötungsfantasien sind darin so eingebunden, dass sie oft als selbstverständlich erscheinen. Die sinn- und intentionslos erscheinenden Verhaltensweisen des behinderten Gegenübers als unmittelbare Folge der schweren Schädigung legen Gedanken, ob sich so ein Leben überhaupt lohnt, geradezu nahe: ›Bekommt so jemand überhaupt etwas mit?‹ Nur wenn es gelingt, ihm mit geeigneten Verfahren ein gewisses Maß an Beziehungsfähigkeit ›beizubringen‹, ist ihm eine ›menschenwürdigere‹ Behandlung sicher.

Im vom Rationalen Mythos organisierten situativen Muster ist die Ursprungssituation des traumatischen Einbruchs eingefroren. Bewegungen und Lautierungen der schwermehrfachbehinderten Menschen rufen zwar oft starke emotionale Eindrücke im nichtbehinderten Gegenüber hervor. Sie werden aber nicht als intentionale Gesten wahrgenommen werden. Das ist nicht allein Folge der schweren hirnorganischen Verletzungen, sondern beruht ebenso auf der unbewussten Einfühlungsverweigerung aufseiten der nichtbehinderten Beziehungsperson. Obgleich schwermehrfachbehinderte Menschen auf das einfühlende Verstehen durch ihre BeziehungspartnerInnen dringend angewiesen sind, haben diese gerade damit oft Schwierigkeiten, da sich ihnen der Eindruck vermittelt, dass ihren Verhaltensweisen kein Sinn zu entnehmen ist. Die seltsam und fremd scheinende Gestik vermittelt den Eindruck ›Es scheint vegetativ gesteuert zu sein‹. Mittels des Rationalen Mythos wird dieser Eindruck nicht als zur Beziehung gehörende Fantasie wahrgenommen, sondern erscheint als quasi diagnostische Feststellung. Der Rationale Mythos ermöglicht wieder eine reflektierende Distanz im Sinne einer ›sachlichen Distanz‹: Was ist der organische Schaden? Wie ist die Wahrnehmung? Ist eine Reaktion da, ein Schmerzempfinden?

Während dyadische Interaktionen in der gelingenden Entwicklung tröstende Formen kreieren, mit denen das Kind die Erfahrung des Fremdseins des Gegenübers ertragen lernt und das Fremde ihm auch zu etwas Reizvollem werden kann, kommt es mit dem Rationalen Mythos auf der sprachlich-rationalen Ebene zu einer Spaltung. Fremd im Sinne prinzipieller Uneinfühlbarkeit wird der auf seine beeinträchtigte Körperlichkeit reduzierte behinderte Mensch. Mit der Reduktion auf seine schwere organische Schädigung wird er auf der leiblichen Ebene konkretistisch auf sein Fremdsein festgelegt und kann nicht als ›Mensch unter Menschen‹ erkannt werden. Gerade indem seine Regungen vegetativ organisiert erscheinen, können sie nicht mehr als Gesten wahrgenommen werden und werden zur Bestätigung der Einfühlungsverweigerung: ›Hier gibt es aufgrund der schweren

Schädigung nichts zu verstehen. Das vegetativ gesteuerte Verhalten, das Überwiegen der Reflexe beweist es ja.‹

Daneben können zugleich Momente idealisierender inniger Verbindung zwischen dem von schwerer Behinderung betroffenen Menschen und seinen Beziehungspersonen stehen (wie die Eltern von Franz, Kap. 4.1, die ihren Jungen als einen unschuldigen Engel wahrnahmen). Auch Verschmelzungserfahrungen können sich zeigen, wie sie z. B. in innigen Augenkontakten oder in anderen Momenten (s. die Fortsetzung zu Thorben, Kap. 10.1) zum Ausdruck kommen können. Aber auch ›Thorben, der inmitten des Schreckens noch fröhlich ist‹, kann zum Hoffnungsträger von Erlösung werden. So standen in den von mir durchgeführten Therapien beglückenden, dialogischen Passagen oder auch eindrucksvolle Verschmelzungserfahrungen den immer wieder sich ereignenden Einbrüchen von Fremdheit gegenüber. In diesen vermittelte sich mir der Eindruck, es sei vollkommen verrückt, mit so schwer gestörten Menschen psychotherapeutisch verstehend arbeiten zu wollen. Mit dieser Spaltung wird der Schrecken ausgeblendet, der tief in unser auf unsere Denkfähigkeit fußendes Selbstverständnis eingreift.

10.1 Der Eindruck ›Es scheint vegetativ gesteuert zu sein‹ im Rationalen Mythos

Der als Folge der Einfühlungsverweigerung als diagnostische Feststellung erscheinende Eindruck ›Es scheint vegetativ gesteuert zu sein‹ führt im sprachlich-rationalen Denken zur Ausblendung des Schreckens. Hier sind die sprachsymbolischen Interaktionsformen in systematischer Weise aufgetrennt. Während sprach-symbolische Interaktionsformen eine Verbindung zwischen Sprachvorstellungen und unbewussten Fantasien herstellen, isoliert dieses Denken sich selbst. Das vom Denken abgetrennte und auf der sinnliche Ebene isolierte affektive Erschrecken wird auf das Gegenüber projiziert und dort ›bearbeitet‹. Die Gestik und Verhaltensweisen des Gegenübers sind damit in systematischer Weise auf das Fehlen von Sinn und Intention festgelegt und damit auf ein ›fehlendes Selbst‹ (s. Becker, 2006). Das durchaus funktionale rationale Denken ist entsprechend einem ›Ritt über den Bodensee‹ ein Denken über einen Abgrund hinweg, es beschwört zugleich den eigenen Halt, indem es dessen Fehlen negiert. Das Rationale wird darin zum Mythos. Es stellt nicht Bewusstheit her, sondern verdunkelt sie.

In einer Situation aus der Anfangszeit der Therapie mit Thorben hatte dieser in mein Gitarrenspiel hinein meine Hand ergriffen und mich so am Weiterspielen gehindert. Er zerrte sie hin und her. Wir zerrten aneinander und mir fiel dazu ein: ›Er hat mich im Griff.‹ Ich freute mich, denn es schien möglich, das, was sich zwischen uns abspielte, zu verstehen. ›Im Griff haben‹ verstand ich so, als ob Thorben mir etwas entgegensetzte, sich mittels der Wendung ins Aktive zur Geltung brachte. Thorben wurde langsam still und zerrte weiter. Bei mir schlich sich die Angst ein, ich hätte mich getäuscht. Der Einfall ›Er hat mich im Griff‹ erschien mir immer weniger als eine Metapher: ›Er geht mit mir um wie mit einem Holzklotz.‹ Ich bekam Angst und wurde steif. Sein Hantieren wirkte nun reflektorischer Art, vegetativ gesteuert. Dass Thorben sich über mein Angebot freuen und davon profitieren könnte, da mit der Metapher ›im Griff haben‹ ein Wunsch von ihm deutlich werden könnte, schien Unsinn zu sein: ›Thorben ist so schwer geschädigt, dass ein Beziehungsangebot ihn überfordern muss. Es gibt hier nichts zu verstehen. Sein Hantieren ist reflektorischer Art, vegetativ gesteuert. Das beweist es ja.‹ Es fühlte sich nun seelenlos an, was wir machten. Mit diesem Eindruck erstarrte die Geste zur Bedeutungslosigkeit. Die nicht mehr auf eine Objektbeziehung verweisende Metapher ›Mich im Griff haben‹ wies nur noch auf sich selbst. Denn als technisch-sachlicher Ausdruck stand sie mit gleichem Recht für eine spezifische, intentional bestimmte Objektbeziehung, für den mechanischen Zangengriff wie auch für die als Folge zerebraler Lähmung erzwungene Muskelkontraktion eines Greifapparats.

Mit dem Bemühen, das Beziehungsangebot trotz des Eindrucks der Sinnlosigkeit durchzuhalten, wurden heftige erschreckende Gefühle in mir virulent. Ich spürte nun meine furchtbare Wut. Mir fiel die Szene mit dem Jungen ein, der lachend das Linoleum des Fußbodens herausriss (s. Kap. 7). Ich fühlte mich wie das Linoleum behandelt, ein Ding, das man herausreißen konnte. Dann fiel mir Winnicotts (1983, S. 87) Konzept des ›erbarmungslosen Säuglings‹ ein (genauer spricht er von »erbarmungsloser Liebe«). Beide Einfälle halfen mir jetzt, meine Wut auszuhalten. Ich überlegte nun, ob ich ähnlich wie eine hilflos überforderte Mutter auf den noch vollständig abhängigen Säugling als mein Gegenüber die unangemessene Erwartung übertrage, von ihm als ein Subjekt gestützt und wahrgenommen zu werden. Denn ich fühlte mich von Thorbens Art zu hantieren nicht persönlich angesprochen, quasi übersehen. Gerade dieses Übersehenwerden nahm ich persönlich. Ich fühlte mich persönlich davon angesprochen, dass ich eben nicht persönlich angesprochen wurde.

> Eine weitere, in meiner Erinnerung auftauchende Szene stammte aus meiner Kindheit. Eine Nonne schubste mich und gab mir einen Klaps auf den Rücken. Dieser Einfall half mir, das Linoleum- und Holzklotzgefühl als Angsterstarrung zu verstehen. Als mir das deutlich wurde, konnte ich Thorben ansprechen, ob es um Vertrauen ging, und die Erstarrung wich von uns beiden. Sicherlich ging es hier um Vertrauen, jedoch vielleicht in erster Linie um mein Vertrauen zu mir/uns.

In dieser Situation hatte mich mit dem sich aufdrängenden Eindruck ›Es scheint vegetativ gesteuert zu sein‹ ein bodenloser Schrecken erfasst. Indem darin mein Gegenüber sich aufzulösen schien, war ich zugleich tief beschämt, nicht nur als hätte ich mich zu wichtig genommen, sondern als hätte ich mich komplett getäuscht. Ich merkte, wie unklar es war, auf welcher Basis ich meine Einfälle als sinnvoll und Verständnis ermöglichend für die Beziehung deutete. Mir begann das beängstigende Ausmaß meines Nichtverstehens spürbar zu werden. Ich konnte meiner Wahrnehmung nicht mehr trauen. Die damit verbundene Angst, in etwas Grauenhaftes hineingerissen zu werden, hatte den Rationale Mythos auf den Plan gerufen. Indem ich die Situation nicht unterbrach, meine Hand aus Thorbens Griff nicht befreite, sondern das sonderbare Ergriffenwerden aushielt, tauchten in mir jene Affekte auf, die nicht mittels meines Containments hatten modifiziert werden können und in der sachlichen Distanz verleugnet worden waren. Das Ohnmachtsgefühl in Verbindung mit dem Eindruck, als Holzklotz behandelt zu werden, rief narzisstische Wut in mir hervor. Es wurde ein szenisches Ineinander deutlich als Zusammenspiel einer unpersönlichen Übermacht auf der einen und kindlichen Vernichtungsängsten auf der anderen Seite. Während ich in dieser Szene in der Subjektrolle des Ausgeliefertseins war, war ich zuvor mit der Rolle der kollektiven Übermacht des Phantasmas identifiziert. Hierdurch konnte im Sinne einer Komplettierung der Szene Entspannung eintreten. Diese Entspannung lässt sich im Sinne eines ›Es ist noch mal gut gegangen‹ verstehen.

Der Eindruck des ›Es scheint vegetativ gesteuert zu sein‹ ließ in der sprachlich-rationalen Fassung die Geste zur Bedeutungslosigkeit erstarren, da schon das Bemühen, sie intentional zu verstehen, absurd zu sein schien. Die Worte verwiesen nur noch auf sich selbst, ebenso wie das Reflektorische des Greifreflexes nur aus sich selbst heraus motiviert zu sein schien. Das Im-Griff-Haben wurde in dieser Fassung zum konkretistischen Symptom. Es erzählte nicht mehr vom Scheitern der Bemühungen Thorbens, meinem Angebot etwas entgegenzusetzen. In ihm drohte sich ein Scheitern zu manifestieren. Auf der szenischen Ebene wurde der Schrecken eines Kindes deutlich, das im fremden apersonalen Blick des Gegenübers in der Erstarrung verloren zu gehen droht. Darin gelang, das Scheitern des Verstehens mit dem Einbruch des Apersonalen und der darin anklingenden namenlosen Angst anzuerkennen. Zentrale Aspekte der Situation blieben unverstanden und nicht nur unausgesprochen, sondern auch undenkbar. Denn Thorbens Schwierigkeiten sich mitzuteilen, gingen weit über die des Jungen hinaus, der ›lachend das Linoleum des Fußbodens herausgerissen hatte‹. Dieser hatte trotz aller Schwierigkeiten ein weitaus höheres Ausmaß verfügbarer Potenziale der Selbstverwirklichung als Thorben. Ebenso bezieht sich das Konzept des ›erbarmungslosen Säuglings‹ auf das Potenzial eines sich normal entwickelnden Kindes und weist damit auf Entwicklungsmöglichkeiten voraus. Die therapeutische Beziehung hatte jedoch den Einbruch des Schreckens als Einbruch des Nichtverstandenen überstanden, ohne ihn vorschnell überdecken zu müssen.

10.2 Der Eindruck ›Es scheint vegetativ gesteuert zu sein‹ im Kontext der Zwischenleiblichkeit

Der Eindruck ›Es scheint vegetativ gesteuert zu sein‹ lässt sich daher sowohl als Abwehr als auch Umgangsform verstehen, die sich um einen bedrohlichen Komplex gebildet hat. Der Eindruck ist ein Reflex auf einen mit Vernichtungsängsten und -fantasien durchdrungenen Beziehungskosmos. Dieser Eindruck bezieht sich auf das Erleben der nichtbehinderten Beziehungsperson. Sie fühlt sich von der Leiblichkeit des schwer beeinträchtigten Gegenübers auf einer grundlegenden Weise nicht gemeint und nicht angesprochen, sodass ihren Verstehensbemühungen mit diesem Eindruck der Boden entzogen wird. So fühlte ich mich von Thorbens Art zu hantieren nicht persönlich angesprochen, quasi übersehen und nahm es zugleich persönlich. Dem darin sich zeigenden leibsinnlichen Ineinander wird im Kontext des Rationalen Mythos kein Erkenntniswert zuerkannt. Ohne Berücksichtigung des auf unbewusster Ebene wirksamen kollektiven Phantasmas werden diese Empfindungen zu Idiosynkrasien, zur ›inadäquaten Wahrnehmung‹, ›narzisstischen Überempfindlichkeit‹ und nicht als Abkömmlinge eines Beziehungskomplexes verstehbar, in dem auch das schwerbehinderte Gegenüber mit seinem Eigensein beteiligt ist.

Aus Sicht der Zwischenleiblichkeit stellt sich der beschriebene Sachverhalt anders dar. Mit diesem Konzept wird zunächst einmal unmittelbar einleuchtend, dass der Beziehung zwischen dem schwerbehinderten Menschen und seinem nichtbehinderten Gegenüber das Ineinander ihrer Leiblichkeit zugrunde liegt. Denn Zwischenleiblichkeit spielt als

> »mimische, gestische und körperlich handelnde Bezogenheit [...] in jeder Interaktion, in der die Kommunikationspartner physisch präsent sind, eine Rolle. Noch bevor die Gesprächspartner miteinander ein Gespräch beginnen, stellen sie sich körperlich aufeinander ein, und dieser Prozess geschieht unwillkürlich und ist [...] nicht vollständig kontrollierbar. So gibt jede Interaktion ein Beispiel dafür ab, wie ursprünglich der leibliche Bezug, die Zwischenleiblichkeit, ist« (Küchenhoff & Agarwalla, 2012, S. 21).

Die Gestizität des schwermehrfachbehinderten Menschen und die unbewusste Leiblichkeit des nichtbehinderten Gegenübers müssen daher als ein fortwährendes prozesshaftes und von Intentionalität durchdrungenes Geschehen begriffen werden. Dieses leibliche Beziehungsgeflecht ist als vorsubjektiv und vorprädikativ zu denken. Die sich auf der Ebene der Zwischenleiblichkeit zwischen Leib und Dingen spannenden intentionalen Fäden gehen vom Leib wie von den Dingen aus. Oder anders ausgedrückt: Mittels der vor-/unbewusst fungierenden Wahrnehmung spannen sich zwischen Leib und Dingen intentionale Fäden zu einem Feld. In Wahrnehmung und Bewegung als ein einheitlicher intentionaler Akt bündelt sich Sinn als Wahrnehmungsreiz, möglicher Bedeutungsgehalt und Sinnlichkeit. Dieser Akt gehe der Möglichkeit der Aufgliederung von Einzelleistungen als Wahrnehmungsreiz, Bedeutungsgehalt und Sinnlichkeit voraus. Leibsein als primäre, allem Geistigen vorgelagerte Bezogenheit des Menschen zu seiner Welt ist von Unabgeschlossenheit und Offenheit gekennzeichnet. Ambiguität als Erfahrung des Berührens des Berührten weist auf die Offenheit und Unabgeschlossenheit dieser Erfahrung. Zur Berührung gehöre laut Küchenhoff und Agarwalla wesentlich und grundlegend die Wechselseitigkeit der Empfindung und Wahrnehmung, die Wechselwirkung zwischen Leib und Ding. In der Berührung sei das Verhältnis von Aktivität und Passivität in einer eigentümlichen Weise relativiert: »Zwar kann ich die Intention haben, einen anderen zu fassen oder anzufassen. In der Berührung selbst aber spüre ich mich als Berührender, so wie ich den anderen spüre – ich werde auch vom anderen angefasst« (ebd., S. 20f.).

Dieser leibliche Bezug trage mit der Unabgeschlossenheit den ›Keim der Dialektik‹ in sich, die als Grundlage für den sich darauf aufbauenden Geist fungiert.

Die Bedeutung des Leibseins als vorreflexives primäres Situiertsein in der Welt entspricht auf psychoanalytischer Ebene den primären Objekten. Sie sind Niederschlag des frühen, szenisch strukturierten, sinnlichen Feldes, in dem sich die Subjektivität des Kindes konturiert und diese ihm zunehmend verfügbar wird. Sie repräsentieren die interaktiv gebildete leib-sinnliche Erfahrung des In-der-Welt-existent-Seins: Existentsein und Bezogenheit als in einem intentionalen Prozess unlösbar verknüpft.

Mit dem Niederschlag des extremtraumatischen Schreckens kann die Leiblichkeit der beeinträchtigten Menschen nicht mehr im Sinne eines primären Orts fungieren. Sie sind damit in Gefahr, ihre Verankerung in der Welt zu verlieren bzw. diese Verankerung als bedrohlich brüchig zu erfahren. Nolens volens wird auf der leiblichen Ebene das nichtbehinderte Gegenüber in ein Geschehen hineingezogen, in dem die eigene Leiblichkeit als primärer Ort und damit seine Erfahrung, in der Welt gehalten zu sein, angegriffen zu werden droht. Es lässt sich auf dieser Ebene aufgrund der Ambiguität, der Mehrdeutigkeit von Berührt-Berühren nicht unterscheiden, wo ich ende und der Andere anfängt. Gerade die Ambiguität kann für das nichtbehinderte Gegenüber zur Bedrohung werden. Jene frühkindlichen Angstszenarien können beim nichtbehinderten Gegenüber virulent werden, die in die Repräsentanz seiner primären Objekte nicht mit aufgenommen werden konnten. Von diesen geht ein bedrohlicher Regressionssog aus, der nicht mehr unterscheiden lässt, was sind eigene Horrorfantasien, was entspringt dem Sein des Gegenübers. Dieser Sog kann auch zum Agieren – z. B. als sexuelle Übergriffe – verführen, wenn Schrecken und Denken ausgeblendet werden. Der Rationale Mythos ist hier Halt wie auch Abwehr. Mit der vorzeitig eingeführten sachlich-rationalen Distanz wird die in der Zwischenleiblichkeit angelegte Möglichkeit als ›Keim der Dialektik‹ ausgeschlossen. Das von seiner präsentativen Verwurzelung abgetrennte sprachlich-rationale Denken erweckt den Eindruck einer fehlenden Verbindung auf unbewusster Ebene, da ein interpretierendes Subjekt fehlt. Sinn wird auf Sinn als Wahrnehmungsreiz reduziert und abgetrennt vom Sinn als möglichen Bedeutungsgehalt und Sinn als Sinnlichkeit.

Zwar fehlt ein interpretierendes Subjekt, es fehlt jedoch nicht die Beziehung zwischen dem schwerbehinderten Menschen und seiner Beziehungsperson als Verbindung auf leiblich unbewusster Ebene. Diese Ebene kommt in dem auf Einfühlung basierenden Beziehungsangebot einer Psychotherapie ins Spiel. Sie kann bei der TherapeutIn jene Angst provozieren, die Ogden (2000) als wesentlich für den Modus der autistisch-berührenden Position beschreibt. Sie werde, wenn man es mit Worten zu fassen versucht, als drohende Zusammenhanglosigkeit empfunden, als »drohende Desintegration der sensorischen Oberfläche oder des eigenen ›Sicherheitsrhythmus‹ […], die das Gefühl des Leckens, des sich Auflösens, Verschwindens oder Fallens in einen formlosen, unbegrenzten Raum zur Folge hat« (ebd., S. 70).

Die autistisch-berührende Position als »primitiven vorsymbolischen, sensorisch dominierten Modus« (ebd., S. 31) versteht Ogden als frühesten erfahrungsbildenden Modus, in dem Hauterfahrungen im Sinne von berühren/berührt ein Gefühl für das Existentsein in einer Beziehung repräsentieren. Im autistisch berührenden Modus geht es weder um die Beziehungen zwischen Objekten oder zwischen Subjekt und Objekt, sondern um die Kontinuität sensorischer Eindrücke. »Die Erfahrung des ›Selbst‹ ist an diesem Punkt nicht mehr als ein reflexionsfreier Zustand eines sensorischen ›Weiterbestehens‹ […], von Körperbedürfnissen hergleitet, die nur allmählich zu Ich-Bedürfnissen werden« (ebd., S. 33, mit Verweis auf Winnicott). Aus der Berührung erwachse nicht das Erlebnis von zwei Oberflächen, die sich berühren, sondern das Erlebnis einer sensorischen Oberfläche: »Es existiert praktisch kein Gefühl für innen und außen, für sich selbst und den anderen; wichtig ist vielmehr das Muster, die Begrenztheit, die Form, der Rhythmus, die strukturelle Beschaffenheit, die Härte, Weichheit, Wärme, Kälte und so weiter« (ebd., S. 34). Autistische Formen sind gefühlte Formen, wie z. B. weiche Teile des Körpers an dem der Mutter, vom Körper produzierte Substanzen etc., die Linderung und Behaglichkeit vermitteln. Dem gegenüber stehen autistische Objekte. Sie stehen mit diffusen Spannungen ausgelöst durch Momente fehlender sensorischer Bezogenheit in Verbindung. Ihre sensorische Oberfläche sei ähnlich wie eine harte Kruste: »Ein autistisches Objekt ist ein Sicherheit schaffender sensorischer Eindruck von spitzen Konturen, das die sonst ausgesetzte und verwundbare eigene Oberflüche bestimmt, beschreibt und schützt« (ebd., S. 58). Es ist Haut, die sich hart und schalenartig anfühlt entsprechend einem Schutzpanzer.

Dieser Modus verliert in der späteren Entwicklung nicht seine Bedeutung. Ogden versteht ihn in einem triadischen Verhältnis zum depressiven Modus, der durch symbolvermitteltes Erleben gekennzeichnet ist, und dem paranoid-schizoiden Modus, bei dem Erlebnisformen voneinander getrennt gehalten werden. Wenn es zu einem Überwiegen des autistischen Modus kommt, können verbale Interpretationen in Verbindung mit autistischen Objekten ermöglichen, dass Spannung nachlässt. In der frühen Kindheit ist die Ausbildung dieser Erfahrungsorganisation eine Leistung der Mutter-Kind-Dyade. Sie mache für das Kind jene Momente erträglich, in denen seine Getrenntheit bestimmend wird. Autistische Formen können als tröstend und heilend verstanden werden und das Kind auf den Prozess vorbereiten, wenn es aktiv beginnt, die Getrenntheit zu erproben. Ein Überwiegen des Gewahrseins von Getrenntheit erzwinge beim Kind die Verstärkung und Überbetonung dieser Prinzipien im pathologischen Sinn als autistische und/oder zwanghafte Verhaltensweisen. Hierdurch werde eine zweite Haut oder Ersatzhaut geschaffen, wie z. B. ein Ekzem bei Kindern – wie Spitz (1957) es bei hospitalisierten Säuglingen beschrieb –, oder vom Wiederholungszwang bestimmte perfekte Formen und Rhythmen. Als solche lassen sich im Fall des von schweren Beeinträchtigungen betroffenen Menschen auch Stereotypien oder reflektorisch gebundene Bewegungsmuster verstehen.

Die in der Gegenübertragung in der nichtbehinderten Beziehungsperson provozierten Ängste infolge der ›Löcher in der sensorischen Bezogenheit‹ stehen zugleich mit autistischen Objekten in Verbindung. Stereotypien, reflektorische Bewegungsmuster, spastische Verhärtungen, intentionslos erscheinende Gestik entsprechen autistischen Objekten als Sicherheit gebender Selbstschutz. Sie stellen eine sensorische Oberfläche her als Reaktion auf die ›Löcher im Gewebe‹ sensorischer Bezogenheit. Sie vermitteln ein rudimentäres Gefühl von Existentsein und sind Folge einer gemeinsamen Abwehrbewegung. Das aufgetrennte sprachliche Denken der nichtbehinderten Beziehungsperson und die projektiv aufgeladene überwiegend auf vegetativer und reflektorischer Ebene organisierte Leiblichkeit des behinderten Gegenübers sind als ein gemeinsames Produkt zu verstehen, dass vor dem Auftauchen früher Ängste schützen soll. Auf diesem Hintergrund lässt sich im Fallbeispiel mit Thorben (Kap. 10.1) der Eindruck ›Er geht mit mir um wie mit einem Holzklotz‹ aufgrund des fehlenden interpretierenden Subjekts als ›sprachliche Übersetzung‹ eines gemeinsam hergestellten autistischen Objekts verstehen: als gemeinsame Oberfläche, entstanden in meinem Erleben des Steifwerdens und Thorbens Reißen und Stillwerden. Es gibt auf dieser Ebene kein Innen und Außen, kein Subjekt und Objekt.

Im Kontext der musikalisch gestalteten Übertragungs-Gegenübertragungsbeziehung gerät die so beeinträchtigte Beziehungsform mit dem Überwiegen autistischer Objekte in Verbindung mit dem symbolbildenden Vermögen von Musik. Mit der Anwesenheit des Schreckens wird zwar die herkömmliche musikalische Idiomatik als sinntragende Ebene zerstört, nicht aber die grundlegende symbolische Verfasstheit von Musik, wie die Bezüge zur experimentellen Musik deutlich machen (s. Kap. 9). Normalerweise führen im musiktherapeutischen Prozess präsentative Deutungen auf der vorsprachlichen Ebene dazu, dass die PatientIn Zugang zu ihrem bislang ihr nicht verfügbaren konflikthaften Erleben finden kann. In der therapeutischen Beziehung zu Menschen mit den beschriebenen extremtraumatischen Erfahrungen wird die musikalisch gestaltete Übertragungs-Gegenübertragungsbeziehung mittels der präsentativen Verfasstheit der Musik zum Container für das von seiner präsentativen Verwurzelung gelöste diskursive Denken. Die auf der sprachlichen Ebene vollzogene Ausschlussfigur führt dazu, dass auf der musikalischen Ebene die im Sprachlichen ausgeblendete Ebene der leiblichen Verbundenheit und mit ihr der Schrecken bestimmend werden. Dieser zeigt sich in der Infragestellung der herkömmlichen Idiomatik. Der in der TherapeutIn intendierte Regressionsvorgang wird auf der musikalischen Ebene zugleich gehalten, denn hier erhält das sinnlich-sensorische Geschehen eine hörbare erlebbare Kontur, die als eine gemeinsam Gestaltete zum sinntragenden Grund werden kann. Als Reflex auf eine erschreckende Leiblichkeit vollzieht das ›Es scheint vegetativ gesteuert zu sein‹ als sprachlich-rationale Denkfigur den Ausschluss des Schreckens und bringt damit dem der Diskursivität innenwohnenden Zwang zur Sinnhaftigkeit als Bedeutungssinn und zu widerspruchsfreier Formulierung zur Geltung. In der Musik kann diese Ausschlussfigur und der mit ihr verbundene Schrecken mit der Auflösung der herkömmlichen Idiomatik ein musikalisch-sinnliches Feld kreieren, das Erschreckendes wie Verstörendes, Seltsames wie Faszinierendes, Vertrautes wie Fremdes aufnehmen kann, ohne davon in seinem sinnbildenden Vermögen zerstört zu werden. Sinntragende Elemente können ihrer idiomatischen Fassung beraubt als Klischee erscheinen, Vitalitätsaffekte können auftauchen und verschwinden. So war in der beschriebenen ›Holzklotzszene‹ mit Thorben das Lied, mit dem ich das Hin und Her begleitet hatte, verstummt. Es schien im Nichts zu enden. Das Liedfragment erschien nun mit einem offenen Rand. Durch die Infragestellung der Hörgewohnheiten ›ohne

Auflösung‹ werden ZuhörerInnen mit ihrer Irritation in die Musik hineingezogen. In diesem offenen Feld kann das Subjektsein des behinderten Gegenübers auf metaphorischer Ebene als eine aufscheinende Szene auftauchen und zugleich fremd bleiben. In der Anerkennung dieses Ausschlusses können fallweise im Sinne einer nachträglichen ›tröstenden Erfahrung‹ diese spezifischen Formenbildungen eingeholt werden und Anschluss an ein symbolisches Feld finden. Im Sinne eines Übergangsraums nimmt dieses Feld die Fremdheit des ›Holzklotzes‹ auf, der zur Metapher wird und zugleich seine konkrete sinnlich-sensorische Form nicht überschreitet.

10.3 Der Eindruck ›Es scheint vegetativ gesteuert zu sein‹ im Kontext der therapeutischen Beziehung

Wie vollziehen sich Veränderungsvorgänge im therapeutischen Prozess? Mit welchen Schwierigkeiten ist die Therapeutin hier konfrontiert? Welche Bedeutung kommt den Besonderheiten des Settings zu?

> Die musiktherapeutische Arbeit mit Thorben vollzog sich über einen langen Zeitraum, bis sie von einer Kollegin fortgesetzt wurde. Die Therapie fand in seinem Zimmer in der Wohnung der Familie statt. Thorben saß im Rollstuhl und wartete dort schon auf mich. Wenn ich den Raum betrat und ihn begrüßte, reagierte er meistens mit Aufregung, lautierte und fuchtelte. Saß ich dann neben ihm, sprach ich ihn an, versuchte seine Gestimmtheit aufzunehmen und diese in Liedern einzufangen, die mir passend erschienen. Es waren meist Volks- und Kinderlieder, Spirituals, Lieder aus dem Liedermacherumfeld, dem Rock-Pop-Bereich etc. Er griff oft ein und ich ließ mich ergreifen im vollumfänglichen Sinn des Wortes. Er griff in die Gitarre, zerrte an meiner Kleidung, an meinem Körper und ich folgte seinen Bewegungen, ließ ihn, soweit es mir möglich war, an mir zerren, zerrte manchmal mit.
>
> Thorben ergriff mich, wie mich sein Schicksal und sein Lächeln ergriffen hatte. Sein Eingreifen in mein Spiel, sein Zerren und Packen freute mich. Er nahm mich zur Kenntnis. Neben allen anderen Gefühlen war ich auch neugierig und gespannt. Ich wollte verstehen, was er wollte, wohin er uns führt. Indem ich seinen/meinen Stimmungen und dem leiblich-handelnden Ineinander folgte, veränderten sich die Lieder. Sie brachen ab

oder ich sang und spielte entsprechend der Dynamik gezerrt, gedehnt, gestaucht oder Thorben griff nach der Rassel. Es ergab sich dann ein kurzes Zusammenspiel, bis er sie wegwarf. Oder es trat überraschend Stille ein, manchmal bekam er auch einen epileptischen Anfall, manchmal wurde das Hantieren mit den Instrumenten bedeutsam.

Unser Mit- und Ineinander zeigte sich auf der musikalisch-akustischen wie der leiblich-handelnden Ebene als ein Gesamt. Dieses umfasste gestaltetes musikalisches Material wie Lieder, fragmentierte Liedteile sowie die von uns produzierten und nicht produzierten Geräusche. Letztere konnten von außerhalb des Raums kommen: Hundegebell, Radiomusik, Vogelgezwitscher etc., oder von innerhalb: Kanarienvogelgezwitscher, Handyklingeln usw., aber auch fallende Tischtennisbälle, Juchzen, Stuhlscheppern etc. So liebte es Thorben zeitweise, meinen Stuhl umzuwerfen, wenn ich mich erhoben hatte oder ich mich setzen wollte.

In meiner Gegenübertragung tauchten sehr unterschiedliche Empfindungen auf: Begeisterung, Ekel, Hass, Innigkeit, Verzweiflung, schwer auszuhaltende Trauer, Entwertungsempfindungen, die sich auf Thorben wie auch auf mich und unsere Arbeit bezogen, Schuldgefühle, Anspannung, Freude, erotische Fantasien. Trotz seiner deformierten, verletzt und verletzlich wirkenden Leiblichkeit wirkte Thorben manchmal durchaus attraktiv und sinnlich. Meine Empfindungen waren sprachlich oft schwer auszudrücken. Sie muteten zeitweise wie ein psychotisch bedeutungsloses Durcheinander an, zugleich schienen sie sich auf ein manchmal heftiges, manchmal zärtliches Liebesspiel zu beziehen. In den ersten Jahren empfand ich immer wieder neben heftiger Wut sowohl tiefe und drückende Traurigkeit als auch Einsamkeit und Isolation.

Druck als Folge von Entwertung, Spaltungstendenzen und Allmachtsfantasien

Über einen langen Zeitraum stand ich unter dem Druck, beweisen zu müssen, dass Thorbens Therapie sinnvoll ist in dem Sinn, dass wenigstens rudimentäre Fähigkeiten wieder verfügbar würden, die er vor dem Umfall besessen hatte. Dieser lag noch nicht so lange zurück. Den Druck verlagerte ich in meiner Fantasie nach außerhalb, auf die KlinikmitarbeiterInnen, deren Berichte ich gelesen hatte. Einmal im Jahr wurde Thorben dort für einige Wochen auch zur Entlastung der Familie untergebracht. In meiner Fantasie drohten die dortigen MitarbeiterInnen meine Verstehensansätze zu entwerten und anzuzweifeln. In Wirklichkeit wurde in fast allen Berichten die Bedeutung der Musiktherapie ebenso betont wie Thorbens wachsenden kommunikativen Fähigkeiten bis dahin, dass zur Vorsicht geraten wurde, da eine Zunahme von Bewusstheit auch einen depressiven Einbruch hervorrufen könnte. Erst in der Nachbearbeitung dieses Prozesses verstand ich, dass ich mit dieser Spaltung eigene unbewusste Tötungs- wie auch Heilungsfantasien auf das Umfeld verlagert hatte. Denn die Idee lag nahe, dass sich hierin meine eigenen Zweifel in verkappter Form zeigten. Ich hatte versucht, die mit Schuldgefühlen verbundenen entwertenden Gedanken wie auch meine Allmachtansprüche im Unbewussten zu halten. Wie ein streng strafendes Über-Ich forderte der Druck von mir beweisbare Erfolge, messbare Fortschritte in Thorbens Entwicklung. Nur so würde ich als professionelle Therapeutin dastehen und Thorbens Leben der Kategorie des ›lebensunwerten Lebens‹ entgehen können.

Sich der Macht dieser kollektiven Phantasmen zu entziehen, mit denen die Alleingültigkeit eines nur auf messbaren Ergebnissen beruhenden Erkenntnisgewinns zur geltenden Norm wird, ist schwer, versprechen sie doch Anerkennung und Kontrolle. Die Wirkung dieser Macht im Eigenen wahrzunehmen heißt Ohnmacht und Ohnmachtsgefühle nicht mehr zu verwechseln. Denn natürlich lag es weder in meiner Macht noch war es meine Aufgabe als Therapeutin, Thorbens schwere hirnorganische Schäden ungeschehen zu machen. Ich war nicht für sein Schicksal verantwortlich, wohl jedoch für die dadurch in mir ausgelösten entwertenden Gedanken. Meine Aufgabe war es, ihre Bedeutung in der Übertragungs-Gegenübertragungsbeziehung wahrzunehmen. Zweifel wie auch das damit zusammenhängende Gefühl der Sinnlosigkeit der therapeutischen Arbeit waren schwer auszuhaltende Gegenübertragungsempfindungen, die dazu führten, dass das Verstehen-Wollen manchmal wie ein Zwang erschien. Der Heilungsanspruch in mir war in diesem Fall sicherlich umso heftiger, als die Therapie im häuslichen Umfeld stattfand und nicht in einer Einrichtung. Mich umgaben die tiefe Isolation und Einsamkeit, in die Thorben mit seiner Familie gefallen war.

Auch wenn anfangs die Verlagerung meiner eigenen Zweifel nötig gewesen war, damit ich den Mut für die Konfrontation mit dem Schrecken fand, den die Begegnung mit Thorben für mich bedeutete, war es doch wichtig, mich diesen Zweifeln immer wieder zu stellen. So wurde mir in der zuvor geschilderten Holzklotzszene spürbar, auf welch unsicherem Boden meine Verstehensbemühungen standen, wie wenig sie abgesichert waren. Indem ich aber dennoch alle seine Bewegungen ernst nahm und auf mich bezog, schien ich einen verrückten Dialog zu führen, der mit Angst verbunden war. In jener Szene zeigte sich die tiefe Verunsicherung als Angst, den eigenen Wahrnehmungen nicht mehr trauen zu können, innen und außen nicht mehr unterscheiden zu können. Dies hatte den Rationalen Mythos auf den Plan gerufen. Die Vorstellung, dass der Griff nicht Thorbens Griff sein könnte, sondern der Greifreflex eines entseelten Körpers – eines ›Zombis‹ –, hatte mir Angst gemacht, ähnlich wie die Angst des kleinen Kindes in einer erschreckend fremden Welt. Der Rationale Mythos verhalf mir hier zu distanzierenden, sichernden Gedanken.

Therapieanspruch und therapeutische Haltung

Thorbens Sein als Subjekt, sein Identitätsempfinden als 15-Jähriger mit den altersentsprechenden Herausforderungen waren durch den Schrecken des Unfallgeschehens aus den Fugen geraten. Den alten Thorben mit seiner mehr oder weniger altersangemessenen leiblich fundierten Subjektstruktur gab es so nicht mehr. Das Bemühen um eine Restituierung eines Subjektempfindens musste notwendigerweise dieses Geschehen und seine Folgen einbeziehen. Auf der Beziehungsebene war die frühe Ebene des autistisch-berührenden Modus bestimmend. Sie steht normalerweise in einem triadischen Verhältnis zur depressiven und paranoid-schizoiden Position. Diese waren Thorben weitgehend nicht mehr verfügbar. Hier sollte im therapeutischen Prozess in Verbindung mit Sprechen und Spielen ein Übergangsraum entstehen. Die Therapie schien die Aufgabe zu haben, dass in den Inszenierungen auf der Übertragung-Gegenübertragungsebene Spuren und Fragmente von Thorbens bisherigem Leben auftauchen und gehalten werden können, und zwar in einer Weise, die seine jetzigen Möglichkeiten nicht überfordern. Aus dieser Sicht entsprach das Holzklotzgefühl in der geschilderten Episode einem autistischen Objekt als harte fühllose Haut, die nicht zwischen innen und außen unterschied, aber zugleich eine Grenze erzeugte. Dem entsprachen in meiner Fantasie die Angsterstarrung und der Klaps der Nonne. Es war wie ein fernes Vibrieren, das der Urknall des Unfalls erzeugt hatte.

Wie stellt sich die Form der Objektbeziehung dar und wie bildet sich der Schrecken ab?

Zunehmend empfand ich diese harten Momente – ›Holzklotz‹ – als eine seltsame Art der Objektbeziehung: ›Er geht mit mir um, wie er mit der Gitarre umgeht, wie mit sich, mit seinem Bein, der Tüte. Er behandelt mich wie sich, er macht mich fremd.‹ Im Empfinden dieser Fremdheit, Härte und Fühllosigkeit war mein Ärger eingeschlossen, nicht einfach als Ärger ›über‹ die grobe Behandlung, sondern auch und vielleicht vor allem als gemeinsames Erzeugen des Groben, Fühllosen. Ärger und Härte als Abwehr der Angst vor dem Nichts. Der Gedanke ›Er geht mit mir um wie mit einem Ding‹ ging manchmal mit Traurigkeit einher: ›Sein Lachen kommt nie wieder‹, weckte aber auch Interesse, als würde ich in einen seltsamen Kontinent eingeladen, indem ich mir selbst fremd war. Es war manchmal mit dem Gefühl von ›bei ihm sein‹ verbunden.

Oft erschien es mir in meiner Gegenübertragung, als würde Thorben mit seinem Ziehen, Zerren und Hantieren alles zudecken, sodass verstehende Möglichkeiten keinen Raum haben konnten. Dem gegenüber schien ich alles mit Tönen, Geräuschen und Klängen zu überziehen. Ein Eindruck aus der Dokumentation: ›Der Übermacht des Vegetativen stelle ich die Übermacht der Lieder gegenüber, dazwischen wird das Ich zermalmt.‹ Was bedeutet das? Auf der Ebene der Zwischenleiblichkeit wurde mit ›Es scheint vegetativ bestimmt zu sein‹ das Ineinander des Vegetativen von Thorben, seiner fragmentierten Leiblichkeit mit den eingefrorenen Spuren seines früheren Lebens wie auch des Traumas und meines Vegetativen/Unbewussten und den darin eingeschlossen unbewussten Fantasien bestimmend. Diese Ebene gewann mit unserem Singen, Spielen und Interagieren Anschluss an einen symbolischen Kontext. Weder durfte noch konnte ich hier mit meinem Ich bestimmend werden. Die entstehenden Inszenierungen verschlossen sich in ihrer Fremdheit einem Verstehen, Transformationsmöglichkeiten konnten sich nur in Anerkennung ihrer Fremdheit ereignen, die mein Nichtverstehen einschloss. In diesem Prozess war der therapeutische Raum wie ein Raum mit offenen Rand. Was heißt das? Im dyadischen Geschehen ist der vom Container-Contained bestimmte dyadische Binnenraum von einem Außenmilieu umgeben, in das hinein Spannungen abgegeben werden können und dessen Spannungen in den dyadischen Raum hineinragen. Der haltende Rand wird durch die Mutter mit ihrer α-Funktion erzeugt, indem sie als Container das Unverdauliche aufnimmt und als Verdauliches dem

Kind zurückgibt. Diese Grenze bleibt intakt, solange nicht die Momente des Versagens der Container-Funktion überwiegen. Hierfür ist die Fähigkeit der Mutter bedeutsam, im dyadischen Prozess ihr Subjektsein zurückzustellen und zugleich außerhalb der Dyade mit ihrem Ich als Subjekt zu funktionieren. Hier jedoch ging es darum, einen deformierten Container aufzunehmen: das Ineinander der Beeinträchtigungen und der unbewussten Affekte und Fantasien des nichtbehinderten Umfelds als ein fehlgehendes Containing. Das Ich der Therapeutin war in diesen deformierten Container involviert. Die Verstehensprozesse mussten daher die eigene Beteiligung mit umfassen, damit sich ein haltender Rahmen etablieren kann. Dieser offene Rand zeigte sich hier ganz real. Die therapeutische Arbeit fand im familiären Umfeld statt. Die Wände des Raums, in dem wir uns befanden, waren haltender Rahmen für die Therapie und zugleich waren sie durchlässig. Es mischten sich manchmal fremde Geräusche aus dem Nachbarraum ein, ebenso wie aus dem Außerhalb der umgebenden Natur als auch aus dem technisch-medialen Außerhalb (Handyklingeln). Auf dieser Ebene kam es mir manchmal vor, als sei mein Ich durchlässig.

Dieses Übertragungs-Gegenübertragungsfeld war bestimmt durch ein Sich-in-Szenen-hineinziehen-Lassen und eines gleichzeitigen stetigen Übersetzungsprozesses, der in der Dokumentation und Intervision seine Fortsetzung fand. Das Sichüberlassen bedeutete für mich auf dem Boden der ›Negativen Fähigkeit‹ (Bion), sich den in mir durch Thorbens Mimik, Gestik, lautliche Äußerungen und Verhaltensweisen ausgelösten und auftauchenden Affekten, Einfällen etc. zu überlassen, egal wie erschreckend, sinnlos oder skurril sie erscheinen mochten. Auf der Handlungsebene bedeutete es, mich ergreifen zu lassen, einzugreifen und mich den so entstehenden Handlungsdialogen zu überlassen. Auf der musikalischen Ebene bedeutete es, die in mir auftauchenden Liedeinfälle zu singen in der Intonation, wie sie dem leiblich-akustischen Miteinander entsprach, sei es zärtlich, innig, verstörend, wild. Veränderungsmomente zeigten sich, wie noch ausgeführt wird, als Handlungsdialoge sowohl auf der Ebene sinnlich-symbolischer Interaktionsformen als auch als auftauchende Formen von Selbstwirksamkeit.

Bedeutung des Sprechens und des Musikalischen

In den häufig auftretenden Momenten großer Anspannung machte ich immer wieder die Erfahrung, dass das Verbalisieren von dem, was ich empfand, zu einer Entlastung führte. Ogden (2000, S. 39) geht von der Annahme aus, »dass zu jeder Zeit […] eine Facette der Persönlichkeit im depressiven Modus operiert«. Erst das Zusammenspiel des depressiven und autistisch-berührenden Modus ermögliche ein Leben im Symbolischen. Es schaffe das Gefühl, »dass man in der ›Ordnung der Dinge‹ seinen Platz hat und auf anscheinend ganz natürliche Art und Weise handeln kann« (ebd., S. 82), man also existent ist in der Welt. Entsprechend gehe ich davon aus, dass sich in der noch so deformierten Leiblichkeit eines Menschen affiziert von Musik und Sprache zum beiderseitigen Nutzen Räume öffnen können, in denen ein Leben im Symbolischen fallweise möglich sein wird, auch wenn dies nicht in der Verfügungsgewalt eines Ichs liegt.

Es war mir daher eine große Hilfe, mich auf den durch einige Werke der experimentellen Musik kreierten Musikbegriff stützen zu können. Auch sie stellen für die ZuhörerInnen Räume mit offenem Rand her, gerade indem sie mit dem Entzug von melodiösen Verläufen und nachvollziehbaren rhythmisch-harmonischen Prozessen die Besetzung durch Vitalitätsaffekte verhindern. Indem sie in fundamentaler Weise Hörgewohnheiten unterlaufen, stellen sie einen offenen Rand her. In *4'33"* von John Cage sitzt die PianistIn 4 Minuten und 33 Sekunden lang vor dem geöffneten Flügel, ohne etwas zum Erklingen zu bringen. Stattdessen sind die ZuhörerInnen der Stille überlassen, die sich nun mit Geräuschen und Tönen von außen und von innen füllt. Die Frage, was das sollte, wurde in der Erstaufführung immer drängender und zugleich unbeantwortbarer:

> »Sie [das Publikum] haben den Punkt verfehlt. Es gibt keine Stille (als Baby). Was sie für Stille [in 4'33"] hielten, weil sie nicht zuhören konnten, war voller zufälliger Geräusche. Schon im ersten Satz konnte man draußen den Wind rauschen hören. Während des zweiten prasselten Regentropfen auf das Dach, und während des dritten machten die Leute selbst alle möglichen interessanten Geräusche, wenn sie sich unterhielten oder hinausgingen« (Cage, zit. n. Fetterman, 1996, S. 11).

Man könnte sagen, das Publikum ist in die ›Musik‹ hineingezogen worden, gerade indem sie den ›Punkt verfehlt haben‹. Gerade darin haben sie etwas von der ›Musik‹ verstanden, als Musik, die sich in fundamentaler Weise der Reflexion entzieht. Sie konnten keine Musik hören, denn sie waren die Musik.

Verstehensprozess auf musikalischer Ebene

Sinnhaftes tauchte in unseren Liedern in verschiedenen Formen auf. In ihrer idiomatischen Verfasstheit konnten sie in keiner Weise den Schrecken aufnehmen, der in der Beziehung zu Thorben bestimmend war. Dieser führte dazu, dass die Lieder in verfremdeter Form zum Ausdruck wurden, als Illusion in mir als Therapeutin. Darin wurden wilde, zarte, innige Szenen, auf Subjektaspekte verweisende Vitalitätsaffekte wie zersprengte Splitter aus Thorbens altem Sein deutlich. Thorbens Subjektsein wurde hier als flüchtiges Gebilde deutlich. Anfänglich hatte ich oft den Eindruck, als ob er mit seinen Eingriffen die Lieder zerstörte, wenn er meine Hand oder die Gitarrensaiten ergriff und mich am Singen hinderte: ›Er zerstört meine Lieder, er stoppt alles am Anfang, er ist so kaputt, er macht alles kaputt, ich spiele traurig, kaputt.‹ Manchmal verstand ich es als ›Ich soll nicht singen, soll bei ihm bleiben‹, also mich nach ihm richten. Als ich ihm dies sagte, lachte er. Häufig schienen Interaktionsansätze stecken zu bleiben, ebenso wie er im Wachkoma stecken geblieben war.

Es konnte nichts ausklingen. Der abgestoppte Klang erschien mir so, als hätte ich keine Zeit mich einzufühlen, keine Zeit zum Nachdenken. Das Phänomen des Klangs lässt sich entsprechend einer »primären Substanz« verstehen. Balint versteht darunter »nicht konturierte, unzerstörbare Objekte wie Wasser, Milch und Luft« (zit. n. Falzeder, 1985, S. 52). Die früheste Beziehung sei der Beziehung zu Natursubstanzen ähnlich, unzerstörbar und selbstverständlich wie die uns umgebende Luft. Erst im Fehlen werden sie als solche bemerkt. Die Klangerfahrung kann das Nacherleben intrauteriner Geborgenheit insofern ermöglichen, als mit ihr im Nachvibrieren Störungen ausklingen können. Thorbens Urvertrauen in eine solche Geborgenheit hatte mit dem traumatischen Schrecken einen Einbruch erlitten. Durch das Abstoppen gab es kein Nachvibrieren. Die harten Abbrüche boten im Sinne autistischer Objekte Schutz vor der Kehrseite des ›formlosen Grauens‹. Auch in mir durfte keine Zeit zum Nachklingen entstehen, kein offener Raum. Mit dem Sichöffnen für Fantasien und Eindrücke drohten erschreckende Einfälle und Fantasien aufzutauchen. Zugleich machte mich das Abstoppen ärgerlich. Insofern war es ein gemeinsames Produkt.

Diese erschreckenden Fantasien tauchten in den Liedern auf. Manche schienen unverhohlen Tötungsfantasien zum Ausdruck zu bringen, z. B. als ich spontan ein Lied über den Massenmörder Fritz Haarmann anstimmte. Hätte man sich mit Thorben in seinem vorigen Leben darüber gemeinsam gruseln können, schien es mir nun, als sei Thorben mit dem ›Hackfleisch‹ gemeint. In anderen Liedern schienen unbewusste Tötungsfantasien unter einer harmlosen Fassade zu lauern. So blieb mir das Lied *Lütt Matten, de Has'* im Halse stecken, weil mir plötzlich Thorben als der arme Hase erschien, der geschlachtet werden sollte. Auch hier erschien Thorben im Singen nicht als ein Gegenüber, mit dem zusammen man das Schicksal des naiven Hasen belächeln oder sich über das Böse in der Welt Gedanken machen konnte. Darin wiesen diese Lieder auf den Schrecken hin, auf Thorbens Fehlen als in irgendeiner Weise kompetentes Subjekt, auf den Beinahe-Tod, den er erlitten hatte. Musikalische Dynamik und Text fielen hier so auseinander, dass der Text im musikalischen Zusammenhang nicht einen Ausdruck hervorbrachte, sondern konkretistisch auf einen Schrecken verwies, als würde ich ihm tatsächlich den Tod wünschen und das auch noch lustig finden.

In einer späteren Stunde ertappte ich mich dabei, als ich *Die Fahne Hoch* anstimmen wollte. Ich war erschrocken, ging aber irritiert darüber weg. Erst in der späteren Analyse war es mir möglich, diesen Einfall ernst zu nehmen. Ich hatte das Lied einzig in Filmen über die Nazizeit kennengelernt. Wieso hatte es sich mir so eingeprägt? Als ein Nazilied wies es auf einen historischen Ort des Phantasmas vom lebensunwerten Leben hin. Das Lied beschwört wie viele politische Kampflieder auf musikalischer Ebene einen kommenden Triumph. Entstanden gegen Ende der Weimarer Zeit war es Hymne für eine Bewegung, die die Schmach des verlorenen Weltkriegs ausradieren wollte. Mir fiel dazu mein Vater und dessen Zerstörerisches und Zerstörtes ein, seine Begeisterung für Triumphales. Identifiziert mit dieser Begeisterung hatte ich seine mögliche Nähe zum Nationalsozialistischen beschönigend ausgeblendet. Darin begann ich nachzufühlen, wie furchtbar schwer es ist, das eigene Zerstörte und Zerstörerische anzuerkennen und zu betrauern. Damit tauchte nun erstmals auch die Figur des Vaters auf. Thorbens Vater hatte den Unfall des Sohnes nicht verkraften können und sich von der Familie getrennt. Die Begeisterung, die ich bei der musikalischen Inszenierung eines kommenden Triumphs verspürt hatte, macht auch das drückende Ausmaß der Allmachts- und Ohnmachtsfantasien bewusst, mit denen Thorbens unwiederbringlich Zerstörtes unbedingt wieder gutgemacht werden sollte. Daneben wurden Lieder bedeutsam, in denen eine innige Beziehung beschworen wurde. In diesen Situationen sang ich oft von der *Prinzessin auf der Erbse*. Das Lied entsprach meinen Empfindungen und schien geeignet, die manchmal auftretenden zarten und innigen

Momente aufzunehmen. Ich verstand sofort, dass Erbsen nicht für Überempfindsamkeit standen, sondern für erschlagende Felsbrocken, für den Unfall und seine erschreckenden Folgen. In dieser Fassung rührte mich das Lied, als würde darin eine zarte und sehr verletzliche Illusion beschworen.

Unser Abschiedslied – *Winde wehn* – wurde von mir so gestaltet, dass wir es abwechselnd ›sangen‹. Ich wartete zwischendurch immer auf irgendeine Regung Thorbens. Wenn diese kam, war es ein schönes Hin und Her. Manchmal kam sie auch nicht. Dann fühlte ich mich, als ob er mich im Regen stehen ließ. In dieser Fassung schien *Winde wehn* eine Liebesbeziehung zu beschwören. Das Lied schien oft unpassend, wenn ich es in Kontakt mit Thorbens Bewegungen und Lautierungen sang. Drängte ich es ihm auf oder konnte er sich darin mit seinem Eigenen einfinden? War es sein oder mein Lied? Ging ich auf hohe See und ließ ihn als Schatz zurück oder war ich der zurückbleibende Schatz und er hatte sich entfernt? Bemerkte mich der Schatz überhaupt? Stimmig wurde es für mich erst in der Vorstellung von Thorben als zurückbleibende Prinzessin: ›Die Prinzessin weint nicht, sondern spielt am Strand, hat sich und den Seemann vergessen, der mit dem Lied ihr Bild beschwört.‹ In dieser Fassung kam oft Traurigkeit in mir auf. ›Die fehlende Prinzessin‹ wurde zur Kontur des Fehlens von Thorben, des fehlenden Selbst, das hier als ein Negativ in einer zarten Illusion für diesen Moment da zu sein schien.

Es traten auch Lieder in Erscheinung, die wie aus dem Nichts in einem Moment da waren und wieder verschwanden. Als ich in einer späteren Stunde schon gepackt hatte, schlug er mit dem Schellenkranz, den ich ihm dagelassen hatte. Spontan sang ich dazu *Ein Jäger aus Kurpfalz* dazu. Es war wunderbar passend, als sei der wilde Jägersmann Thorben einmal kurz durch die Szene geritten. Das, was wie zufällig auftauchte, waren hervorgebrachte szenische Gebilde, mit denen ein Übergangsraum entstanden war. Ich fungierte dabei als ein Container, der um sich selbst nicht weiß. Hierin war Thorbens Subjektsein in einer ›Als-ob‹-Weise beteiligt, als sei er als Subjekt zeitweise als zarte Illusion anwesend, als ›zarte Prinzessin‹, als ›wilder Wassermann‹, als ›Jäger aus Kurpfalz‹. Diese Gebilde lassen sich als Abkömmlinge von Vitalitätsaffekten verstehen, Selbstaspekte, die nicht mehr in einer Subjektstruktur gehalten waren. Das bezog sich sowohl auf zarte und zärtliche, liebevolle Gesten wie auch auf wilde Wut und feurige Begeisterung. Diese illusionären Gebilde verstehe ich als eine Entsprechung zu den von Winnicott (1984) konzipierten spontanen Gesten. Mit ihnen war Thorben anwesend in einer Weise, dass er ›da‹ sein konnte, als existent in der Welt mit dem Leben verbunden, ohne dass er die Gesten in sich halten und sie vertreten musste.

Der Verstehensprozess auf der Handlungsebene

Neben Liedern wurden die Instrumente als solche in einer Art Handlungsdialog bedeutsam, bspw. als Thorben den Schellenkranz, der vor ihm lag, vorsichtig mit dem Mund berührte. Mir kam es in dem Moment vor, als würde er sich hier ganz vorsichtig an die Berührung eines sinnlichen und zugleich harten Objekts herantasten, in seiner Art der Objektbeziehung Verbindung aufnehmen mit einem vertrauten und zugleich fremden Objekt. In ähnlicher Weise hatte sich eine Interaktion ergeben, bei der ich mit dem Gitarrensteg vorsichtig seinem Kopf näherkam, den er gleichzeitig vorsichtig zum Steg neigte, und darin ein tastend vorsichtiger berührtberührender Moment zustande kam: ›Er wendet den Kopf, ich komme vorsichtig mit der Gitarre näher, berühre Kopf und Nase, er wackelt, ich komme, er schaut, ich komme.‹ Es kam mir vor wie ein zärtliches Liebesspiel mit mir und zugleich mit einem Ding. Das Festhalten am Dinghaften hatte hier identitätswahrende Bedeutung, als Thorbens Form, mit der er sich auf der Ebene des fehlenden Selbst als Eigen und Bezogen zur Geltung brachte. Es entsprach in diesem Sinn einer autistischen Form. Es war nicht metaphorisch, jedoch die Illusion des Metaphorischen. Die Gitarre war das Symbol des Zusammenseins, wiewohl sie zugleich ein Ding blieb. Sie stand auch für Erfahrungen aus seinem vorigen Leben. Denn der Vater und er hatten zusammen Gitarre gespielt. Diese Form des Berührt-Berührens wurde nun häufiger möglich und weitete sich manchmal aus zur Form: mit dem Steg den Nacken massieren. Später behielt Thorben oft den Schellenkranz oder die Flöte wie ein Übergangsobjekt zwischen den Stunden zurück. Dies wurde von der Familie aufgegriffen und in rührender Weise unterstützt.

Mittels projektiver Identifikation, mit der Unverdauliches in mich verlagert wurde, und im musikalischen Geschehen einen Namen bekam, entstanden in mir Fantasien. Als illusionäre Gebilde wurde Gewalthaftes, Triumphierendes, Wildes wie Zärtliches und Trauriges in Szene gesetzt in Form eines Als-ob. Sie mussten ganz in mir als Therapeutin gehalten werden im Sinne des Ich-für-ein-Du, damit Thorbens Eigenes, das sich im Fremdartigen seines Seins zeigte, ungestört bleiben konnte.

Bedeutung der Unklarheit des Rahmens

Der therapeutische Prozess war dabei mit Schwierigkeiten konfrontiert, die sich auf den Rahmen bezogen. Neben den geschilderten Prozessen wurde an vielen Stellen immer wieder die Unklarheit dieses Rahmens spürbar. Impulse aus dem Außen konnten Verstehensvorgänge in Gang setzen, in denen Konflikthaftes und Schwieriges deutlich wurde. Sie konnten aber auch ein Verschmelzungserleben intendieren. Häufig stellte sich mir die Frage, was zu uns, in die therapeutischen Beziehung gehört, und was Außengeräusche, Störungen sind, die vermittels meiner Containing-Funktion als Therapeutin eigentlich im Außen hätten gehalten werden sollen. Außen bezog sich auf die nicht von uns produzierten Geräusche: Radiosendungen, Gerede, Hundegebell aus dem Nachbarraum, Vogelstimmen von draußen oder das Gezwitscher der anwesenden Wellensittiche, das Schnaufen des Hundes, der unbemerkt in den Raum gekommen war, oder das Klingeln meines versehentlich nicht ausgeschalteten Handys, die mich ansprachen, als sei ich gemeint.

In einer Situation war nämlich zufällig ein von mir unbemerkter Hund anwesend. Als ein Familienangehöriger während der Stunde den Raum betreten hatte, hatte sich der Hund vermutlich hereingeschlichen und still hinter Thorbens Rollstuhl gelegt. Als ich bemerkte, dass ich bislang musikalisch auf sein Schnaufen reagiert hatte mit dem Gefühl, es sei Thorben, mit dem ich interagiere, war ich erschrocken. Meine Angst war wie die Angst, innen und außen nicht mehr unterscheiden zu können. Sie entsprach einem Loch im haltenden Gewebe, entsprechend der autistischen Angst als »drohende Desintegration der sensorischen Oberfläche« (Ogden, 2000 S. 70). Doch möglicherweise trug ich mit dem Bemühen, außen und innen zu unterscheiden, eine unangemessene Ebene an diesen Prozess heran. Möglicherweise gehörte aus der Sicht Thorbens die gesamte Szene mit allen Geräuschen und Bewegungen zu ihm, ein Erleben, in dem es kein Innen und kein Außen gibt und daher auch kein Loch. Sondern es war ein Moment, in dem die sensorische Oberfläche als eine zwischen uns waltende Membran nicht da war. Aus dieser Sicht hätte ich hier unbeabsichtigt Thorben losgelassen bzw. wäre gerade darin mit dieser Verwechslung bei ihm gewesen, so wie die ZuhörerInnen in *4'33"*. So führte ich mit meinem zeitweiligen Bemühen, zu sortieren, was zu uns gehört und was nicht, eine nicht immer adäquate Handlungsebene ein. Ich sagte energisch oder besorgt ›Das stört, das gehört nicht zu uns‹ oder schimpfte mit den Wellensittichen. Oft freute sich Thorben und die Balance zwischen uns konnte gehalten oder wiederhergestellt werden, manchmal aber auch nicht. Manchmal diente das Schimpfen der Abfuhr eigener Aggressionen im Sinne eines Agierens, das einem situativen Versagen meiner Container-Funktion entsprach, als hätten die Vögel mit ihrem Gezwitscher den Ärger aus mir herausgelockt‹.

Eindrücke aus dem Außen konnten Szenisches Verstehen in statu nascendi in Gang setzen. In einer Stunde trat ein besonderer Moment ein, als ich auf Thorbens Atmen aufmerksam wurde. Gleichzeitig hörte ich nebenan seine Mutter sprechen. Mit dieser Gleichzeitigkeit verband sich in mir das Spüren von Thorbens Atmen und das Hören der Stimme seiner Mutter, als ob Thorben seine Mutter entdeckt hätte. Sicherlich war ihm ihre Stimme vertraut. In dieser Situation jedoch, zusammengehalten durch meine Fantasie, war es, als ob er in seinem neuen Leben etwas Altvertrautes wiedergefunden hätte. ›Es ist ein bisschen ein bewegender entspannter Moment‹, notiere ich. Thorben hatte die zarte Beziehung zu seiner Mutter in mich projiziert und war damit in mir angekommen. In der nächsten Stunde wiederum erschien mir der Raum, in dem wir saßen, wie ein Verlies, in dem wir eingeschlossen waren. ›Die Musik von nebenan, die nicht für uns bestimmte‹, erschien jetzt wichtig, damit wir nicht ganz verloren sind.

Einige Stunden später kam aus dem Radio im Nebenan eine Meldung über das milde Urteil in einem Gerichtsverfahrens gegen Aufsichtspersonen eines Schwimmunterrichts, bei dem ein behindertes Mädchen ertrunken war. Ich hatte diese Meldung schon auf der Hinfahrt gehört und mich über die Urteilsbegründung empört, als könne so etwas bei einem schwerbehinderten Kind eben eher mal ›passieren‹. Als ich nun aus dem Raum nebenan diese Radiomeldung hörte und Thorben zeitgleich einen Anfall bekam, war ich schockiert. Es war, als hätte die Radiomeldung für ihn wie eine Vernichtungsdrohung gewirkt, auf die er mit einem Anfall reagierte. Erst als ich mich im Nachhinein fragte, was mich so wütend gemacht hatte, wurde mir spürbar, dass auch in mir als Erlösungswunsch getarnte Tötungsfantasien waren, als sei Thorben besser doch gestorben als so ein Leben führen zu müssen. Diese ins Außen verlagerten unbewussten Fantasien waren durch den Radiobericht virulent geworden, durch ihn erschienen sie wie anwesend. Hilflos hörte ich zu und konnte Thorben nicht davor schützen. Denn die Fantasien waren mir als meine ja unbewusst geblieben. Es war ein schockierender Gedanke: als zeige der Anfall, dass

›Thorben merkt, das hinter meinem Freundlichen etwas Böses lauert, vor dem er sich fürchten muss‹: der Anfall als ein autistisches, Sicherheit herstellendes Objekt.

Eindrücke von außen konnten auch Verschmelzungszustände intendieren, bspw. als in einer Situation, als fern der Hahn krähte, ein entspanntes Miteinander entstand, als seien Thorben und ich in einem großen Ganzen aufgehoben, als sei in dieser Situation Thorbens Sein und mein Erleben nicht mehr in Widerspruch zueinander geraten. Und doch zeigt sich auch hier die Ambivalenz in der Formulierung ›als fern der Hahn krähte‹ wie ein Zitat aus der Bibel: ›Wenn der Hahn kräht, wirst du mich dreimal verleugnen.‹ Hatte hier das Außenmilieu die Funktion eines nach außen verlagerten Projektionsschirms für unser Miteinander? Die Reize von außen fungierten im Sinne Bions (1992, S. 118) als ›ausgewählte Tatsache‹. Hierdurch werden bislang zusammenhanglos erscheinende Phänomene auf eine neue Ebene von Ordnung gehoben. Sie ermöglichten in mir auf den Prozess bezogene strukturelle Veränderungen, wie eine Mutter, die sich im Außen verliert und nun sich und ihr Kind wiederfindet.

Ich war im Prozess mit Thorben mehr als in anderen Prozessen mit meinem Ich involviert. Dem sonst überwiegend innerpsychischen Wechsel in der TherapeutIn entsprach hier zusätzlich das Changieren zwischen der leiblich-musikalischen Verwicklung, die manchmal einem Agieren, manchmal einem fast traumähnlichen Zustand entsprach, und der reflexiven Verstehensebene. Auf dieser war ich bemüht, zu benennen, was sich ereignete: ›Oh, das ist ein Schreck‹, ›Ich verstehe, dass du dich zurückziehst‹, ›Das war doof, das konnte ich nicht verhindern (z. B. ein Anfall), das liegt nicht in meiner Macht‹. Zwangsläufig mussten meine intentionalen Bemühungen oft ins Leere laufen. Zugleich durfte ich mit ihnen nicht bestimmend werden, wenn es gelingen sollte, dass Thorben ungestört in seiner eigenen Weise auftauchen und sich behaupten sollte. Stets drohte dieser Prozess durch den vorzeitigen Einbruch meines Subjekt-Objekt-Denkens gestört zu werden. Es tauchten immer wieder Allmachtsfantasien auf, die allmählich jedoch auch benannt werden konnten. Auch der zwingende Fördermodus ›lauerte‹ stets, wenn Thorben unverhofft etwas gelang, er z. B. die Räder seines Rollstuhls betätigte. Es löste gleich die Idee aus, jetzt müsse man ihm nur noch zeigen, wie es geht, den Rädern eine Richtung zu geben. Das Ruckeln daran und Umschmeißen des Stuhls wirkten manchmal wie eine nicht gewusste Art, an den engen Grenzen zu zerren, die ihm nun gesteckt waren. Vielleicht zerrte er aber auch an mir oder ich an ihm?

Die Außengeräusche konnten zur Projektionsfläche eines/meines vernichtenden Über-Ichs werden, aber auch der Abfuhr heftiger Aggression dienen. Sie konnten, wenn ich Außen und Innen als Eins erleben konnte, im Sinne eines haltenden Umfelds wirken.

Bedeutung des Zufälligen und Besonderheiten des Settings

Die Unterscheidung des Innen und Außen wurde jedoch auch von anderer Seite her unterminiert. Von Beginn an tauchten in diesem von uns gestalteten musikalisch-akustischen Feld Töne, Klänge, Geräusche auf, die ich als ›zufällig‹ erlebte, sei es das Klackern heruntergefallener Tischtennisbälle, seien es Geräusche oder Töne, die entstanden, wenn die Gitarre herunterfiel oder Thorbens Hand auf die Saiten der Gitarre ›fiel‹. Diese Geräusche riefen häufig Heiterkeit bei Thorben hervor, als fühle er sich genau darin erkannt, entsprechend einem Erleben, bei dem Impulse von innen und außen auftauchen können, ohne sie mittels einer intentional gehaltenen Leiblichkeit als eigen erleben zu können. Es konnten Geräusche auftauchen, die wir gemeinsam bemerkten, von denen mir nicht klar war, wer sie produzierte, ob ich sie mir eingebildete oder sie sich tatsächlich ereigneten. Es konnte entspannend sein, sich dem Zufälligen zu überlassen, befreit vom Zwang, verstehen zu müssen, und manchmal stellte sich dadurch eine Verbindung her.

Das Zufällige konnte uns aus einer Verhakung erlösen, sodass sich für kurze Zeit eine friedliche Szenerie entfalten konnte. So ähnlich war es in einer Stunde, wenngleich es zugleich ein sehr irritierendes Ereignis war. Es war wieder einmal eine angespannte Stimmung aufgekommen. Hier ›erlöste‹ mich mein Handy. Es klingelte, denn ich hatte vergessen, es auszuschalten. Jemand hatte angerufen und ich rief zurück, sicherlich erleichtert über die Unterbrechung. Der Mann am anderen Ende fragte: ›Was wollen Sie von mir? Ich habe Sie nicht angerufen.‹ Ich war verwirrt. Thorben lachte, als habe das Handy uns aus einem Bann befreit. Nach kurzer Irritation machten wir weiter. Innerlich war ich zugleich mit Fantasien über experimentelle Musik beschäftigt, als sei ich ›in mir verrückt‹, im Niemandsland, ganz fremd, das zufällige Geräusch. Die Interaktionen entspannten sich weiter wie auf einer traumähnlichen Ebene: Ich machte, hantierte, hörte, wie Thorben in den Katheter pinkelte, Entspannung oder Schreck oder beides, er griff nach der Tüte, einmal trafen wir uns. Weiter ein Hin und Her zwischen uns, begleitet von traumähnlichen Fantasien, denen ich mich überließ und die mich erschreckten. Dann plötzlich tauchte das Lied *Es freit ein wilder Wassermann* auf – wie eine wilde innig-traurige Liebe. ›Vitalitätsaffekte, die durch die Gegend schwirren‹ fiel mir ein.

In dieser Szene schien es, als sei eine Deutung von außen herbeigeschwirrt, ein Mann, der die situative Struktur der therapeutischen Beziehung benennt, entsprechend der Prinzessin Lilofee aus dem Lied, um die der Wassermann freit, und die von sich nichts weiß. Der Mann spricht die Worte aus, die Thorben nicht sagen kann. Das Handyklingeln hatte mir eine Gelegenheit gegeben, leicht schuldbewusst, aus der belastenden Situation mit Thorben herauszutreten, weg zu gehen. Darin erschien es, als hätte ich diesen Anruf herbeigerufen, auf jeden Fall unbewusst herbeigesehnt. Gerade jedoch diese seltsam sich verfehlende Interaktion schickte mich zu Thorben zurück. Der herbeigerufene Anruf schien kein Fremdkörper, nichts Störendes, sondern als hätte mich der Anruf gerade im Unverständlichen etwas verstehen lassen, ohne es benennen zu können, und mich in veränderter Form wieder hineingebracht in die Situation. Aber es war auch erschreckend, sodass ich mich mit dem Bezug auf die experimentelle Musik beruhigt hatte. Indem ich es mir erlaubte, die Situation zu verlassen, hatte sich darin ein seltsamer Sinn eingefunden, nicht in mir als ein Szenisches Verstehen, sondern mir war ein Außen entgegengekommen, in dem sich etwas realisiert hatte. Es hatte mich erschreckt und vielleicht ging es auch um etwas Bedrohliches. Denn möglicherweise hatte sich in der ›angespannten Stimmung‹ etwas situativ verdichtet: das Gefühl des Eingesperrtseins mit Thorben, die räumliche Nähe der Mutter nebenan in meiner Fantasie hörend beteiligt, sinnlich-erotische Fantasien und die leiblich zupackenden Griffe Thorbens, verdichtet zur unbewussten Bedrohung durch ein inzestuös anmutendes Geschehen. Dessen Bedrohlichkeit lag darin, dass es den therapeutischen Rahmen hätte sprengen können, was ja auch der Fall gewesen wäre, hätte es nicht als Übertragung erkannt werden können. Dies war aber im vorliegenden Setting äußerst erschwert, da die Therapie mitten im Lebensalltag im familiären Wohnumfeld in räumlicher Nähe zur Mutter stattfand und hierdurch war die Übertragungsbeziehung immer kontaminiert. Ein ›neutrales Außen‹, das mein Unbewusstes hatte aufnehmen können, schien uns geholfen zu haben. Auf jeden Fall trat Entspannung bei Thorben wie bei mir ein. Die Szenerie konnte auf eine metaphorische Ebene – *Es freit ein wilder Wassermann* – gehoben werden.

Das Zufällige erschien hier manchmal als Reflex auf Thorbens Erleben: dem Ausgesetztsein eines Körpergeschehens, das in seinem intentionalen

Bezug nicht in einem Körperselbst gehalten ist, mit dem erst Innen und Außen zur leiblich fundierten Kategorie werden. Das Zufällige schien manchmal Produkt meiner Bemühungen, die Innen-Außen-Unterscheidung der therapeutischen Beziehung anzutragen, wiewohl auf der Ebene von Thorbens Erleben es möglicherweise ein fortwährender Fluss sensorischer Ereignisse war, bei dem sich sensorische Bezogenheit und ›Löcher im Gewebe‹ als autistische Objekte abwechselten. So schien auf dieser Ebene mein Ich aufzutauchen und mit Zerfall bedroht. Zugleich ging es gerade darum, Zerfallensein hinnehmen zu können.

Der therapeutische Prozess mit Thorben gestaltete sich lange Zeit wie ein Trauerprozess. Dabei musste ich die Trauer in mir halten, denn Thorben wäre damit komplett überfordert gewesen. Ich musste sie jedoch, wiewohl es die Meine war, als die Seine halten. Wiewohl es alles meine Fantasien waren, musste ich sie zugleich als die Seinen halten. Die Gesamtsituation konsolidierte sich jedoch mit der Zeit. Thorben bekam einen kleinen Bruder, die Mutter heiratete wieder. Der Mann übernahm viel Verantwortung für Thorben. Thorben wurde interaktiver, interagierte bei der Physiotherapeutin durch das Mitmachen bei Übungen, beim Miteinanderspielen, auch in der Klinik in musiktherapeutischen Gruppen. Der Kontakt mit ihm konnte auch über eine größere räumliche Distanz gehalten werden. Er nahm auf eine veränderte Art am Leben teil. In einem haltenden Rahmen konnte er sich mit seinen interaktiv gebildeten leib-sinnlichen Bezügen als existent erleben. Hierdurch wurde er im Symbolischen gehalten, wenn dieser Rahmen im Sinne eines haltenden Subjekts fungierte und so immer wieder ein ›Ich für ein Du‹ entstehen konnte.

10.4 Gehaltensein im Symbolischen: Der Rahmen als ein haltendes Subjekt, mit dem fallweise ein ›Ich für ein Du‹ entstehen kann

Vanessa war, als ich sie kennenlernte, eine junge Frau mit einer schweren geistigen und körperlichen Behinderung. Im Vergleich zu Thorben war sie jedoch deutlich weniger beeinträchtigt. Sie bewegte sich auf dem Boden robbend fort, konnte nicht sprechen, reagierte jedoch recht klar auf Ansprache. An Klängen, Tönen wie auch an Kontakt mit anderen Menschen war sie sehr interessiert. Manchmal schlug sie heftig ihren Kopf auf den Fußboden. Aus unklaren Gründen war sie zu der schwerbehinderten Frau geworden, die sie nun war. Mit der Aneignung des Geistig-behindert-geworden-Seins hatte sie – so könnte man es formulieren – die Identität einer schwerbehinderten Frau entwickelt. Die Problematik war bei Thorben anders gelagert. Er hatte einen gravierenden Einbruch mit schwerwiegenden Folgen in sein normales Leben erlitten. So war ich in der Arbeit mit ihm mit der Frage konfrontiert gewesen, wie auf dieser Basis ein Selbstgewahrsein entstehen kann, dass es ihm ermöglicht, in irgendeiner Weise einen Anschluss an sein vorheriges Leben zu finden. Währenddessen ging es bei Vanessa darum, sie darin zu unterstützen, mit ihrem Eigensein in Erscheinung treten, sich selbst behaupten zu können, statt sich mit dem Symptom des Kopfschlagens selbst wegmachen zu müssen.

Die Musiktherapiegruppe, zu der Vanessa gehörte, bestand aus fünf sehr schwerbehinderten jungen Menschen. Sie wurde in einer Tagesförderstätte betreut, in der auch die Musiktherapie stattfand. Aus terminlichen Gründen hatte ich die Musiktherapiegruppe zeitlich vorverlegt, wodurch auch ihre Zusammensetzung verändert werden musste. So kam für die TeilnehmerInnen nicht nur der gewohnte Tagesablauf durcheinander, sondern die Gruppenzusammensetzung war für sie neu. In der ersten Stunde in neuer Besetzung zeigten alle sehr deutlich, wie schwierig die Situation für sie war. Sie ignorierten mich, waren mit seltsamer Gestik beschäftig oder ganz in sich eingekuschelt. Vanessa wollte ständig weg, robbte zur Tür und schlug heftig mit ihrem Kopf dagegen. Dies steigerte sich noch in der dritten Stunde: Weinen, Sich-selbst-Schlagen, Den-Kopf-auf-den-Boden-Schlagen, Reißen und Zerren. Vor allem Vanessas Reaktion, wie sie heftig mit dem Kopf gegen die Tür schlug, ließ mich regelrecht erstarren. Es löste bei mir Schuldgefühle aus, hatte doch mein Wunsch nach zeitlicher Verschiebung der Gruppe diese Irritationen wohl ausgelöst. Vanessa war es gewohnt, um diese Zeit zu essen. Nun war sie in der Gruppenmusiktherapie auch noch in einem Raum, der nicht der ihre war. Ihr Kopfschlagen gegen die Tür schien mir deutlich zu signalisieren, wie falsch das war, was ich gemacht hatte. Statt sie in ihren gewohnten Tagesrhythmen und ihrem Umfeld zu stabilisieren, hatte ich sie verunsichert. Möglicherweise hatte sie Hunger und war daher für therapeutische Angebote gar nicht erreichbar. Mir fielen Hinweise aus der Fachliteratur ein, in denen darauf hingewiesen wurde, dass eine befriedigende Grundversorgung und zuverlässige Bedürfnisbefriedigung Voraussetzungen für therapeutische Einflussnahmen sind. Ein gruppenmusiktherapeutisches Angebot konnte unter diesen Bedingungen nur ins Leere gehen. Ich kam mir sehr unprofessionell vor. All das

> ging mir durch den Kopf, als Vanessa ihren Kopf an die Tür schlug. Sie brauche Brot statt meine Töne, schien ihr Kopfschlagen zu signalisieren, konkretes Brot statt metaphorische Nahrung. Mir verging mein Singen. Es wurde ganz sinnlos und erstarb.

Konnte man zu dem, was hier zu hören war, überhaupt Musik sagen? In der Regel stimmte ich wie beschrieben in der Gruppe Lieder an, mit deren Dynamik ich die sich in meiner Gegenübertragung widerspiegelnde aktuelle Stimmung der Gruppe hoffte aufnehmen zu können. Die Liedformen veränderten sich dadurch, wenn z. B. ein plötzliches Verstummen eintrat, Schmerzliches oder Quälendes auftauchte oder auch wilde Begeisterung. Die Lieder wurden dadurch seltsam, manchmal ganz spannungsvoll, entsprechend dieser Vitalitätsaffekte verfremdet, gestaucht, gedehnt, zerstückelt. Selten endeten sie entspannt im Schlusston. Vanessas Kopfschlagen jedoch und die in mir ausgelösten, mit Entwertungs- und Schuldgefühlen einhergehenden Gedanken und Überlegungen – ›Vanessa braucht Brot statt Musiktherapie‹ – drohten den musikalischen Kontext zu unterhöhlen. Auch wenn ich äußerlich bemüht war, weiterzusingen, brachten sie mich innerlich zum Verstummen.

Auf der musikalischen Ebene erzeugte Vanessas Mit-dem-Kopf-gegen-die-Tür-Schlagen in Verbindung mit meinen sprachlich–musikalischen Interventionen ein musikalisch-akustisches Konglomerat, dem ein musikalischer Zusammenhang zu fehlen schien. Im Gegenteil wurde dieser infrage gestellt. In Vanessas Kopfschlagen schien höchstens der Verweis des ›Hier gibt es nichts zu verstehen, das vegetativ Organisierte beweist es ja‹ zu liegen. Ihr Kopfschlagen schien in dieser Fassung keinen Ausdruckswert zu haben, sondern es musste als Umgang mit einem physiologischen Spannungszustand verstanden werden, möglicherweise mit Hunger. Hierdurch, mit dem Rationalen Mythos und der damit einhergehenden Einfühlungsverweigerung wurde nicht nur das Lied, sondern auch die Liedform als Verbindung zwischen dem dyadischen Sein (den unbewussten Interaktionsformen) und der Welt (dem präsentativen Symbolsystem) infrage gestellt. Auf der frühen Beziehungsebene haben die beschriebenen musikalischen Parameter – die dynamischen Bewegungsformen, die Lieder als Übergangsobjekte – vermittelnde Funktion. Sie verbinden im Sinne von Vitalitätsaffekten und vermitteln als Übergangsphänomene Aufregung und Ruhe. Indem sie mit ihrer Rhythmizität ein Vorher und Nachher erlebbar machen, ermöglichen sie für das Kind die Erfahrung von Kohärenz. Mit dem hier eintretenden Stillemoment wurde die Möglichkeit von Vermittlung jäh infrage gestellt. Statt Kohärenz wurde Fragmentation bestimmend. Die Stille markierte den Einbruch namenloser Angst infolge des drohenden Versagens meiner Container-Funktion angesichts überwältigender Affekte. So spürte ich Scham, als könnte ich als Scharlatanin entlarvt werden, und damit einhergehend auch narzisstische Wut, die ich mir jedoch nicht eingestand, als hätte ich kein Recht, auf meinem Bedürfnis der Zeitverschiebung zu bestehen. Vor allem aber konfrontierte mich der Schrecken des Kopfschlagens mit dem Schrecken, der durch das Leben von Vanessa und den anderen GruppenteilnehmerInnen ausgelöst worden war und den ich durch unsere schöne Form des ›gemeinsamen Liedsingens‹ ausgeblendet hatte. Sie diente zugleich dazu, über mein Wegsein-Wollen hinwegzugehen. Hiermit konfrontierte mich Vanessas Kopfschlagen. Sie wollte weg von mir, so wie ich weg wollte von dem Eindruck überwältigender Hoffnungslosigkeit. Die Stille war daher so etwas wie der Einbruch von Zeitstillstand. Ich wurde mit etwas überwältigend Fremden, Erschreckenden und Unverständlichen konfrontiert und mit dem Schrecken gleichzeitig in einen Regressionsvorgang hineingezogen.

> Ein Einbruch weit dramatischerer Art ereignete sich zwei Stunden später. Anfangs waren wir vergnügt. Ich sang mit Gitarrenbegleitung zu den Lautierungen der Teilnehmenden. Es verbreitete sich begeisterte Stimmung. Plötzlich griffen die beobachtenden Mitarbeiterinnen ein. Sie waren besorgt: M, der zu schlafen schien, könne aufhören zu atmen. Die Mitarbeitenden hatten mich zuvor schon informiert, dass so etwas passieren kann und sie deshalb die Gruppe beobachten. Dennoch war ich überrascht, schockiert und fragte mich, wieso mir Ms Zustand entgangen war. Während wir fröhlich-harmlose Lieder sangen, war gleichzeitig ein Gruppenmitglied in eine vitale Krise geraten.
>
> Die Mitteilung der Mitarbeitenden hatte mir unterschwellig Angst gemacht, sodass möglicherweise die ›fröhlich-harmlosen Lieder‹ die Bedrohung übertünchen sollten. M war im Zustand des klinischen Todes wiederbelebt worden und hatte seither eine sehr schwere Beeinträchtigung zurückbehalten. Die Frage, welchen Sinn die Wiederbelebung hatte, ob das Leben für ihn wirklich die bessere Alternative war, begleitete ihn seitdem. Meine freudige Stimmung vom Anfang war Trauer und Resignation gewichen.

Mit dieser Szene wird deutlich, dass die musiktherapeutische Arbeit mit so schwer beeinträchtigten Menschen manchmal am Rand einer existenziellen Grenze stattfindet. Es können vitale Bedrohungssituationen eintreten, die ein Eingreifen zum Schutze des Lebens nötig machen. Das Ineinander von Vernichtungsängsten und Tötungsfantasien angesichts von Überlebensbemühungen und vitalen Gefährdungen stellt eine schwierige Gemengelage dar. Gerade aber die unbewussten und im Unbewussten gehaltenen Tötungsfantasien, die damit einhergehenden Schuldgefühle und Allmachtsfantasien machen es schwer zu erkennen, dass Tötungsfantasien eben nicht mit Tötungsimpulsen gleichgesetzt werden können. Eben die Anerkennung der eigenen Tötungsfantasien und ihrer möglichen Wirkung auf das Gegenüber ermöglicht es gerade, dass unter der narzisstischen Szene die objektbezogene auftauchen kann. Währenddessen ruft die vitale Bedrohung eines Gegenübers als unmittelbare Reaktion eine irgendwie geartete Rettungshandlung hervor. Erst die im Unbewussten bleibenden Tötungsfantasien, Schuld- sowie Allmachtgefühle können zu Komplizierungen führen dergestalt, als läge es vollkommen in der Hand des nichtbehinderten Gegenübers, über Leben und Sterben des behinderten Gegenübers zu entscheiden. Auch die Frage, welchen Sinn die Wiederbelebung für M gehabt hatte, wo sie doch in ein ›solches Leben‹ geführt hatte, war ja eine, die sich als Abkömmling von Tötungsfantasien nur aus Sicht der nichtbehinderten Beziehungspersonen stellte. Sinn für sein Leben kann nur M in seinem, sich in konkreten Interaktionen ereignenden Leben finden. Dabei war er angewiesen auf ein dyadisches Beziehungsfeld. Denn Sinn kann für den Menschen nur in Bezug auf ein aufnehmendes Gegenüber entstehen, im Ausdruck, als Spur einer Interaktionsform. Darin im Ausdruck realisiert sich sein Weltbezug.

Im Gegensatz zu dieser Situation, in der es um den Einbruch einer vitalen Bedrohung ging, drohten in der zuvor beschriebenen Situation haltende Strukturen in mir als Therapeutin zusammenzubrechen, in deren Folge Abkömmlinge unbewusster Tötungsfantasien – ›Hier gibt es nichts zu verstehen, Vanessa braucht Nahrung‹ – ein Eingreifen von außen nahezulegen schienen. Diese Befürchtungen konnten jedoch in der Latenz gehalten werden, schließlich griffen weder Mitarbeitende ein noch brach ich die Musiktherapie ab, um Vanessa Essen zu geben. Insofern brachen durch den hier eintretenden Stillemoment zwar die Lieder ab, nicht jedoch brach der musikalische Kontext der therapeutischen Beziehung zusammen.

> So saß ich in der Mitte der Gruppe mit meiner Gitarre und versuchte mit Tönen, Klängen, Rhythmen auf die akustischen Angebote der Gruppenmitglieder einzugehen, so auch auf Vanessas Kopfschlagen. Sie wollte weg. Das Lied brach ab, ich erstarrte, spürte erdrückende massive Schuldgefühle und spielte Dissonanzen auf der Gitarre, begleite sie mit vokalen ›Au‹-Lauten, in denen der Schmerz enthalten war, den ich bei ihrem Kopfschlagen spürte. Dann trat ein Moment ein, als sich in mir etwas änderte. Mir fiel Bion ein, dessen zentrale Botschaft darin besteht, dass das Kind mit der Milch der Mutter ihre Liebe, Geborgenheit und Sicherheit aufnimmt, die sie ihm vermittelt. Natürlich, Vanessa sehnte sich nach Nahrung, aber nach liebender Nahrung. Mir schien es plötzlich als ein gigantisches Missverständnis: als ob ich Vanessa gerade dadurch im Stich ließ, dass ich ihr Kopfschlagen ausschließlich als Erregungsabfuhr mit Hinweis auf einen physiologischen Mangelzustand verstand, und nicht als Beziehungsbotschaft an mich, in etwa, wenn es der Mutter gelingt »eine Gemütsverfassung bei ihrem Kind [zu] erkennen, bevor es sich selbst dieser Verfassung bewusst sein kann« (Bion, 1990, S. 81). Natürlich, sie hatte Hunger nach Brot, jedoch nach Brot als liebende Nahrung, nach dem Symbolischen, nach mir als Hilfs-Ich, was sie mir nur so zeigen konnte. Erst indem ich den Hunger nach Brot konkretistisch missverstand – als sei das Gesättigtwerden Voraussetzung von liebevoller Beziehung und nicht deren Basis –, ließ ich sie im Sinne eines fehlenden Containings im Stich. Als mir das klar wurde, war ich sehr erleichtert, als sei Vanessa endlich mit ihrem Wunsch bei mir angekommen. Ich spielte weiter und Vanessa kam wieder zur Gruppe zurück.

Wie lässt sich dieser Vorgang verstehen? Auch bestimmte Werke experimenteller Musik können zu einem veränderten Zeiterleben der RezipientInnen führen, indem sie uns in ›etwas‹ hineinziehen (Becker, 2006). Diese Musik kann bei ZuhörerInnen sowohl heftige Ablehnung, Abstoßung, Befremden als auch Faszination durch die Erfahrung des Außergewöhnlichen, Erhabenen hervorrufen. Durch den Regressionsvorgang droht das Selbstgefühl im Erleben und Empfinden von Fragmentierungserfahrungen verloren zu gehen oder es scheint in der Verschmelzungs- und Entgrenzungserfahrung aufzugehen in das kollektive Überindividuelle. Auch die ›sinnlose Musik‹ in der Musiktherapie – also die fragmentierten Lieder mit ihren Abbrüchen – begleitete das Einbezogensein in ein frühes, nicht symbolvermitteltes Beziehungsmuster, das mir die Orientierung zu nehmen drohte. In diesem musikalischen Fluss erhielt die Erfahrung des Fremden, Unverständlichen eine Kontur. Die Musik wurde zugleich fremd, ähnlich wie Werke der neuen Musik uns fremd, seltsam und unverständlich anmuten können und uns ratlos zurücklassen. So wie in diesen Werken der Eindruck des Orientierungslosen, Zufälligen der Klänge durch einen Kompositionsvorgang hindurch erzeugt wird, der von der ZuhörerIn nicht nachvollzogen werden kann, muss auch die Befremdlichkeit des musikalischen Flusses hier als ein Produkt aufgefasst werden, das auf der zwischenleiblichen Ebene durch das Ineinander der musikalisch- akustischen Formen und der Übermächtigkeit des Vegetativen erzeugt wird. Der Eindruck ›Es scheint vegetativ erzeugt zu sein‹ ist als Abkömmling eines gemeinsam, interaktiv erzeugten ›Objekts‹ Ersatz für das Dritte, das mit seiner Fremdheit und Unverständlichkeit ex Negativo auf den fehlenden Sinn verweist. Es schafft eine Außenperspektive. Anders als der Eindruck ›Vanessa hat Hunger‹ es nahelegt, war ich in diesem Eindruck mit etwas Unverständlichem und Erschreckendem konfrontiert, in dem das Ineinander meiner Affekte und der vegetativen Reaktionen des Gegenübers erhalten blieb. Denn ein Verstehen war ja nicht möglich gewesen. In dem ich jedoch den Mut und die Hoffnung hatte, auf meine Bedürfnisse bestehen und der Gruppe die Irritation zumuten zu können, hatte ich mich den in mir wirksam werdenden Schuldgefühlen und dem Wegwollen widersetzt. Das ›Weg‹ als ›Vanessas Wegwollen, sie hat Hunger‹ wurde zum leeren Raum in mir, mit dem ›Vanessa ist in einem physiologischen Mangelzustand‹ zum Wunsch nach liebevoller symbolischer Nahrung wurde. In dieser Situation wurde Vanessas maskiertes ›Kopf-gegen-die-Tür-Schlagen‹ als Geste der Enttäuschung und Zurückweisung verstehbar.

Das Angewiesensein auf eine verstehende Beziehung bedeutet, dass sich die leiblichen Impulse des Menschen nur metaphorisch, im symbolisch vermittelten Sinn verwirklichen können. Aus dieser Übersetzung entsteht subjektive Identität. Wir müssen unseren leiblichen Regungen zum Ausdruck (sprachlich, spielerisch, musikalisch) verhelfen, damit Denken und Erleben zum Ausdruck des Eigenen, des Eigenseins als Subjekt werden kann. Das Nichtgelingen dieses Übersetzungsprozesses muss für die als schwerbehindert geltenden Menschen als hochbedrohlich, äußerst schmerzlich und unerträglich erscheinen, sodass es in Reaktion darauf zu einem Übermaß autistischer Objekte, vegetativ erscheinender Körperlichkeit kommen kann. Die von Fremdheit durchsetzte Musik in der beschriebenen Therapiesequenz beschrieb das Scheitern dieser metaphorischen Übersetzung und hob es zugleich partiell auf. Die Beschreibung des

Scheiterns war ein Verweis auf das Fehlen des Metaphorischen und damit auf ihre Notwendigkeit.

Vanessa wollte weg von mir, aber es gab für dieses ›Weg‹ keinen Ort: eingebunden in eine Form des ›Sichwegmachens‹, in die ich mitverwickelt war. Es musste daher gleichbedeutend mit Nichtexistenz erscheinen. Die Verwicklung in diese durch Unbestimmtheit und Nichtverstehen gekennzeichnete Interaktion wurde die erste und möglicherweise einzige, allerdings wesentliche Bestimmung einer gemeinsam geteilten Erfahrung. Indem sie uns nicht mehr trennte, wurde diese frühe Beziehungsform spürbar. Sie war durch ein spezifisches ›Als-ob‹ gekennzeichnet. Anders als nonverbale Metaphern im frühen Mutter-Kind-Dialog das ›Da‹ und ›Weg‹ vermitteln, ist es hier die Möglichkeit des Metaphorischen, des Verstehens und der Verständigung, die mal ›da‹ mal ›weg‹ zu sein scheint. Sie führt zum Metaphorischen im Sinne eines ›Als-ob‹, mit dem die Anerkennung der Fremdheit, des Anderssein des Gegenübers einhergeht.

Indem vorübergehend mein Denken und Verstehen-Wollen ›zerfiel‹, konnte das Kopfschlagen als unverstandene Ausdrucksform eines Autonomieimpulses werden, entsprechend einer Wendung ins Aktive ausgelöst durch eine diffus bedrohliche Hungerspannung im Sinne einer fehlenden Bezogenheit. Indem ich als Therapeutin vorübergehend ›zerfiel‹, indem ich den Zwang zum Denken- und Verstehen-Wollen aufgab und gerade darin bei Vanessa war, zeigte sich auf der metaphorischen Ebene der im Kopfschlagen enthaltene Wunsch. In meiner Fantasie hatte Vanessa mich und damit zugleich sich gefunden: ihren Wunsch nach liebender metaphorischer Nahrung. Darin war ein ›Ich für ein Du‹ geschaffen. Sie war in mir als ein Ich existent geworden und zugleich musste ich als Hilfs-Ich ihr Ich in mir halten. Diese Möglichkeit des Verstehens als eine protosymbolische Interaktionsform wurde verfügbar im Rahmen eines haltenden Umfelds. Das darin begriffene ›Mich-/Sichfinden‹ ist weiterhin als ein Wissen zu denken, das noch nicht gedacht werden kann, das jedoch als Präkonzeption in Interaktionen mit Übergangsobjekten zu Gedanken in mir als Therapeutin werden kann. Der schwermehrfachbehinderte Mensch bleibt dabei weiterhin angewiesen auf den »Schutz der Nähe einer anderen Person […], die das Als-Ob und die Realität zusammenhalten vermag« (Hartmann, 2015, S. 62, mit Bezug auf Fonagy et al., 2002).

Der Ausschluss von Lebenserfahrungen muss für den schwerbehinderten Menschen zur Erfahrung des Nicht-existent-Seins führen. Indem diese Erfahrung im therapeutischen Prozess sich interaktiv realisiert, kann sie in der TherapeutIn anerkannt und aufgehoben werden. Präsentative Symbole fungieren hier als Halt für das ›Subjekt in statu nascendi‹, als eine Weise, mit der das ›interpretierende Subjekt‹ wie von außen seine eigene Abwesenheit aufnehmen und der betroffene Mensch mit seinem Eigensein und Fremdsein zugleich bestimmend werden kann.

Ausklang und Dank

Dieses Buch hat seinen Platz an den Schnittstellen zwischen den im allgemeinen Gesundheitssystem auf psychoanalytischer Basis arbeitenden PsychotherapeutInnen, den MusiktherapeutInnen sowie den in den diversen Sondereinrichtungen und Institutionen arbeitenden Psycho- und MusiktherapeutInnen. Die inzwischen vorliegenden verschiedenen psychoanalytischen Konzepte und Erfahrungsberichte für die Arbeit mit Menschen mit einer geistigen Behinderung werden vom psychoanalytischen Theoriediskurs ebenso zögerlich aufgenommen, wie die betroffenen Menschen nur in Ausnahmefällen einen Zugang zu den entsprechenden Psychotherapieverfahren finden. Überrascht staunte ein Teilnehmer eines Seminars ›Psychotherapie mit Menschen mit einer geistigen Behinderung‹ – Ausbildungskandidat zum Psychoanalytiker – darüber, in welchen Gebieten das psychoanalytische Gedankengut sein konstruktives Potenzial entfalten könne. Ausgehend vom »Junktim zwischen Heilen und Forschen« (Freud, 1927a, S. 293) als zentrales Merkmal der Psychoanalyse spricht Kaes (2007, S. 43, zit. n. Weimer, 2023) von einer »kritischen Spannung«, die die Psychoanalyse lebendig erhalte. Sie bewirke, dass neue psychoanalytische Anwendungsfelder wie die Kinderanalyse, die Analyse psychotischer Prozesse sowie kultur- und gruppenanalytische Prozesse aufgrund der hier erhobenen klinischen Erfahrungen zu neuen psychoanalytischen Hypothesen über unbewusste Prozesse führen. Wenn dies auch für das Anwendungsgebiet der geistigen Behinderung gelten soll, so stellt dies – so scheint es – eine große Herausforderung dar. Wie mit dem vorliegenden Buch deutlich wird, hat das seinen Grund darin, dass das Unbewusste, um das es in der Arbeit mit Menschen mit einer geistigen Behinderung geht, nicht einfach als auf das jeweils Individuelle von TherapeutIn und PatientIn beschränkt gedacht werden kann. Es zeigt sich in seiner Verwobenheit mit dem gesellschaftlich unbewusst Gemachten, dem Ineinander individueller und kollektiver Abwehr. Geistigbehindertsein wird hier als Folge der Wirksamkeit kollektiver Phantasmen verstanden. Im Mittelpunkt der Schnittstelle von Organischem, Kollektivem und Individuellem steht die Familie, die mit der Befürchtung, ihr Kind könnte geistig behindert sein, in eine existenzielle Krise zu geraten droht. Die um geistige Behinderung kreisenden bewussten und unbewussten Vorstellungen stabilisieren eine gesellschaftliche Grundfeste, mit der über Wert und Unwert eines Lebens entschieden wird. Von geistiger Behinderung betroffene Menschen stellen ebenso wie von Demenz betroffene das Machbarkeitsdenken der modernen Leistungsgesellschaft infrage. Sie werden damit zur Projektionsfläche jene Erfahrungen in uns, die den zentralen Stellenwert von Autonomie infrage stellen. Die Schwierigkeiten, mit denen die TherapeutIn zu kämpfen hat, ergeben sich aus der Identifikation mit der institutionellen Gegenübertragung, der Rolle, die ihr das Phantasma zuweist, die jedoch mit ihrer Rolle als PsychotherapeutIn inkompatibel ist. In der therapeutischen Beziehung ist dieser Konflikt Hindernis wie treibende Kraft. Mit Einbeziehung psychoanalytischer Theorien und Methoden wird dieser Konflikt in seiner Tiefe als emotionale wie geistige Herausforderung spürbar. Sich dieser Herausforderung mit den dabei auftretenden Widrigkeiten zu stellen, eröffnet überraschende Wege in ein bislang überwiegend durch Ausgrenzung und Entwertung bestimmtes Feld.

Aus dem Verständnis der eigenen Gegenübertragungsschwierigkeiten kann sich ein Zugang zur inneren Welt der von geistiger Behinderung betroffenen Menschen erschließen, deren Lebendigkeit und Vitalität Umdeutungsprozesse in Gang setzen kann. Eine auf psychoanalytischem Denken basierende Behandlung mit dem Ziel, die der PatientIn bislang unzugänglichen Erfahrungen in ein symbolisches Verstehen einzuholen, kann für diese zur Erfahrung des Existentseins in der Welt führen und Freiheitsgrade eröffnen. Denn diese Erfahrung gründet in der modernen westlichen Gesellschaft auf dem Halt im Symbolischen. Zugleich wird dies als herausfordernde Bereicherung und Erweiterung psychoanalytischen Denkens und Handelns deutlich.

»Wer etwas sucht, muss auf halben Weg innehalten, um sich finden zu lassen«, so lautet ein Zitat eines mir unbekannten indischen Mönchs. Das trifft auf die psychotherapeutische Arbeit ebenso zu wie auf dieses Buch. Es ist in diesem Sinn kein fertiges Werk, sondern soll einen Beitrag leisten in einem Diskussionszusammenhang, ein Weiterdenken ermöglichen ebenso wie zum Widerstreit herausfordern. In allererster Linie hoffe ich jedoch, dass es zur psychoanalytischen Arbeit mit von geistiger Behinderung betroffenen Menschen ermutigt.

Sollte das Buch anfangs ein kleines Manual werden, entpuppte es sich für mich innerlich als ein Mammutwerk, emotional wie auch denkerisch. Insofern enthält es sicherlich Ecken und Kanten. Es wäre niemals entstanden ohne die Unterstützung vieler Menschen. Sie haben mich ermutigt, meine Gedanken und Erfahrungen ernst zu nehmen.

An erster Stelle möchte ich mich bei Barbara Dehm-Gauwerky bedanken. Ihr unermüdliches Lesen, Ermutigen und Mitdenken verhalf mir oft zu vertiefenden Einsichten. Viele ihrer Einfälle und Fragen haben im Buch ihren Niederschlag gefunden. Ebenso danke ich Eberhard Glogau. Sein wohlwollendes und kritisches Lesen, sein Verweisen auf Unverständliches und seine Ideen haben das Ihre dazu getan, den Text verdaulich zu gestalten. Mein Dank gilt insbesondere Dietmut Niedecken. Die Entstehung dieses Buchs fußt auf ihrem umfangreichen konzeptionellen Werk, mit dem sie Grenzen herkömmlicher Vorstellungsräume erweitert hat. Die Auseinandersetzung damit hat mich inspiriert und mir dazu verholfen, meine Erfahrungen, Einfälle und Gedanken konsequent zu verfolgen und sie auf emotionaler wie theoretischer Ebene in ein tiefergehendes Verständnis einzubetten. Vom Arbeitskreis Psychoanalyse und Kultur habe ich in der Diskussion der Texte ermutigende Resonanz und wertvolle Anregungen zum Weiterdenken erhalten. Gabriele Rau danke ich für ihr gründliches Korrekturlesen. Sie wies mich energisch auf schwierige Stellen hin, die die Lesbarkeit erschwerten. Auch die Gespräche mit ihr waren mir wichtig. Wenn sich meine Gedankengänge mal wieder verknotet hatten, entwirrten sie sich, wenn ich sie ihr zu erklären versuchte. Ihnen allen danke ich von Herzen.

Literatur

Adams, J. (2009). Die Maschine im Garten. *Lettre international, 67*(Winter), 118–123.

Badura, S. (2018). *Psychodynamische Ansätze zur Genese und Behandlung von psychischen Störungen bei Menschen mit geistiger Behinderung*. Diss.

Becker, B. & Eckel, G. (1995). *Künstlerische Imagination und Neue Medien. Zur Nutzung von Computersystemen in der Zeitgenössischen Musik*. https://users.iem.at/eckel/publications/becker95a/becker95a1.html.

Becker, M. (2006). Das Konzept des ›fehlenden Selbst‹ als Abwehrkonfiguration und seine Symbolisierung in zeitgenössischer Musik. *Psyche, 60*(12), 1227–1254.

Becker, M. (2013). Schweigen in der Psychotherapie und Pausen in der Musik. *Psyche, 67*(11), 1099–1123.

Becker, M. (2018). Pausen – Formen der Lebendigkeit. In F. Jekat, S. Schlüter & J. Sommer-Frenzel (Hg.), *Dazwischen – Die Pause in Musik und Psychoanalyse* (S. 101–120). Psychosozial-Verlag.

Becker, M. (2019a). Die Funktion des Symbols als Macht- und Erkenntnisinstrument dargestellt am Beispiel eines Konfliktes mit einer Roma-Familie. In M. Becker, B. Dehm-Gauwerky & T. Vollstedt (Hg.), *Sinnlichkeit und Denken. Reflexionen in Psychoanalyse, Kultur und Musik* (S. 175–195). Verlag Dr. Kovač.

Becker, M. (2019b [2002]). *Begegnung im Niemandsland*. 2. Aufl. Tectum.

Becker, M. (2021). Musikbegriff. In H.-H. Decker-Voigt & E. Weymann (Hg.), *Lexikon Musiktherapie* (S. 365–371). Hogrefe.

Beuerle, H. M. (1989). Über den Zeitpunkt. *POIESIS*, (5), 105–115.

BfArM (2022). ICD-11 in Deutsch – Entwurfsfassung. https://www.bfarm.de/DE/Kodiersysteme/Klassifikationen/ICD/ICD-11/uebersetzung/_node.html.

Bigalke, K. (2018). Das Rollenbild der Mutter »Das wird immer so toll dargestellt«. https://www.deutschlandfunkkultur.de/das-rollenbild-der-mutter-das-wird-immer-so-toll-dargestellt-100.html

Bion, W. R. (1990). *Lernen durch Erfahrung*. Suhrkamp.

Bion, W. R. (1992). *Elemente der Psychoanalyse*. Suhrkamp.

Bion, W. R. (2006). *Aufmerksamkeit und Deutung*. Ed. Diskord.

Bittner, G. (1979). Psychotherapeutische Maßnahmen. In H. Bach, *Pädagogik der Geistigbehinderten* (S. 158–174). Marhold.

Black, M. (2021). *Deutsche Dämonen*. Klett-Cotta.

Böhme-Bloem, C. (2008). Behandlung im Spannungsfeld zwischen Diabolischem und Symbolischem. In G. Schlesinger-Kipp & R. P. Warsitz (Hg.), *Die neuen Leiden der*

Seele. Das (Un-)Behagen in der Kultur. DPV-Herbsttagung (S. 123–140). Geber & Reusch.

Böhme-Bloem, C. (2013). Musik als Wegbereiterin der Kreativität. In J. Picht (Hg.), *Musik und Psychoanalyse hören voneinander, Bd. 1* (S. 69–86). Psychosozial-Verlag.

Bovermann, P. (2022, 19.01.). Rassismus in Kinderliedern: Die ganze Affenbande brüllt. *Süddeutsche Zeitung*. https://www.sueddeutsche.de/kultur/kinderlieder-rassismus-affen-rasen-durch-den-wald-1.5511068.

Cassirer, E. (2007). *Versuch über den Menschen. Einführung in eine Philosophie der Natur*. Felix Meiner.

Cassirer, E. (2010 [1923]). *Philosophie der symbolischen Formen, Teil I–III*. Felix Meiner.

Dederich, M. (2006). Geistige Behinderung. Menschenbild, Anthropologie und Ethik. In E. Wüllenweber, G. Theunissen & H. Mühl (Hg.), *Pädagogik bei geistigen Behinderungen. Ein Handbuch für Studium und Praxis* (S. 542–557). Kohlhammer.

DGPPN (2019). Positionspapier »Zielgruppenspezifische psychiatrische und psychotherapeutische Versorgung von Erwachsenen mit geistiger Behinderung und zusätzlichen psychischen Störungen – Situation, Bedarf und Entwicklungsperspektiven«. https://www.dgppn.de/_Resources/Persistent/5311574f4e6d020a1a6d42eb14b430e6724eb36a/2019-09-12_Positionspapier_Referat_GeistigeBehinderung_fin.pdf.

Dreyer, P. (1988). *Ungeliebtes Wunschkind. Eine Mutter lernt, ihr behindertes Kind anzunehmen*. Fischer.

Erdheim, M. (1982). *Die gesellschaftliche Produktion von Unbewusstheit*. Suhrkamp.

Falzeder, E. (1985). Primäre Liebe und die Grundstörung. Die Untersuchungen Michael Balints über frühe Objektbeziehungen. *Werkblatt, 4/5*(3–4), 51–65.

Ferenczi, S. (1933 [1932]). Sprachverwirrung zwischen den Erwachsenen und dem Kind. *Internationale Zeitschrift der Psychoanalyse*, 19, 5–15.

Ferro, A. (2002). Interpretation, Dekonstruktion, Erzählung oder die Beweggründe von Jacques. *Psyche, 56*(1), 1–19.

Fetterman, W. (1996). *John Cage's Theatre Pieces: Notations and Performances*. Harwood.

Fonagy, P., Gergely, G., Jurist, E. & Target, M. (2002). *Affektregulierung, Mentalisierung und die Entwicklung des Selbst*. Klett-Cotta.

Freud, S. (1904a [1903]). Die Freudsche psychoanalytische Methode. *GW V*, 3–10.

Freud, S. (1920g). *Jenseits des Lustprinzips*. *GW XIII*, 1–69.

Freud, S. (1927a). Nachwort zur »Frage der Laienanalyse«. *GW XIV*, 287–296.

Gaedt, C. (Hg.). (1987). *Psychotherapie bei geistig Behinderten. Beiträge der psychoanalytischen Entwicklungspsychologie*. Neuerkeröder Anstalten.

Gaedt, C. (1994). Aspekte eines psychoanalytisch orientierten Konzeptes zur Diagnostik und Therapie von psychischen Störungen bei Menschen mit einer geistigen Behinderung. In W. Lotz, U. Koch & B. Stahl (Hg.), *Psychotherapeutische Behandlung geistig behinderter Menschen* (S. 124–140). Hans Huber.

Görres, S. (1994). Psychotherapie bei geistig Behinderten aus der Elternperspektive. In W. Lotz, U. Koch & B. Stahl (Hg.), *Psychotherapeutischer Behandlung geistig behinderter Menschen* (S. 111–123). Hans Huber.

Goldstein, K. (2014 [1934]). *Der Aufbau des Organismus*. Fink.

Grüny, C. (2014). Rhythmus und Geste oder Metaphysics in Mecklenburgh Street. In C. Grüny & M. Nanni (Hg.), *Rhythmus – Balance – Metrum* (S. 74–93). transcript.

Hartmann, L.H. (2015). *Mentalisierungsförderung als professionalisierter Erkenntnisprozess.* kup.
Heisterkamp, G. (2002). *Basales Verstehen: Handlungsdialoge Psychotherapie und Psychoanalyse.* Klett-Cotta.
Heisterkamp, G. (2003). ›Enactments‹: basale Formen des Verstehens. In A. Gerlach, A.-M. Schlösser & A. Springer (Hg.), *Psychoanalyse mit und ohne Couch* (S. 257–279). Psychosozial-Verlag.
Hennicke, K. (Hg.). (2014). *Seelische Verletzung (Trauma) bei Menschen mit geistiger Behinderung.* DGSGB.
Hoven-Buchholz, K. (2002). Zu dumm zum Leiden? Psychoanalytische Überlegungen zur geistigen Behinderung. *psychosozial, 86*(IV), 113–125.
Janßen, C. (2018). Psychotherapie mit Menschen mit geistiger Behinderung. *Psychotherapeutenjournal, 17*(4), 337–345.
Janßen, C. (2019). Versorgungsrelevante Besonderheiten und Hindernisse der Psychotherapie mit Menschen mit geistiger Behinderung. *Psychotherapeutenjournal, 18*(2), 118–127.
Jantzen, W. & Mertens, N. (2000). Psychische Störungen bei Menschen mit geistiger Behinderung. Referat auf der Fachtagung im Hessischen Diakoniezentrum Hephata.
Junker, H. (1978). *Das Beratungsgespräch.* Kösel.
Kaes, R. (2007). *Verknüpfung, Allianzen und gemeinsamer Raum.* Taylor & Francis.
Klüwer, R. (1983). Agieren und Mitagieren. *Psyche, 37*(9), 828–840.
Köhler, L. (1990). Neuere Ergebnisse der Kleinkindforschung. Ihre Bedeutung für die Psychoanalyse. *Forum der Psychoanalyse,* (6), 32–51.
Kohut, H. (1973). Überlegungen zum Narzißmus und zur narzißtischen Wut. *Psyche, 27*(6), 513–554.
Kris, E. (1977). *Die ästhetische Illusion. Phänomene der Kunst in der Sicht der Psychoanalyse.* Suhrkamp.
Küchenhoff, J. & Agarwalla, P. (2012). *Körperbild und Persönlichkeit.* Springer.
Küntzel, G. (1994). Die alten Lieder und die junge Studentengeneration. Ein Bericht. *Jahrbuch für Volksliedforschung, 39,* 104.
Kuhse, H. & Singer, P. (1985). *Should the Baby Live?* Oxford UP.
Langer, S. (1984). *Philosophie auf neuen Wegen.* Fischer.
Lebenshilfe (2018). Begleitete Elternschaft. Positionspapier des »Rates behinderter Menschen« und des »Bundeselternrates« der Lebenshilfe. https://www.lebenshilfe.de/fileadmin/Redaktion/PDF/Wissen/public/Positionspapiere/20180118-BVLH-Positionspapier-Begleitete-Elternschaft.pdf.
Leikert, S. & Bauer, S. (Hg.). (2019). *Transformationsprozesse in Psychoanalyse und Musiktherapie. Jahrbuch für Psychoanalyse und Musik, Bd 3.* Psychosozial-Verlag.
Leikert, S. & Scharff, J. (Hg.). (2013). *Korrespondenzen und Resonanzen. Psychoanalyse und Musik im Dialog.* Brandes & Apsel.
Lissa, Z. (1962). Die ästhetischen Funktionen der Stille und Pause in der Musik. *Studien zur Musikwissenschaft, 25,* 315–346.
Löw-Beer, H. & Morgenstern, M. (1936). *Heilpädagogische Praxis. Methoden und Material.* Sensen.
Lorenzer, A. (1970). *Sprachzerstörung und Rekonstruktion.* Suhrkamp.
Lorenzer, A. (1974). *Die Wahrheit der psychoanalytischen Erkenntnis.* Suhrkamp.
Lorenzer, A. (1984). *Das Konzil der Buchhalter.* Fischer.

Mahler, M. S. (1985 [1942]). Pseudoimbezillität: Eine Tarnkappe. In dies., *Studien über die drei ersten Lebensjahre* (S. 25–39). Klett.
Mannoni, M. (1972). *Das zurückgebliebene Kind und seine Mutter*. Olten.
Meltzer, E. (1929). Der derzeitige Stand der Frage der Unfruchtbarmachung Minderwertiger. In R. Gürtler (Hg.), *Bericht über die XIX. Konferenz des Vereins für Erziehung, Unterricht und Pflege Geistesschwacher* (S. 74–92). Carl Marhold.
Mentzos, S. (1976). *Interpersonale und institutionalisierte Abwehr*. Suhrkamp.
Merleau-Ponty, M. (1994). *Keime der Vernunft*. Wilhelm Fink.
Mesdag, T. & Pforr, U. (Hg.). (2008). *Phänomen geistige Behinderung*. Psychosozial-Verlag.
Mitzlaff, S. & Niedecken D. (2013). *Zerstörung des Denkens im Trauma*. Brandes & Apsel.
Moser, V. & Horster, D. (Hg.). (2012). *Ethik der Behindertenpädagogik*. Kohlhammer.
Müller-Hohagen, J. (1987). *Psychotherapie mit behinderten Kindern*. Kösel.
Niedecken, D. (1988). *Einsätze*. VSA.
Niedecken, D. (1989). *Namenlos. Geistig Behinderte verstehen*. Piper.
Niedecken, D. (1993). *Geistig Behinderte verstehen. Ein Buch für Psychologen und Eltern*. dtv.
Niedecken, D. (2001). *Versuch über das Okkulte. Eine psychoanalytische Studie*. Ed. Diskord.
Niedecken, D. (2002). Zur Selbstreferenz des Bewußtseins. Oder: Wie konstituiert sich das Subjekt einer Szene? *Psyche, 56*(9/10), 922–945.
Niedecken, D. (2003). Kinderszenen, oder: Wie findet sich das Subjekt in die Szene? In H.-J. Busch, M. Leuzinger-Bohleber & U. Prokop (Hg.), *Sprache, Sinn und Unbewußtes. Zum 80. Geburtstag von Alfred Lorenzer* (S. 133–149). Ed. Diskord.
Niedecken, D. (2006). Du willst weg und es gibt kein weg. Caritas-Behinderteneinrichtungen: Fachtagung *Integration ist möglich*. Tagungsbericht, S. 22–34.
Niedecken, D. (2008). Zerstörung des Denkens in Institutionen. In dies. (Hg.), *Szene und Containment* (S. 175–200). Tectum.
Niedecken, D. (2010a). Verführung in der Gegenübertragung. *forum Psychoanalyse, 26*, 185–205.
Niedecken, D. (2010b). Musik als ungesättigte Deutung. *Psyche, 64*(1), 1–21.
Niedecken, D. (2012). Das Körper-Ich und der Satz vom Widerspruch. In B. Nissen (Hg.), *Wendepunkte. Zur Theorie und Klinik psychoanalytischer Veränderungsprozesse* (S. 363–395). Psychosozial-Verlag.
Ogden, T. (1997). Über den potentiellen Raum. *Forum der Psychoanalyse, 13*, 1–18.
Ogden, T. (2000). *Frühe Formen des Erlebens*. Springer.
Ogden, T. (2015). Die Angst vor dem Zusammenbruch und das ungelebte Leben. In A. Mauss-Hanke (Hg.), *Internationale Psychoanalyse Bd. 10: Behandlungsperspektiven* (S. 107–128). Psychosozial-Verlag.
Pfeffer, W. (1988). *Förderung schwer geistig Behinderter*. ed. bentheim der Blindeninstitutsstiftung Würzburg.
Picht, J. (Hg.). (2015). *Musik und Psychoanalyse hören voneinander*. Psychosozial-Verlag.
Pörtner, M. (2001). Rezension: Sinason, V. (2000). Geistige Behinderung und die Grundlagen menschlichen Seins. *Geistige Behinderung*, (1), 84f.
Preiß, H. (2006). *Ein psychoanalytischer Blick auf geistige Behinderung*. Ed. von Freisleben.
Rambow, H. (2000) Rhythmus, Zeit, Stille. *Kunstforum International: Dauer–Simultaneität–Echtzeit,* 151(Juli–September), 179–184.
Sandler, J., Holder, C. & Dare, A. (1973). *Die Grundbegriffe der psychoanalytischen Therapie*. Klett.

Scheuer, R. (2006). Psychotherapie und geistige Behinderung. FORUM 12 (Januar 2005). Vortrag anlässlich der Fachtagung. *Psychotherapeutenjournal*, (1), 85–87.

Schindler, P. (2018). *Mütterlichkeit im Netz. Eine kritische Diskursanalyse des Mutterbildes anhand von Mama-Blogs*. BA-Aarbeit. https://publiscologne.th-koeln.de/frontdoor/deliver/index/docId/1150/file/BA_Schindler_Philippa.pdf.

Schnoor, H. (1992). Aspekte einer psychoanalytisch orientierten Pädagogik für Personen mit einer geistigen Behinderung. In H.-G. Trescher, C. Büttner & W. Datler (Hg.), *Jahrbuch für Psychoanalytische Pädagogik 4* (S. 200–219). Grünewald.

Schütze, Y. (1986). *Die gute Mutter. Zur Geschichte des normativen Musters ›Mutterliebe‹*. Kleine.

Seifert, M. (2014). Mütter, Väter und Großeltern von Kindern mit Behinderung. Herausforderungen Ressourcen – Zukunftsplanung. In U. Wilken & B. Jeltsch-Schudel (Hg.), *Elternarbeit und Behinderung: Empowerment – Inklusion – Wohlbefinden* (S. 25–35). Kohlhammer.

Sinason, V. (1993). Psychotherapie mit mißhandelten geistig behinderten Kindern. In K. Hennicke & W. Rotthaus (Hg.), *Psychotherapie und geistige Behinderung*. modernes leben.

Sinason, V. (2000). *Geistige Behinderung und die Grundlagen menschlichen Seins*. Luchterhand.

Spaemann, R. (1992). Sind alle Menschen Personen? In M. Frensch, M. Schmidt & M. Schmidt (Hg.), *Euthanasie* (S. 91–105). Novalis.

Speck, O. (2007). Geistige Behinderung. In G. Theunissen, W. Kulig & K. Schirbort (Hg.), *Handlexikon Geistige Behinderung* (S. 136–137). Kohlhammer.

Spielhofer, H. (2015). Editorial. *WLP-News*, (4), 2.

Spitz, R.A. (1957). *Die Entstehung der ersten Objektbeziehungen*. Stuttgart.

Stern, D. (1992). *Die Lebenserfahrung des Säuglings*. Klett-Cotta.

Stern, D. (2011). *Die Ausdrucksformen der Vitalität*. Brandes & Apsel.

Streeck, U. (2000). (Hg.). *Erinnern, Agieren und Inszenieren. Encactments und szenische Darstellungen im therapeutischen Prozess*. Vandenhoeck & Ruprecht.

Sulkes, S.B. (2018, April). *MSD-Manual*. https://www.msdmanuals.com/de-de/profi.

Tiedemann, J. (2007). *Die intersubjektive Natur der Scham*. Diss.

Trauth, W. (2003). Konzept der Projektiven Identifizierung. *Psychotherapie, 8*(2).

Trautmann-Voigt, S. & Voigt, B. (2009). *Grammatik der Körpersprache*. Schattauer.

Vogel, V. (2012). *Psychotherapie bei Menschen mit geistiger Behinderung*. Tectum.

Wehmeyer, M. (2019). *Menschen mit Intelligenzminderung und psychischer Störung: Qualitative Studie zur Überwindung von Spannungsfeldern zwischen Familie, Heim und Psychiatrie*. Diss.

Weimer, M. (2023). Wie bekommt die Psychoanalyse einen gnädigen Markt (und was kann sie selbst dazu tun)? Unv. Manuskript.

Wernet, M. (1994). Integrative Gestaltpsychotherapie. Tor zu neuen Verständnisräumen. In W. Lotz, U. Koch & B. Stahl (Hg.), *Psychotherapeutische Behandlung geistig behinderter Menschen* (S. 209–225). Hans Huber.

Werther, F. (2005). Warum finden Menschen mit geistiger Behinderung so schwer einen ambulanten Psychotherapieplatz? *Psychotherapeutenjournal*, (2), 116–122.

WHO (2014). Definition des Begriffs »geistige Behinderung«. http://www.euro.who.int/de/health-topics/noncommunicable-diseases/mental-health/news/news/2010/15/childrens-right-to-family-life/definition-intellectual-disability.

Will, H. (2016). Ungesättigte und gesättigte Deutungen. *Psyche, 70*(1), 2–23.
Winnicott, D.W. (1983). *Von der Kinderheilkunde zur Psychoanalyse*. Fischer.
Winnicott, D.W. (1984). *Reifungsprozesse und fördernde Umwelt*. Fischer.
Winnicott, D.W. (1985). *Vom Spiel zur Kreativität*. Klett-Cotta.
Wolf-Stiegemeyer, D. (2000). Der (etwas?) andere Alltag von Müttern schwerstbehinderter Kinder. *Behinderte in Familie, Schule und Gesellschaft, 23*(3), 1–16.
Wunder, M. (2010). Psychotherapie für Menschen mit geistiger Behinderung – Ist dies eine Selbstverständlichkeit? https://www.yumpu.com/de/document/view/21291831/psychotherapie-für-menschen-mit-geistiger-behinderung-ist-dies.

Janna Neubauer

Pränataldiagnostik und das Recht auf Inklusion

Zum paradoxen Menschenbild in der Gegenwartsgesellschaft

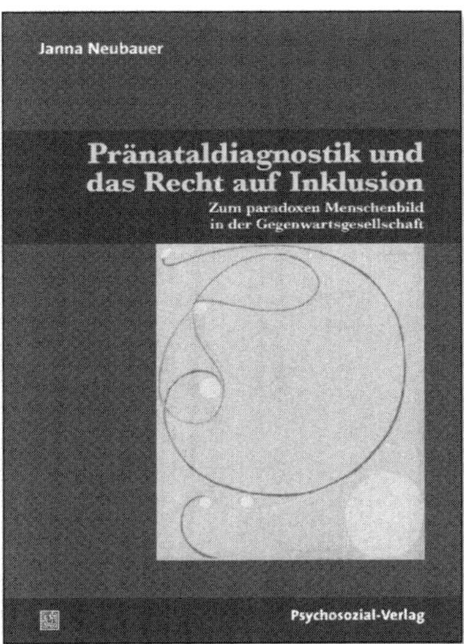

2022 · 207 Seiten · Broschur

ISBN 978-3-8379-3037-5

Inklusion ist ein Ideal, das vielfach angestrebt und eingefordert wird. Doch wie lässt sich von einer gleichberechtigten Teilhabe am Leben sprechen, wenn behindertes Leben in unserer Gesellschaft von Anfang an, noch vor der Geburt bedroht ist?

Janna Neubauer lenkt den Blick auf ein hochrelevantes und doch kaum im Fokus der Öffentlichkeit stehendes Thema: die Pränataldiagnostik. Dieses immer einfacher zugängliche Verfahren sieht die Autorin im Widerspruch zu einer gelebten Gleichwertigkeit allen Lebens. Über Reflexionen zu Inklusion und Menschenbildern gelangt sie dabei zu letztlich essenziellen Fragen: Welchen Stand hat ein behindertes Leben in unserer Gesellschaft von Anfang an? Und: In welcher Welt wollen wir leben?

Wolfgang Jantzen

Sozialisation und Behinderung

Studien zu sozialwissenschaftlichen Grundfragen der Behindertenpädagogik

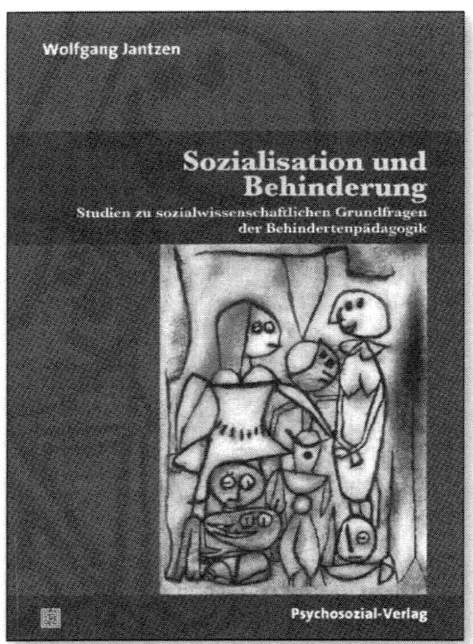

2018 · 232 Seiten · Broschur
ISBN 978-3-8379-2790-0

Dieses Buch gilt als ein grundlegendes Dokument der kritischen und materialistischen Behindertenpädagogik und besticht noch heute durch die Reichhaltigkeit der ausgewerteten Daten.

Bis heute besitzt Wolfgang Jantzens *Sozialisation und Behinderung* (1974), mit dem ihm eine sozialwissenschaftliche Fundierung der Behindertenpädagogik gelang, Aktualität. Behinderung kann seines Erachtens nicht bloß individualistisch gesehen werden. Durch die »Ver-Objektung« behinderter Menschen entwickeln sich verschiedene Vorurteilsstrukturen ihnen gegenüber und Behinderung wird sozial konstruiert.

Davon ausgehend gibt Jantzen einen kritischen Überblick über die soziale Situation behinderter Menschen in der Bundesrepublik. Er legt den Fokus auf die soziale Konstruktion von Behinderung, historische und sozialepidemiologische Befunde, die Diskussion des Verhältnisses von Klasse und Schicht sowie die Auswertung von Vorurteilsstudien. Seine Untersuchungen machen deutlich, dass behindert wird, wer aufgrund gesellschaftlicher Verhältnisse ohnehin wenig Chancen hat und von der Gesellschaft weiterhin daran gehindert wird, Chancen zu haben.